最新

肥胖
大解密

破除傳統減肥的迷思，
「胰島素」才是減重關鍵！

IDMP 創始人
傑森·方 醫師————著
Jason Fung, MD

周曉慧————譯

THE OBESITY CODE

晨星出版

這本書獻給我的老婆 Mina，

感謝你對我的愛及支持。

如果沒有你，

我將無法完成這本書。

目錄／*contents*

Part 1　流行病學

Part 2　卡路里騙局

Part 3　肥胖新理論

社會肥胖現象

我們的飲食出了什麼錯

Part 6　解決方法

推薦序

　　傑森·方醫師（DR. Jason Fung）是在多倫多的一位腎臟科醫師，主要負責照顧需長期洗腎的末期腎臟病患。很顯然地以這項專業無法解釋為何會成為本書的作者，以及為何他能在自己的部落格中提到許多關於肥胖以及第二型糖尿病的強化式飲食控制等專業知識。為了找出答案，我們需要先瞭解他的特質與究竟是什麼原因讓他如此特別。

　　治療末期腎臟病人的過程中，傑森·方醫師學到兩個重點。第一，第二型糖尿病是造成末期腎臟衰竭的最常見原因；第二，即使洗腎是一個複雜、能延續生命的治療方式，卻只能治療已存在二十年、三十年、四十年甚至是五十年的疾病症狀。漸漸地他開始明白，醫師往往被教導如何處理複雜的症狀，卻沒有真正瞭解病因並做出矯正；他開始領悟，如果要改變這樣的現象，他必須先承認一件殘酷的事實：學校裡受人尊敬的教授們對於疾病的原因並不感興趣，反而浪費許多時間及資源嘗試去消除疾病的外在症狀。

　　透過不斷地努力去瞭解病因，傑森·方醫師最終成功地解決病患的問題，進而對患者以及醫學界造成重大改變。老實說過去我從來沒有意識到傑森·方醫師的存在，直到2014年12月的某一天，我在YouTube上觀看他的兩堂演說——《第二型糖尿病的兩大謊言》和《如何以自然的方式逆轉糖尿病》。

　　我會對糖尿病如此感興趣，不只是因為我本身就是糖尿病患

者，更因為這些內容擁有強大的吸引力。這一位聰明的年輕人到底是誰？是什麼原因讓他確信糖尿病的病情可以以天然的方式被逆轉？以及為何他可以如此勇敢地去控訴醫師尊貴的專業是謊言？我認為這些都需要一場合理的辯論。

過不了幾分鐘，我便瞭解傑森・方醫師並不是胡言亂語。他演說的內容除了合理之外，還非常有條理，我相信他在任何的醫學辯論中都可以脫穎而出。他所提出的疑點，有些已在我心中反覆縈繞至少三年卻無法解決。然而，傑森・方醫師做到了！他為此提出簡單明瞭的解釋。當演說即將結束時，我看到的是一位年輕又受人景仰的大師。我終於明白，過去的我都錯過了什麼。

在這兩堂演講中，傑森・方醫師旨在徹底摧毀全世界的糖尿病學會都在執行的治療模式。他說明現今的治療方式會如何地傷害患者，並指出醫學界的兩大謊言。

第一個謊言是糖尿病是一種慢性疾病，即使病患接受最先進的藥物治療，完全遵守醫囑，也會隨著時間持續惡化。傑森・方醫師說明，只要藉由強化式飲食治療計畫（Intensive Dietary management）結合低碳水化合物飲食及斷食，有50%的病人可以在幾個月後停止使用胰島素。

為何我們無法辨明真相？傑森・方醫師的回答很簡單：「醫生對自己說謊。」「如果糖尿病其實是可以治癒的疾病，那麼病患怎麼可能在接受藥物治療後卻不見起色！」一旦接受這個問題也就代表醫師們不稱職。更何況醫師們已經耗費大量的時間、精力與金錢去學習成為一位好醫生「所以這一定不是我們的錯！」醫師如此堅信自己對病患所做的治療都是最正確的，病患們只是不幸地遭受持續惡化、無法治癒的疾病。

傑森‧方醫師總結，這並非蓄意說謊，只是一種認知失調——因為一旦接受這樣的事實，將對自我帶來巨大的衝擊。

第二個謊言是第二型糖尿病是一種血糖異常的疾病，因此治療方式需要逐漸增加胰島素的劑量。 傑森‧方醫師表示，第二型糖尿病的病因是胰島素阻抗，也就是胰島素分泌過多；與第一型糖尿病缺乏胰島素的情況完全相反。治療兩種完全不同的狀況，卻使用相同的方式治療——注射胰島素，這道理顯然有誤。他詢問：「為何治療胰島素過多的疾病需要給予更多的胰島素？這如同給予治療酒癮的患者更多的酒精，完全不合理。」

傑森‧方醫師的新理論貢獻在於：他更著重於第二型糖尿病的原因——胰島素阻抗，而非只專注於症狀的控制及血糖的高低。**而要治療胰島素阻抗，首先就是限制碳水化合物的攝取。** 藉由簡單的生物學解釋，能夠說明為何某些人身上的第二型糖尿病可以被逆轉；相反地，如果不限制碳水化合物的攝取，將會導致疾病持續惡化。

不過傑森‧方醫師究竟是如何得到這些令人驚訝的結論？又是如何完成這本書？

除了上述所提到的，他注意到目前的治療方式都僅止於清除症狀而非根除病因以外，近乎偶然，2000年代早期關於低碳飲食對肥胖與胰島素阻抗有益的文獻愈來愈多。我們過去都被教導：低碳水化合物、高脂飲食是一種危害；他震驚地發現事實卻完全相反：**低碳高脂飲食對於新陳代謝是有益處的，特別是有胰島素阻抗的族群。**

最後畫龍點睛之處在於，有許多不為人知的研究顯示，對於肥胖及胰島素阻抗者來說，低碳高脂飲食相較於傳統飲食有效太多

了。終於，傑森‧方醫師不須再忍受之前的謬論。如果每個人都已知道低脂與限制卡路里的飲食對於治療肥胖或控制體重完全無效，那麼該是時候告訴他事實：**治療因胰島素分泌過多及胰島素阻抗所造成的肥胖之最佳的方式與治療第二型糖尿病相同，即是採取低碳高脂飲食**。本書也因而誕生。

在我看來，《肥胖大解密》這一本書在肥胖議題上可以說是最重要的一本大眾醫學書。

這本書的優點，是基於生物學不可反駁的理論及嚴謹的實證醫學，並搭配作者的專業及縝密的邏輯思維所書寫完成。也因此本書中的章節是如此的系統化。以實證為基礎使這本書簡淺明確並具有意義。本書具足夠的科學證據去說服質疑的學者，但又不至於混淆不具生物學基礎理論的人。這項成就很少有作者可以達成。

「為何我們過去嘗試預防肥胖及糖尿病的方法都沒有用？」在本書最後，細心的讀者將會確實地瞭解肥胖的病因學。更重要的是，肥胖者只要遵循幾個簡單的步驟便可以逆轉肥胖。

傑森‧方醫師已經針對肥胖的根本原因提出解決方案：「肥胖是由許多原因共同造成的。我們需要的是一個有系統、有架構，具一貫性的理論來瞭解肥胖是如何形成的。目前我們通常都假設肥胖只有一個真正的原因，其他因素全是混淆視聽，因此造成無止境的爭論……事實上其中不少觀點都是正確的。」

你無法想像傑森‧方醫師已提出多少完整的、有條有序的肥胖病因報告，他甚至描繪出一張藍圖：如何逆轉現代社會所面臨的最大疾病——第二型糖尿病。第二型糖尿病是可以被完全預防，甚至有治癒的機會，只要我們能夠真正去瞭解病因，而非只是狹隘的專注於症狀。

他致力訴說的真相，終有一天會不言而喻。這一天愈快到來，對大家也就愈有好處。

帝莫斯・諾瓦基斯・歐姆斯（Timothy noakes oms）

內外全科醫學士，運動醫學博士，運動醫學榮譽院士

南非，開普敦大學，名譽教授

推薦序

　　早在1996年，世界衛生組織（WHO）就已正式將「肥胖」列為一種疾病。世界各國，不論是政府單位或是醫療組織，無不想方設法的幫助肥胖者戰勝肥胖。但最新研究卻指出，全球人口的體重仍然呈現驚人成長的趨勢，超過6.41億人達肥胖標準，等於每八人就有一位是胖子，比1975年整整高出了一倍，為此更衍生許多公共衛生問題。

　　近年來，臺灣肥胖人口也逐年增加，男女的肥胖盛行率，已連續幾年蟬聯亞洲之冠，平均每兩名男性之中，就有一人體重超標。18歲以上國民，至少有50％男性、35％女性有體重過重的困擾。而國人前五大死因中，癌症、腦中風、心臟病、糖尿病以及其他許多種慢性疾病，都和肥胖有著密切關係。

　　由上述的統計數據，我們可以分析出：早在1996年全球就開始正視肥胖問題，但經過20年的努力，肥胖人口仍持續增加。是想克服肥胖的人不夠努力？衛生教育做得不夠好？方法不可行？還是方向錯誤？方法錯誤？甚至是推廣得不夠？

　　我相信各國、各單位都已花費大量人力、物力在研究克服肥胖的方法，因為在我有限的40年歲月中，我就聽過各式各樣的減肥妙方，有的減少攝取，有的增加代謝、增加消耗、阻斷營養素吸收等等。各大醫院、學校積極倡導少吃多運動，乍聽之下，這些都沒有錯。但為什麼結果總是不如預期呢？

我認為，我們始終沒有找到根本原因。

就像我在演講中跟聽眾分享的；年輕的時候，我不覺得胖胖的有什麼不好，我的家人也是，他們反而覺得胖胖的才有福氣。直到年紀逼近40大關，身體真的開始出現狀況了，我才驚覺我必須改變。然而改變的過程總是不太順利——也真要感謝這個「不順利」的減重經驗，反而讓我認真地去思考，我到底忽略了什麼？究竟是哪個環節出了問題？

不可否認的，變胖、變瘦的關鍵在於你吃了什麼。但是經過一年的少吃多運動，我的體重竟不減反增。這表示在傳統的思路中，一定有哪一個部分不完整，這個迴路並不是我們所想的那麼表面，也或許不是單一的因素。因此，我開始研究吃進嘴巴的每一樣營養素，開始重新審視目前檯面上建議的各種飲食方式。評估過後，我選擇了一種「低胰島素飲食」的方式，來重新開啟我的個人實驗，結果完全出乎意料！

在這次的實驗中，除了讓身體維持「低胰島素」的狀態外，盡可能的，我挑選吃進肚裡的每一樣食物。蛋儘量選擇放牧蛋；牛、羊及奶油選擇以草飼方式所飼養；吃天然、少加工的原型食物；油品絕對選擇冷壓初榨的天然油品，避免精煉油；平常飲食中攝取不足的維生素及礦物質，短期就藉由保健品的方式補充。綜觀以上，我在六個月內成功減重20公斤，不只是這個成就，連同滿江紅的健檢報告都由紅轉黑，我第一次被黑得這麼開心。

不過，即使我自己有這麼良好的經驗，我仍然無法清楚地跟你說明其中的每一個機制。直到我在網路上看了傑森‧方醫師的影片，一個說明肥胖及減重架構的影片，終於明確。我清楚地知道，面對肥胖，絕對不是只有單一的因素，我們必須去瞭解在我面前的

這一個人，他的生活習慣，他吃什麼，他的工作，他的家庭狀況等等。因為身體的狀況，往往是個人生活方式持續累積的結果。

　　在本書中，傑森‧方醫師詳細地論述這幾十年來肥胖理論的演變，同時更清楚地帶領我們去瞭解肥胖新理論及有效的解決方案。請用心地閱讀本書，並將之推薦給你最愛的人，讓他與你一同走在健康的人生道路上。

　　　　　　　　　　　　　謝旺穎親子診所　院長　謝旺穎醫師

自序

　　醫學是一門非常奇特的科學。曾經建立的醫療體系可能根本沒有成效，但基於惰性，有些治療即使無效，仍會被一代一代的傳承下來，想想水蛭放血療法和扁桃腺切除手術吧！不幸地，肥胖的治療也是其中一個例子。

　　根據身體的質量指數所定義，體重（公斤）除以身高（公尺）的平方，超過30就屬於肥胖。醫生以建議低脂、限制卡路里的方式治療肥胖已超過30年，然而肥胖的情形卻愈加嚴重。從1985年到2011年，加拿大肥胖的盛行率增加三倍，由6％增加至18％[1]。這個現象不僅出現在北美洲，更擴及全球。

　　誰沒有試過呢？然而，幾乎所有使用限制卡路里這種方式減重的人都失敗。藉由每一個客觀的測量，這個方法完全不管用，但它卻一直是治療的選擇，連營養學界的權威也強勢地為它撐腰。

　　身為一位腎臟科醫師，我擅長治療腎臟疾病，而最常引起腎臟病的原因是第二型糖尿病及相關的肥胖問題。過去，我常常看著病人開始使用胰島素，也知道大部分的人體重會開始增加，而這也是病人關心的重點。他們對我說：「醫師，你總是告訴我要減重，但是你開的胰島素卻讓我的體重上升，這個治療真的有用嗎？」長久以來，我沒有辦法給出答案。隨著病人不斷抱怨，我心中的不安也逐漸擴大。但如同其他醫師，那時的我相信體重增加是因為卡路里失衡——吃得太多且運動不足。不過事實如果真是如此，為何我開

立的胰島素會不斷地使體重增加？

醫療專家及病患都瞭解，引起第二型糖尿病的原因是過重。少數行動力高、順利減掉非常多體重的患者，確實成功地逆轉了第二型糖尿病。根據邏輯推理，體重深深影響著第二型糖尿病，因此值得特別注意。然而，專業醫療者對於治療體重卻一點也不感興趣，我也包括在其中。即使在醫療領域工作超過20年，我的營養學知識仍非常的粗淺。

對於治療如此困難的疾病——肥胖，多數人都只交給廠商，像是減重專家（Weight Watchers）、電視廣告業者及庸醫，他們對於兜售減重奇蹟最感興趣。醫生則對營養學一點也不感興趣，他們反而更熱愛發現及開立新藥物：

▶ 你有第二型糖尿病？我開藥給你。

▶ 你血壓高？我開藥給你。

▶ 你膽固醇過高？我開藥給你。

▶ 你有腎臟疾病？我開藥給你。

總而言之，我們必須治療肥胖。我們要試著去瞭解、去解決引起肥胖的原因，而非肥胖本身。最終，我在加拿大多倫多成立強化式飲食治療診所（Intensive Dietary Management Clinic）。

認為肥胖的原因是卡路里失衡的觀點，簡直是胡說八道。過去50年，控制卡路里的治療方式一直被使用，但完全無效。讀營養學方面的書也完全沒有用，因為那只是一場引用「權威」話語的遊戲。

例如歐尼旭醫師（Dr. Dean Ornish）說：「脂肪是不好的，碳水化合物是有益的。」他是一位令人尊敬的醫師，所以我們應該聽他的。然而，阿特金斯醫師（Dr. Robert Atkins）說：「脂肪是好的，碳水化合物是不好的。」他也是一位受人尊敬的醫師，所以我們也

應該聽他的。

誰對誰錯？在營養學界，很少對關於這些爭議達成共識：

▶ 膳食脂肪是不好的。並非如此，有好的及不好的脂肪。

▶ 碳水化合物是不好的。不，有好的及不好的碳水化合物。

▶ 你應該要少量多餐。不，你應該多量少餐。

▶ 計算你的卡路里。不，卡路里不需計算。

▶ 牛奶是有益處的。不，牛奶對你是不好的。

▶ 肉類是有益處的。不，肉類對你是不好的。

要找到這些答案，我們需要找尋實證醫學，而非憑藉著含糊的意見。市面上有幾千本關於飲食及減重的著作，通常是由醫師、營養師、個人教練或是其他健康專家所撰寫。然而，其中很少能夠真正提及引起肥胖的原因——是什麼讓我們體重增加？為什麼我們會變胖？

造成如此局面最主要的問題在於缺乏引起肥胖之原因的完整架構。目前的理論荒謬的簡單，通常只考慮以下因素：

▶ 卡路里攝取過多，造成肥胖。

▶ 碳水化合物攝取過多，造成肥胖。

▶ 肉類攝取過多，造成肥胖。

▶ 脂肪攝取過多，造成肥胖。

▶ 運動太少，造成肥胖。

然而，所有的慢性疾病都是由許多因素所造成，且這些因素並不互斥，他們或多或少都提供了不同程度的傷害。例如心臟病有以下危險因子：家族病史、性別、抽菸、糖尿病、膽固醇過高、高血壓以及缺乏運動這些因素都為人所接受，但在肥胖的研究中卻不是這麼一回事。

另一個侷限則是由於只專注於短期的研究。肥胖通常需要十幾年的時間逐漸形成，但我們獲得的研究資訊往往只有數星期。舉例來說，如果我們要研究金屬如何生鏽，我們需要觀察金屬數週至數月，而非短短幾週的時間。同樣地，肥胖是經過長時間慢慢形成的疾病，短期的研究報告無法帶來有用的資訊。

雖然我瞭解許多研究不一定會有結論，但我希望這本書──描述了我這二十多年幫助第二型糖尿病患者減重、控制疾病的心路歷程──可以在肥胖的控制上建立基礎的架構。

實證醫學並非是指對低品質的證據信以為真。例如，我通常會讀到「低脂飲食證明可以完全逆轉心臟病」，然而所引用的文獻卻只有五隻老鼠的實驗，這樣的案例不足以稱之為實證。本書只會採用以人類為實驗對象、發表在著名期刊並經過專家學者審核的研究，而不採用動物實驗的研究結果。會做此決定，正如以下比喻：

有兩隻牛正在討論營養學界最新的研究成果，這個研究是在獅子身上進行的。結果顯示，吃草是不好的，多吃肉才能有益健康。因此，這兩隻牛開始吃肉，過不久卻相繼生病死亡。一年之後，兩隻獅子正討論著營養學界研究的新發展，這個研究是在牛身上進行的。結果顯示，吃肉是不好的，多吃草才能有益健康。因此，這兩隻獅子開始吃草，最後卻相繼生病死亡。

這則寓言告訴我們什麼？我們不是老鼠、我們不是猩猩、更不是猿猴，我們是人類。因此我們只該考慮在人類身上進行的研究。

同時我儘量專注於因果相關研究，而非關聯性研究。將相關因素解釋為因果關係是一件非常危險的事，例如用來治療步入更年期的婦女所面臨的狀況之外荷爾蒙補充療法（hormone replacement therapy，HRT），HRT 被認為與預防心臟病有關，但這並不代表

HRT是降低心臟病風險的原因。然而，在營養學界中很難去避免關聯性研究，因為這些可能是目前所能獲得的最佳成果。

本書的**第一部分：流行病學**，以時間為主軸，透過描述肥胖的流行病學及家庭因素來說明肥胖的成因。

第二部分：卡路里騙局，深度探討目前的卡路里平衡理論，包含運動及過度進食的研究，並提出其中有缺陷的部分。

第三部分：肥胖新理論，解釋荷爾蒙才是肥胖的主因，並說明胰島素如何影響體重以及胰島素阻抗的嚴重性。

第四部分：社會的肥胖現象，延續荷爾蒙理論並解釋肥胖因子之間的關聯性。肥胖與貧窮之間有什麼關聯性？對於兒童時期肥胖，我們能做些什麼？

第五部分：我們的飲食出了什麼錯？解釋三大營養素，脂肪、蛋白質及碳水化合物對於體重增加扮演何種角色。此外，驗證另一個肥胖兇手——果糖，及其他人工甜味劑如何造成肥胖。

第六部分：解決方法，提出高胰島素的解決方法以治療肥胖，包含少糖、少精製穀類、適量蛋白質，增加健康脂肪與膳食纖維，以及間歇性斷食。

以間歇性斷食來治療胰島素阻抗非常有效，並且不會有節食（卡路里減少）的副作用。此外，釋放壓力及改善睡眠也可以減少血液中的皮質醇及胰島素濃度。

《肥胖大解密》將為人類的肥胖理論提供良好的架構。此外，雖然肥胖和糖尿病有許多共同且重要的特徵，這本書重點在於肥胖的相關理論。

本書將挑戰目前營養學界堅信不移的教條或許令人感到有些不安，但是為了健康的宏願，這些擔憂都顯得微不足道。**究竟是什麼引起肥胖？我們可以怎麼做？將是本書的主軸**。我會以嶄新的架構切入肥胖的議題，為更健康的未來帶來新希望。

傑森・方 醫師（*Jason Fung, MD*）

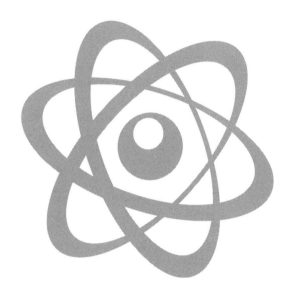

Part *1*

流行病學

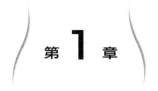

第 **1** 章

肥胖如何成為流行病

就我所知及想像中，所有影響人類的寄生蟲，沒有一個像
肥胖這樣令人痛苦。

威廉・班廷（*Willim Banting*）

有一個問題總是困擾著我：「為何那些醫生總是如此的胖？」

醫生被認為是人類生理學的專家，在保持健康及窈窕上，應該
有一定的知識及貢獻。而且大多數的醫生工作非常認真，生活也非
常自律。更何況沒有人想要變胖，那麼那些肥胖的醫師又是怎麼一
回事？

少吃、多動，聽起來非常有道理，但是卻沒有效果。為什麼會
沒有效果呢？或許是那些人沒有遵循建議，又或許是心有餘而力不
足；但指責一路完成學士學位、醫學院學位、實習醫師、住院醫師
至主治醫師的醫生們缺乏意志力，這實在太可笑了！

所以我認為最大的可能是——這些傳統理論根本是錯的！我們
對肥胖的瞭解是有缺陷的。根據目前肥胖的流行病學，這是最有可
能的情形。我們應該追本溯源，不論是肥胖或是其他的疾病，都應
該回到最重要的問題「起因」。我們不再花時間思考這個重要的問

題，是因為我們自認已經知道答案：卡路里平衡理論。

卡路里是食物能量的單位，供給身體多方面的需求，例如：呼吸、建構肌肉骨骼，提供血液運送及新陳代謝所需的能量。當我們攝取食物時是補進卡路里；當我們進行代謝等活動時是消耗卡路里。

很多人認為當吃進去的卡路里多於消耗的，體重就會上升，所以你總會聽到「肥胖就是吃得太多，運動太少。」這個說法乍聽之下沒什麼不對，但真的是如此嗎？

直接原因與終極原因

過多的卡路里或許會導致體重增加，但並非最根本的原因。直接原因與終極原因有什麼差別呢？直接原因是直接性的反應，終極原因是引發事件的起始因子。思考酒癮這一個問題，什麼原因引起酒癮？直接原因是喝太多酒（這是無可否認的事實），但只瞭解這一點是不夠的。

我們感興趣且關鍵的問題是：引起酒癮的終極原因。這些原因包括：

▶ 對酒精成癮的本性。
▶ 家族性酒癮病史。
▶ 家中過度的壓力。
▶ 成癮的人格特質。

針對疾病的治療，需針對根本的原因而非表象的成因。瞭解根本的原因，才能找到有效的治療方式。（例如酒癮，需安排復健及

社會支援）

　　舉另一個例子：為何會墜機？表象的原因是因為飛機無法抵抗重力，然而，瞭解這一點是沒有任何幫助的。問題的根源可能是：

▶ 人為因素。

▶ 機械故障。

▶ 惡劣的氣候。

　　瞭解問題的根源，可以找到有效的解決方式，例如：更好的飛行員訓練或是更緊湊的保養與維修。抵抗重力的方式，如：更大的機翼或是強大的引擎，並無法減少墜機的發生。

　　這個原理適用於每一件事。

　　例如：

▶ 為何房間如此熱？

直接原因：熱的產生多於熱的排除。

解決方式：打開電扇，增加熱的排出。

終極原因：溫度計的溫度設定太高。

解決方式：降低溫度的設定。

▶ 為何會沉船？

直接原因：重力大於浮力。

解決方式：減輕船的重量以減少重力。

終極原因：船身有一個大洞。

解決方式：把洞補起來。

在以上的每一個例子，針對表象的原因去解決根本無濟於事；只有針對問題根源，對症下藥，才能成功的解決問題。

同理：**什麼原因導致肥胖？**

如果卡路里攝取過多是表象的原因，那麼問題的根源便是個人選擇，我們選擇吃洋芋片而非花椰菜，我們選擇看電視而非運動。基於以上的原因，肥胖被解讀為人格缺陷的一種疾病。我們不去找尋根本的原因，反而將之歸罪於：

▶ 過度飲食（暴食）。
▶ 缺乏運動（懶惰）。

暴食與懶惰均列在七原罪之中，因此肥胖者會如此是自找的，他們讓自己墮落於七原罪之中。這樣的解釋令人有欣慰的錯覺，以為我們已找到肥胖的根本原因。在2012年的線上投票[1]，有61％的美國成人認為，飲食不節制及缺乏運動的行為導致肥胖的盛行。因此我們歧視肥胖的人，可憐甚至厭惡他們。

然而，簡單的想一下，這件事並不成立。青春期之前，男孩與女孩身上的脂肪比例相同；青春期之後，即使男性攝取更多的熱量，女性平均而言仍比男性多50％的體脂。

根本的原因為何？與個人選擇無關，不是人格缺陷所造成，也絕非女性比男性好吃懶做。男性與女性荷爾蒙作用的結果，女性荷爾蒙使女性較易將過多的熱量囤積為脂肪，而非燃燒。

懷孕時體重也容易大幅上升，這其中根本的原因為何？很明顯的是懷孕時荷爾蒙改變所導致，而非個人的選擇。由於對表象原因與根本原因的錯誤認知，很多人相信減重需要減少卡路里的攝取。政府機關也是。

美國農業部2010年發表的《飲食指南》（*Dietary Guidelines for Americans*）強力宣稱：「控制總熱量的攝取可以控制體重。」疾病管制局勸告病患要取得卡路里的平衡[2]，美國國衛院的宣導手冊《瞄準健康體重》（Am for a Healthy weight）建議「要達成健康的體重需要減少來自食物及飲品的卡路里，並且要增加運動量」[3]。

可以發現所有的建議均來自「少吃多動」的策略，對此我卻有一個特別的想法：「如果我們已經瞭解肥胖的原因及如何治療，花費數百萬在教育及制定肥胖防治計畫，為何我們依舊愈來愈胖？」

流行病的剖析（Anatomy of an epidemic）

我們並非總是對卡路里如此著迷。縱觀大部分的人類歷史，肥胖是很罕見的。在傳統的社會中，即使是物資富饒的時期，只要吃著傳統的食物都很少發胖。隨著文明的進展，肥胖隨之而來。窺視其中的原因，許多人認為罪魁禍首是糖及澱粉所組成的精製碳水化合物。

想想低碳水飲食之父，吉恩‧安爾梅‧布里拉‧薩瓦林（Jean Anthelme Brillat-Sevarin , 1755-1826），在1825年著有非常具有影響力的一本書《味覺的生理》（*The physiology of Taste*）。其中寫道：「第二引起肥胖的原因，是以麵粉及澱粉類為每天的營養來源。我們已經提過，所有以澱粉類為食物的動物都會變胖，人類也不例外」。[4]

所有的食物可被歸類為三大巨量營養素（macronutrients）：脂肪、蛋白質及碳水化合物。巨量在此意味著，我們所攝取的食物範圍由此三類營養素構成。微量營養素（Micronutrients）占食物非常

少的份量，包含維生素及礦物質，例如為維生素A、B、C、D、E及K，礦物質如鐵及鈣。澱粉類及糖類均屬於碳水化合物。

幾十年之後，威廉・班廷（William Banting, 1796-1878），一位英國的禮儀師，發現精製的碳水化合物具有導致肥胖的性質。在1863年，他出版了《肥胖文件，公開演說》（Letter on Corpulence, Addressed to the public）這本小冊子，被認為是世界上第一本減重書籍。他的故事非常普通——小時候並不胖，家中也無肥胖病史；然而在三十多歲時，他的體重開始緩慢增加，約每年0.45～0.9公斤的幅度。62歲時，他的身高為167公分，體重有90.9公斤，或許在現代的社會並不特別，在當時卻被認為是肥胖的。

他很苦惱，所以開始向家庭醫師尋求減重建議。一開始，他試著少量進食，但除了留下飢餓感之外，沒有任何的效果。接著，他開始運動——在附近的泰晤士河（the River Thames）划船，他的體能變好了，同時也產生驚人的食量，迫使他大吃大喝[5]，結果仍然失敗。

最後，班廷聽從外科醫師的建議——去瞭解醣類及澱粉導致肥胖的特性，他開始竭盡所能地避開所有麵包、牛奶、啤酒、甜點與馬鈴薯，這些食物原本占了他飲食的一大部分。（今日我們稱這種飲食為少量精製碳水化合物）。

結果在下一個世紀，減少飲食中精製碳水化合物的量被認為是治療肥胖的標準療法，而且直到1950年代都是標準的法則。如果詢問你的祖父母：「什麼原因會引起肥胖？」他們不會提到卡路里；相反地，他們會告訴你不要吃醣類及澱粉類的食物。基於常識及經驗驗證了這一個事實，那些所謂的營養學者及政府機關的建議是不需要的。

計算卡路里最早可追溯到1900年代，羅斯醫師（Dr. Robert Hugh Rose）出版了《吃出健康》（*Eat Your Way to Helth*）一書，以科學系統化的方式控制體重。接下來是彼得醫師（Dr. Lulu Hunt Peters），一位美國醫師及報章雜誌專欄作者，在1918年出版《節食與健康，關鍵卡路里》（*Diet and Health, with Key to the Calories*），並榮登最佳銷售書籍。彼得醫師建議患者由禁食開始，每次1至2天，斷絕所有食物，並且將熱量限制到每天1200卡路里。結果斷食的建議很快就被遺忘，而卡路里的計算卻與現今相去不遠。

在1950年代，心臟病開始被認為是盛行的疾病，逐漸引起大眾的關注。看似健康的美國人，心臟病的比例開始規律上升，事後證實，其實並無如此大規模盛行。只是因為疫苗及抗生素的發明，加上公眾衛生的改善，大大地改變了醫療現況。原本致死性的傳染病，如肺炎，肺結核及腸胃炎都可以獲得治癒。所以心臟病及癌症所占的致死率上升，才造成大眾的迷思。（見圖1.1[6]）

從1900年到1950年，平均壽命的增加，強化了心血管疾病的盛行。對生活在1900年的白人男性來說，他的預期壽命為50歲[7]；1950年為66歲；到了1970則將近68歲。如果人們沒有死於肺結核，將有機會活到足夠的年紀產生心臟病；目前，第一次心臟病發的平均年齡為66歲[8]。心臟病的風險，50歲的人明顯地比68歲的人低，因此在平均壽命增加的情形下，心臟病的比例會相對地上升。

所有精彩故事都需要一個壞蛋，脂肪不幸地剛好扮演這個角色——它被認為是增加膽固醇的元兇，而膽固醇被視為血液中導致心臟病的物質。很快地，醫生開始提倡低脂飲食，藉著極大的熱忱及不可靠的科學證據，脂肪被醜化的歷史正式展開。

圖 1.1 1900 年與 1960 年美國死因的比較圖

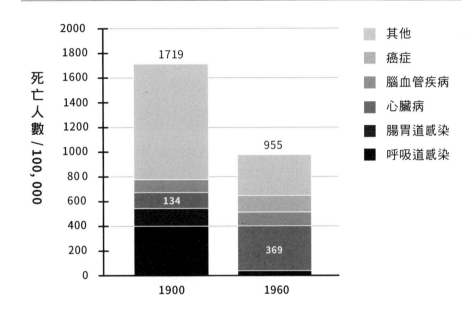

雖然我們無法回到當時親眼查證，但這其中一定有問題。三大主要營養素為：脂肪、蛋白質及碳水化合物，減少膳食脂肪，意味著必須由蛋白質或碳水化合物取代。但由於許多高蛋白質的食物，如肉類及乳製品中也富含脂肪，所以降低脂肪的攝取量，蛋白質的攝取量勢必跟著降低。也就是說，當一個人想要限制脂肪的攝取量時，一定得增加碳水化合物的攝取量，反之亦然。而在已開發國家中，這些碳水化合物通常都是高度精製化的。

低脂＝高碳

這個進退兩難的局面使廣大的專家學者們混亂不已：精製類的碳水化合物不該同時具有好（因為是低脂）及壞（因為會發胖）的特質。於是營養學界的專家開始提出碳水化合物不會導致肥胖的說

法以自圓其說。並開始提出卡路里是致胖的關鍵。這些錯誤的觀念皆缺乏實證及先例，比如「過多的卡路里會造成肥胖」被隨意地決定。脂肪就此被視為飲食之惡、導致肥胖的元凶簡直聞所未聞。

卡路里進出平衡理論，漸漸取代碳水化合物致胖理論，幸好並非人人買單。在眾多反對者中，最著名的是英國營養學家，尤金（John Yudkin, 1920-1995），他致力於飲食及心臟病的研究並發現兩者之間並無關聯性，同時相信導致肥胖及心臟病的兇手都是糖[9, 10]。1972年出版的著作《純，白，致死性：糖如何謀殺我們》（*Pure, White, Deadly: How Sugar Is Killing Us*）更可以說是一本預言書（也應該獲得最佳書名獎）。於是科學論戰激烈地展開，爭論著兇手究竟是膳食脂肪還是糖。

飲食指南（The Dietary Guidelines）

這個議題最終在1977年因政府的法令而定案，而非藉由科學的論辯及發現。當時喬治‧麥高文（George McGovern）於美國參議院營養與人類需求特別委員會（the United States Senate Select Committee on Nutrition and Human Needs）擔任主席，他召開會議，經過幾天的討論後，決議脂肪有罪，因為高熱量的脂肪會引發心臟病及肥胖。這項結果迅速地成為全美國的飲食目標（Dietary Goals for the United States），同時遍及全世界。

這個飲食目標明顯地與傳統觀念不符，此外這也是第一次由政府闖進廚房，指導人民應該怎麼吃。在過去往往是媽媽扮演這個角色，現在卻是由美國大老做主，並告訴我們：「少吃一點脂肪，多一點碳水化合物」。

許多飲食目標也在此時設立，包含：

▶ 增加碳水化合物的熱量，使其占每日熱量55％至60％。

▶ 減少脂肪的比例，由40％下降至30％，其中飽和脂肪酸不可超過三分之一的比例。

在缺乏科學的證據下，過去被認為會導致肥胖的碳水化合物，一夕之間有了驚人的轉變。雖然在新的《飲食指南》中糖仍被認為是不好的，不過精製的穀類則被視為如同修道院中的修女一樣清白無辜，不但被宣告無罪，還重生為健康的全穀類。

有任何的證據嗎？這其實很難說。這個目標在現今已成為營養學界的正宗信仰，不遵從此信仰者將被視為異教徒。緊接著，隨著麥高登在1980年發表的《美國飲食指南》（*The Dietary Guidelines for Americans*）遍及大眾，全世界的營養學前景產生了永久性的改變。

現在《美國飲食指南》每五年更新一次，同時持續散布著浪得虛名的飲食金字塔學說。這個惡名昭彰的飲食金字塔的最底端，是我們每日應該攝取的營養素，包含麵包、義大利麵及馬鈴薯，這些食物全部都是以往保持好身材所必須避免的。美國心臟協會（the American Heart Association）在1995年發行的手冊《美國心臟協會建議飲食》（*The American Heart Association Diet*）中宣布我們需攝取至少六份「低脂肪、低膽固醇的麵包、穀類、義大利麵及澱粉類蔬菜」；飲品則是「選擇綜合果汁或碳酸類軟性飲料（soft drink）」。拜此所賜，白麵包及碳酸飲料成為晚宴的勝利者。這項具歷史性的荒謬結論真要感謝美國心臟協會（AHA）。

進入這個美麗新世界後，美國人試著去遵循營養機關的每日建議，努力地減少脂肪、紅肉及蛋類，增加更多的碳水化合物。當醫

生建議人們停止抽菸，抽菸的比例由1970年的33％降至1994年的25％。當醫生提倡要控制血壓及膽固醇，高血壓減少40％，高膽固醇減少28％。當美國心臟協會（AHA）告訴我們要攝取多一點的麵包及果汁時，我們也毫不懷疑的執行。

如此，糖的消耗量無可避免地上升。從1820年至1920年，加勒比海及美國南部增加不少種植醣類的新田地以增加美國獲取醣類的便利性。1920年至1970年間糖類的攝取量保持在一定程度，不過之後還是逐漸上升直到2000年才趨於穩定，即使避免攝取太多糖曾是1977年《美國飲食指南》中一個明確的目標也一樣。此外，當我們將所有的注意力集中在脂肪，我們就會忽略其他重點；當我們總是強調低脂、低膽固醇，就沒有人留意到含糖量的多寡；當食品製造商為了提高食物的風味而增添糖的分量的時候，也就沒有人意識到這項問題。

結果精製穀類的消耗量上升了將近45％，再加上南美洲的醣類也有精製化的趨勢，於是我們攝取愈來愈多的低脂麵包、義大利麵，而非花椰菜或是羽衣甘藍[11]。

非常成功地，從1976年至1996年，平均脂肪攝取量由每日卡路里的45％減少至35％，奶油減少38％，動物性蛋白質減少13％，雞蛋減少18％，穀類及醣類攝取量則持續增加。

直至此刻，全面性地採取低脂飲食仍未經過科學測試，我們完全不知道這種飲食型態會為人類帶來什麼樣的影響。然而我們卻自大地認為我們遠比二十萬年前的大自然更聰明，因此拒絕了天然油脂，轉而擁抱低脂及高碳水化合物的飲食搭配，例如大量攝取麵包及麵食。更諷刺的是美國心臟科協會（AHA）即使到了2000年，還是認為低碳水化合物飲食是危險的，就算這個飲食型態從1863年起

就已被長期採用。

　　猜猜看結果如何？結果是心臟病的發生率根本沒有下降，甚至意外造成另一個結果：肥胖（身體質量指數BMI>30）人口的比例從1977年開始戲劇性地上升，如圖1.2所示[12]。

　　肥胖人口的劇增與政府開始宣導低脂高碳飲食幾乎在同一時間段發生，這會是巧合嗎？還是這只是基因組合的缺陷？

圖 1.2 美國 20 歲至 74 歲成人中，肥胖所占的人口比例

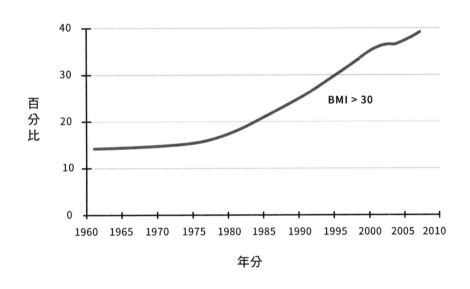

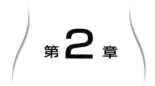

第2章

遺傳性肥胖

Inheriting Obesity

通常你會發現到同一家族中的成員幾乎都有肥胖的問題[1]。肥胖的小孩往往會有肥胖的兄弟姊妹；而且小朋友長大成人後依然肥胖[2]，並擁有肥胖的小孩。孩童時期的肥胖有200％～400％的風險會使成人之後仍然肥胖。這是不可否認的事實，唯一的問題在於，造成這種現象的原因是基因還是環境？這是典型的先天遺傳與後天環境之間的論戰。

同一個家族中的成員共有相似的基因特性或許會導致他們肥胖，然而肥胖卻僅在1970年後才開始肆虐。我們的基因不可能在這麼短的時間內發生劇烈變化。基因可以解釋個別群體中的肥胖風險，卻不能解釋為什麼「所有人」都變胖了。

儘管如此，家族成員居住於相似的環境，在相似的時間吃著相似的食物，也具有相似的意見看法，並通常共用車輛，生活在相似的空間，暴露到相同的化學物質，這些物質或許也會造成肥胖（稱為化學致胖因素，Chemical obesogens）。基於以上的原因，目前許多人認為環境才是致胖的主因。

傳統的卡路里平衡理論即是將肥胖的主因全歸咎於「鼓勵人類多飲食、勸戒人們少消耗」的有毒環境。1970年代後的飲食及生活型態有了明顯的改變，包括：

▶ 採取低脂高碳飲食。

▶ 每日進食頻率增加。

▶ 更多的外食。

▶ 更多的速食餐廳。

▶ 更多時間依賴汽車。

▶ 電動玩具的流行。

▶ 電腦使用量增加。

▶ 膳食糖類攝取量增加。

▶ 高果糖玉米糖漿的使用。

▶ 食物的份量增加。

以上因素均可能造成致胖環境的產生。因此，許多流行的肥胖理論皆認為基因的重要性需打折扣，並深信攝取過多的熱量才是造成肥胖的主因。畢竟進食及運動是自主性行為，與基因幾乎沒有關聯。

那麼，究竟基因在人類肥胖病例中扮演什麼樣的角色？

先天遺傳與後天環境

談論基因與環境對肥胖的影響力孰重孰輕，最典型的作法是研究認養家庭，此做法可去除基因的影響。將被認養者與其親生父母或養父母做比較，環境的影響因子便可被獨立出來。斯頓卡德醫師

（Dr. Albert J. Stunkard）進行了一些關於肥胖的古典基因學研究[3]。但關於親生父母的資料通常都不完整、受到保密且不易被研究者取得。幸好，丹麥具有一個相對完整的領養系統，對於雙方父母的資料均有較詳細的記載。

研究450位丹麥被領養的成年人之後，斯頓卡德醫師將研究資料與養父母及親生父母做比較。如果環境因素較為重要，被認養者會與養父母較為相似；反之，如果基因的因素較為重要，被認養者應該會與親生父母較為相似。

最後研究結果顯示，被認養者與養父母之間的體重無任何相關性；無論養父母是胖或瘦，與被認養者的體重均無關聯。也就是說，環境因素對體重基本上是沒有影響的，這是一個令人震驚的發現。

標準的卡路里理論，將肥胖因子歸咎於環境及行為，例如飲食習慣、速食、垃圾食物、糖果、缺乏運動、愈來愈多的交通設備取代步行、缺乏兒童遊樂場及規律的運動。然而，實際上肥胖與這些一點關係都沒有。事實上最胖的被認養者，有最瘦的養父母。

接著將被認養者與親生父母做比較，產生的結果與前者截然不同，兩者之間的體重具有強烈的一致性。親生父母在扶養小孩方面幾乎毫無貢獻，不管在食物營養價值的觀念或是運動的態度。然而肥胖的體質就像剛初生小鴨，會緊緊跟隨牠們的親生父母；當你讓小孩遠離肥胖的父母，帶到較瘦的家庭，小孩仍然是肥胖的。這究竟是怎麼一回事？

研究同卵雙胞胎在不同環境中成長，也是另一個典型的方式去區別環境與基因的因子所帶來的影響。首先，我們先有個基礎的認知，同卵雙胞胎具有相同的基因，異卵雙胞胎具有25％基因相似

度。1991年，斯頓卡德醫師研究同卵及異卵雙胞胎在相同及不同的環境被養育成人後，彼此間體重變化的差異[4]。

研究結果同樣對當時研究肥胖的專家學者帶來非常大的衝擊——將近70％的體重變異與家族性有關！**這代表你的體重有七成大多的是由父母決定，肥胖幾乎是遺傳的**。然而，遺傳不會是造成肥胖盛行的單一因子。肥胖歷經數十年的發展，已達相對穩定的狀態。大多的肥胖流行病只在單一世代中出現，然而我們的基因不會在如此短暫的時間就被改變。所以我們要如何解釋這一個看似矛盾的現象？

節約基因假說（The Thrifty-gene Hypothesis）

「節約基因假說」（the thrifty-gene hypothesis）在1970年代非常盛行，是第一個嘗試去解釋基因造成肥胖的理論。此假說主張所有人類在基於存活的必要下，會演化出增加體重的傾向。詳細內容如下：

在舊石器時代，食物是極度缺乏且不易取得的，於是忍受飢餓成為最強而有力的基本生存本能。節約基因會迫使我們盡可能地進食，使體重上升以具有生存的優勢；盡可能地讓身體儲存更多食物（脂肪），如此在飢荒的時代才可保障自身有更長的存活時間。

那些無法儲存脂肪，偏愛消耗熱量的人，很容易被環境所淘汰。然而，節約基因在現今富足的社會已不再適用，畢竟它已造成體重過度上升的問題，但我們還是會遵從基因的本性去儲存脂肪。

只要稍微研究一下，就會發現這個理論是金玉其外，敗絮其中。事實上它已經很久不被認真地看待，只有少數媒體偶爾還會提

及，這個理論最明顯的問題是，野外求生的生存率並非依靠體重的多寡來決定。

　　肥胖的動物與他們的夥伴相比行動較遲緩、也較不敏捷。比起精瘦、行動敏捷，也更難捕捉的獵物，獵食者顯然更愛他們。由此可知，體脂肪不只使是生存優勢，同時也是劣勢。你在國家地理頻道中，見過幾次肥胖的斑馬及羚羊？或者是肥胖的獅子或老虎？

　　人類的本能會過度進食的假說是不正確的。如同有許多調控飢餓的荷爾蒙訊號，必然有許多其它的荷爾蒙負責告訴我們：「夠了，已經飽了，不要再吃了。」想想吃到飽的餐廳，一旦已經飽了，就難以繼續進食，即使強迫自己，最終只會不舒服或是嘔吐。我們天生擁有防止過度進食的保護機制。

　　節約基因假設，長期的食物匱乏可以預防肥胖；然而在許多傳統的社會中，一年到頭食物都不曾短缺。例如托克勞（Tokelau），南太平洋上一個偏遠的部落，以椰子、麵包果及魚為主食，這些食物不曾斷絕。然而，肥胖在這個部落卻不曾發生，直到工業化及傳統飲食西化為止。即使是經濟大蕭條後幾乎不存在饑荒的北美，肥胖也只在1970年代之後才出現。

　　野生動物中，病態性的肥胖很罕見，除非是生命週期的一環，例如冬眠。當自然環境中的食物充足時，動物的數目將會上升，而非體型。想想老鼠或蟑螂，當食物匱乏時，族群數量隨之下降；食物充足時，老鼠的數量則爆炸性地上升，正常體型的老鼠數目會增加許多，保持一定數目的老鼠，然後每隻老鼠都又肥又圓。

　　具有很高的體脂率者在生存上並不占優勢。一位男性馬拉松選手約有5％至11％的體脂肪，在不進食的情形下，這足以提供至少一個月的存活能量。某些動物會在特定的時間增肥；例如，熊會在

冬眠前變胖，而且不會因此生病。不過人類並非如此。

高體脂與肥胖症之間存在很大的差異，那就是高體脂不一定會危害健康，肥胖症會。比如熊、鯨魚、海象以及其他較肥的動物，他們只是體脂肪比例較高，但並非肥胖，因為沒有健康上的疑慮。

事實上，牠們是經基因設計下產生的高體脂，而人類的演化結果偏好精瘦的體型。

在節約基因理論並無法解釋肥胖為什麼會成為流行病，那什麼可以解釋？在本書的第三部分，**肥胖新理論，肥胖的根源是一個以血液中胰島素含量過高為中心思想，一個複雜的荷爾蒙失衡理論**。嬰兒的荷爾蒙受母親體內的環境所影響，當母體內胰島素的濃度過高，嬰兒日後也可能形成高胰島素的體質，並埋下肥胖的風險。卡路里失衡理論並無法解釋基因的影響，因為進食與運動都是自主性行為。荷爾蒙失調理論更能解釋這種遺傳效應。

我們已知遺傳因素對於肥胖的影響占了七成；剩下的三成是我們可以控制的。那麼我們要如何做才能達到最大的預防效果呢？控制飲食與適量的運動會是答案嗎？

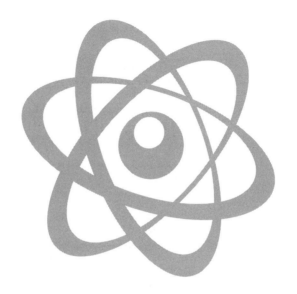

Part **2**

卡路里騙局

第 **3** 章

卡路里減少的錯誤

過去，肥胖被認為是卡路里攝取過多的結果。人的體重，可以用以下簡單的公式估計：

攝取的卡路里－消耗的卡路里＝體脂肪

這個關鍵公式上所犯的錯誤，我稱為卡路里騙局。這個公式非常的危險，因為太過簡單及直覺。你需要知道的是，許多錯誤的推論建立於此公式之上。

假說 1：攝取的卡路里與消耗的卡路里並沒有關聯

這個假設大錯特錯，在這個章節末，我會提及許多的實驗及經驗證實這個假說有誤。事實上攝取的卡路里與消耗的卡路里密切影響彼此。減少卡路里的攝取，會引發卡路里的消耗減少；例如，攝取減少30％的卡路里，卡路里的消耗也會跟著減少30％，最終體重只會下降一點點。

假說 2：基礎代謝率是固定的

我們沉迷於計算攝取的卡路里，卻不曾想過卡路里的消耗，除了運動。

這個假說即建立在認為：「卡路里只有在運動中才會消耗，其他時候則固定不變」之上，但實際上總能量的消耗包含以下因素：基礎代謝率、食物的產熱效應、非運動性活動的產熱效應、運動後氧氣過度消耗及運動。而且受攝取的卡路里及其他因素所影響，會有上升或下降50%變化。

假說 3：我們可以靠意識控制卡路里攝取

進食是自主行為，因此我們假設進食是可以靠意識控制，認為飢餓扮演不重要的角色。但是，有許多荷爾蒙系統影響我們何時進食、何時停止。

當我們感到飢餓，想要吃東西時，很大一部分是受荷爾蒙的影響；酒足飯飽後，決定停止進食時，也是受到荷爾蒙的影響。例如，午餐時間在廚房聞到油炸的食物會覺得餓。然而，如果是在飽餐一頓之後，相同的味道或許會令人作噁。

我們的身體具有複雜的系統，引導我們該進食或停止。體脂肪就如呼吸般自然。我們不會有意識地提醒自己要呼吸，也不需要提醒心臟要跳動，更不可能靠意識調節體脂肪生成。身體能夠如此自然地調控，唯一的方式即是荷爾蒙恆定機制。所以肥胖是荷爾蒙出錯，不是卡路里的問題，因為荷爾蒙控制卡路里的攝取與消耗。

假說 4：脂肪的儲存不受身體調控的

身體的每一個系統都是被調控的。身高由生長激素所調控；血

糖由胰島素、升糖激素及其他因素所調控；性成熟由睪固酮及雌性激素調控；體溫由促甲狀腺激素及甲狀腺素調控……我們卻被要求相信，體脂肪的增加是不受控制的──一旦進食，體脂肪就會完全不受荷爾蒙所掌控地上升。而過多的卡路里將被倒進脂肪細胞中。

這個假設已被證實有誤，學界一直有發現新的調控脂肪生長的荷爾蒙途徑。如：瘦體素（Leptin）為著名的調控脂肪生長的激素，其他像脂聯素（adiponectin）、激素敏感性脂肪解酶（hormone-sensitive lipase）脂蛋白脂酶（lipoprotein lipase）及脂肪三酸甘油脂脂解酶（adipose triglyceride lipase），或許也扮演重要的角色。

如果荷爾蒙是調控脂肪生長的關鍵，那麼肥胖的原因就是荷爾蒙異常，而非卡路里失衡。

假說 5：一卡路里是一卡路里

這條假設是所有假設中最危險的一個。乍聽之下並沒有錯，就像一隻狗是一隻狗；一張桌子是一張桌子，但世界上其實有各種不同種類的狗和桌子。所以這條假說的關鍵問題是──所有的卡路里都會造成體脂上升嗎？

一卡路里是一卡路里，意味著造成體重改變的是總卡路里的熱量，因此，所有食物被簡化為用卡路里來計算能量。然而，**一卡路里的橄欖油與一卡路里的糖，會造成相同的代謝反應嗎？答案顯然不是**。這兩種食物有許多容易區分的差異：糖會增加血糖，促使胰島素的分泌，橄欖油則不會。當橄欖油在小腸被吸收後，接著會被運送至肝臟，並不會使血糖或胰島素劇烈上升。這兩種食物所引發的代謝及荷爾蒙反應完全不同。

以上五條假設中的核心關鍵：減少攝取的熱量將會減輕體重，已被證實為謬誤。所有的卡路里使體重上升的原因都不相同。卡路里的迷思終將在這50年間後破除，因此我們必須重新開始──究竟是什麼使體重上升？

我們如何消化食物？

卡路里是什麼？卡路里只是能量的單位。測量食物在實驗室中燃燒所產生的熱，即為此食物的卡路里。我們攝取的食物都有卡路里。食物進入胃，與胃酸混和之後，緩慢地進入小腸、大腸。養分在此被萃取出來，剩下的殘渣便形成糞便。

蛋白質被分解為最小單位──胺基酸，用來建造及修補身體的組織，過多時會被儲存；脂肪被直接吸收進入體內；碳水化合物被分解為最小單位──單醣。蛋白質、脂肪及碳水化合物雖然均提供卡路里，代謝過程卻大不相同，也會造成不同的荷爾蒙反應。

減少卡路里並非減重的首要重點

為何我們體重會增加？常見的答案不外乎：攝取過多卡路里造成的肥胖。雖然美國在1971～2000年上升的肥胖比率與每日所攝取的卡路里增加約200～300大卡有關[1]，但有一點很重要：**有關聯並不代表具因果關係。**

此外，體重上升與卡路里攝取量變多之間的相關性已被打破[2]。美國國家健康及營養調查組（the National Health and Nutrition Examination Survey, NHANES）從1990～2010年的數據中發現，卡路里攝取的增

加與體重上升並無關聯：明明肥胖的比例每年上升了0.37％，但卡路里的攝取幾乎不變；女性攝取的卡路里，由1761大卡稍微上升至1781大卡，男性攝取的卡路里則由2616大卡略微下降至2511大卡。

英國肥胖現象的趨勢大致與北美相同，再一次地證實體重上升與卡路里攝取增加無關。[3]而且英國的實驗中，不管是卡路里或是膳食脂肪的增加都與肥胖無關，推翻了長久以來認為的因果關係。事實上，卡路里的攝取甚至有輕微的減少，但肥胖比例仍高居不下，這代表影響體重的一定是其他的因素。

我們或許會想像自己是一個卡路里天平，當長期攝取過多的卡路里，就會造成脂肪的堆積：

攝入的卡路里－消耗的卡路里＝體脂肪

這個卡路里平衡理論通常還會引用熱力學第一定律做後盾：「在一獨立系統中，能量無法被製造也無法被毀滅。」卓越的肥胖研究學者荷西醫師（Dr. Jules Hirsch）就曾引用2012年《紐約時報》文章[4]解釋：

> 這是一個物理學不變的定律，在儲存的脂肪不變之情況下，能量的攝取與能量的消耗必須相同。當食物產生能量，供身體使用時，會消耗卡路里。所以要降低體脂肪，減少肥胖，必須要減少卡路里的攝取，或是藉由增加活動，來提高卡路里的消耗。這是事實，不管卡路里是來自南瓜派、花生或是鵝肝醬。

但是熱力學是物理學上的定律，與人體的生物學幾乎無關，真相就是如此簡單——**人體並非一個獨立系統。**

能量總是不斷地進出、轉換，像是我們最關心的進食，將能量帶入身體系統，也會以糞便的形式排出體外。此外，我在大學時花了一整年的時間研讀熱力學，我可以告訴你，卡路里與體重增加在教科書中不曾提過。

今天我們如果多攝取了200卡路里，而且沒有什麼特殊情形阻礙我們燃燒多餘的熱量，那麼多餘的200卡路里或許會以糞便的形式排出，又或許被肝臟用掉了。我們沉迷於卡路里的攝取，卻不知卡路里的消耗才是最重要的。

試想若我們一天內要消耗由食物所提供的2000卡路里，它會如何被代謝？可能的方式如下：

- ▶ 產熱。
- ▶ 製造新的蛋白質。
- ▶ 生成新的骨質。
- ▶ 製造新的肌肉。
- ▶ 腦部認知思考。
- ▶ 增加心率。
- ▶ 心臟輸出量增加。
- ▶ 運動或活動。
- ▶ 肝臟排泄作用。
- ▶ 腎臟排毒作用。
- ▶ 胰臟及腸道消化作用。
- ▶ 肺臟呼吸作用。
- ▶ 大腸排遣作用。
- ▶ 製造體脂。

我們確實不會介意能量是在產熱中被消耗，或是用在建構新的蛋白質，但我們會介意是否被儲存為脂肪。但身體有無數多種方法可以消耗過多的能量，而非將其全部儲存為體脂肪。

卡路里天平模式中，我們假設體脂的增減是不受調控的；只有體重的增減可以透過意識控制。但實際上身體沒有哪一個系統是不受掌控、規範的。

甲狀腺、副甲狀腺、交感神經、副交感神經、呼吸、循環、肝臟、腎臟、腸胃道及腎上腺系統，都受身體的荷爾蒙調控。同樣地，體脂與體重也是由多個系統作用下的結果。所以脂肪堆積其實是能量分布不當所造成的問題。過多的能量被製成脂肪，而非用來產熱。

由於能量的消耗大多由身體自行決定，加上這些代謝過程幾乎無法計算，於是就被擅自認定為相對穩定的狀態。特別是卡路里的消耗被認為並不影響卡路里的攝取，也就是說此兩者被設定為自變數，但現實並非如此。

打個比喻吧！假設你每年賺取及花費的金額為十萬美元；當每年的收入減少至二萬五千美元時，你會如何消費呢？相信你一定會將開銷減少至二萬五千美元，讓收支平衡，不然很快就會面臨破產。

由此可見，賺取與花費的金錢是相關變數，因為減少其中一個會造成另一者減少。讓我們將這一個解釋應用於肥胖。卡路里的攝取減少，只有在卡路里的消耗不變的條件下才有用。同理，我們發現突然減少卡路里攝取也會造成卡路里消耗相對減少，所以體重不太會改變，因為身體要平衡能量收支。許多歷史上關於卡路里減少的實驗也得到一樣的結果。

實驗證實：為何減少卡路里沒有用？

在減少卡路里攝取的狀況下，總卡路里的消耗情形可研讀1919年在華盛頓卡內基研究所（Carnegie Institute of Washington）進行的半飢餓飲食（Semi-starvation）實驗[5]：將自願者每日攝取的熱量限制為平日的70％，也就是1400～2100卡路里不等。（目前有不少減重飲食中的卡路里設計與此相似）。其結果為受試者的總能量消耗跟著減少了30％，從原本的3000卡路里降至1950卡路里——早在100年前就已確定卡路里的消耗與卡路里的攝取相互影響。而且攝取與消耗的卡路里一同減少了30％，也顯示了能量的收支是平衡的，熱力學定律並沒有被打破。

幾十年之後，1944～1945年間，安賽爾‧基斯博士（Dr. Ancel Keys）進行史上最完整的飢餓實驗——明尼蘇達州飢餓實驗（the Minnesota Starvation Experiment），實驗的細節後續出版在1950年《人類飢餓生物學》（*The Biology of Human Starvation*）一書中的兩個章節[6]。當時時值第二次世界大戰結束不久，有許多人瀕臨餓死，但那時沒有人知道長期飢荒下的生理學反應，也無相關科學研究。因此這個實驗主要目的在瞭解卡路里的減少及從飢餓中恢復等時期會發生的狀況，以幫助歐洲那些重建中的國家。最後這個實驗報告也確實寫進救災人員的手冊[7]。

這個實驗如此進行，36位平均身高178公分，平均體重69.3公斤的年輕健康男性，在剛開始的3個月，採去標準飲食每天3200卡路里，之後的6個月，則降低為1570卡路里。而且，卡路里的攝取會持續調整，以達到每週減少體重的24％（以最輕的體重做標準），平均為1.1公斤。有些人最後每天所攝取1000卡路里。此

外，供應的飲食以高碳水化合物為主，與當時遭受戰爭破壞的歐洲相似，如馬鈴薯、紅蘿蔔、麵包及通心粉；肉類及奶製品等食物則幾乎沒有。再來，這些人每週走22英里（約35公里）作為運動。此階段結束後的三個月，他們每天所攝取的卡路里逐漸復原。最終預期每天消耗的熱量達到3009卡路里[8]。

是基斯博士自己也被這個實驗的困難度所震驚，但這個實驗對於飢餓的生理及心理變化有更深入的瞭解。實驗中，最普遍且一致的發現是受試者覺得寒冷。其中一位受試者如此描述：「我覺得很冷，即使在七月，大太陽底下，我走到城裡時仍必須穿著襯衫及毛衣。到了夜晚，沒有參加實驗的室友睡在床單上，而我卻必須蓋兩條毛毯。」[9]

這次實驗中，受試者的基礎代謝率下降達40％，有趣的是，這個現象與之前約下降30％的研究相似。體力約下降21％；心跳下降得非常明顯，從平均每分鐘55下，下降至每分鐘35下；心臟輸出量下降20％；體溫下降至平均35.4℃[10]。身體耐力下降一半；血壓下降；人變得非常疲憊及眩暈；頭髮開始掉落，指甲易脆。

在心理層面，人開始變得對任何事情都提不起興趣，除了食物。有些人開始囤積食譜及餐具。因為整日被持續、頑固的飢餓感反覆折磨，有些人無法專心，很多人甚至從大學中退學。坦白說，還有許多個案出現神經質的行為問題。

現在我們來反思整個過程。在之前的研究中，受試者每天攝取及消耗約3000卡路里；接著，每天的熱量突然間被減少至1500卡路里。所有身體運作所需要的能量在一瞬間減少30～40％，這將帶來巨大的破壞。思考以下情形：

- 卡路里是身體產熱所必需的。當卡路里不足，產熱作用就會相對降低。結果：一直覺得寒冷。

- 心臟打出血液需要卡路里。當卡路里不足，心臟幫浦就會相對減緩。結果：心跳及輸出量均下降。

- 維持血壓需要卡路里。當卡路里不足，血壓就會相對下降。結果：血壓下降。

- 腦部運作需要卡路里，因為腦部是代謝活躍的器官。當卡路里不足，認知功能就會相對遲緩。結果：疲累、無法專心。

- 身體活動需要卡路里。當卡路里不足，體力就會相對不足。結果：活動時會覺得無力。

- 毛髮及指甲的更新需要卡路里。當卡路里不足，毛髮及指甲無法維持健康。結果：指甲易脆、毛髮脫落。

當卡路里的攝取量減少時，身體會以減少能量的方式作為應對策略，這樣可以防止體內因卡路里的不足與流失造成急速滅亡。但如果每天只攝取1500卡路里，身體卻消耗3000卡路里，會發生什麼事？

人們儲存的脂肪及蛋白質會迅速地被消耗殆盡，然後死亡。因此，正常的身體會立即將每日能量消耗降至1500卡路里；有時甚至會更低（即每天1400卡路里）以製造出安全範圍。換句話說，身體暫時停止運作是為了保護自己，讓我們能在極度的壓力下存活。整個過程或許會很不舒服，但你會活下來。

透過實驗我們可以很明顯地觀察到，卡路里的消耗確實有減少。假設我們每天減少500卡路里，每週就會減掉0.45公斤的脂肪，難道經過200週，我們會減掉91公斤，體重變成0？當然不

是。身體在某些時候，必定減少卡路里的消耗，以應付卡路里攝取量的減少。這一個適應通常是一個立即性且長期的反應。在明尼蘇達州飢餓實驗的受試者，理論上應該要減少35.3公斤，但實際只有減少16.8公斤，比預測值的一半還少。為了達到持續減重的效果，嚴格的卡路里限制方式層出不窮。聽起來是否很熟悉？在限制卡路里的6個月後，身體究竟發生了什麼事？

在這個階段，因為體脂肪被用來產生熱量，因此體脂肪掉的比總體重迅速。一旦受試者結束半飢餓狀態，體重會迅速上升，12週就能恢復到原本的體重。而且不會因此停止上升，直到比實驗前的體重還重為止。

身體對於卡路里限制的反應是減緩代謝（總能量消耗），但是這樣的效應會持續多久？如果持續進行卡路里限制，身體會回到先前高能量消耗的狀態嗎？答案是不會。[11] 2008年的研究中，受試者一開始減少10％體重，總能量消耗也如預期般地減少。重點來了！你覺得這個狀況會持續多久！

答案是整個實驗過程——一整年！即使在一年之後，面對更輕的新體重，能量的消耗還是每天約減少500卡路里。因應卡路里限制，代謝率立即隨之下降，並且將會持續一段很長又無法預估的時間。

從這些研究結果中發現，卡路里限制明顯無效。假設一位女性每天攝取2000卡路里，之後遵從醫生的建議，開始採取卡路里限制、份量限制與低脂飲食，將每日熱量減少500卡路里。不用多久我們就會發現，她的能量消耗跟著減少500卡路里，甚至更多。她開始覺得不舒服、疲憊、寒冷、飢餓、易怒、憂鬱，但是她仍堅持下去，深信最後會有所改善。一開始體重會令人滿意地減輕，但是當總消耗的能量跟著快速降低後，體重立即穩定下來，不再減低。

即使她非常嚴格的遵守醫囑，一年之後體重也完全沒有改變，甚至開始逐漸往上爬。最後，當她厭倦了不舒服的感覺，放棄限制卡路里並回到每天2000卡路里的飲食時，由於代謝率已經下降至每日1500卡路里，所以體重將迅速的增加，而且以體脂肪為主。

而後人們怪罪她缺乏意志力、不夠堅定……顯然，這根本不是她的問題！而且這樣的結果實際上是可以想見的，一點都不意外。在此我還要陳述一件事實，我早在100年前，就已有清楚的紀錄！

錯誤的假設

再舉一個例子。假設我們經營一間煤炭火力發電廠，每天需要供應電量，接收及燃燒2000噸煤礦。通常我們會多準備一些，以避免煤礦不足的情形發生。如果某一天，每天只剩1500噸煤礦可使用，那我們還會燃燒掉2000噸煤炭嗎？如果真的這麼做，煤炭很快就會燒完，發電廠就會關門，導致整個城市陷入一片漆黑，面臨無政府的掠奪狀態。老闆會對著我們這些員工大聲吼叫：「你們這群笨蛋，被開除了！」

事實上，我們是以另一種方式來處理這個狀況。當我們得知每天能夠燃燒的煤礦只剩下1500噸時，我們會將每天燃煤量減少至1500噸，甚至只燃燒1400噸，以防煤礦運量再次下降。城市中，某些區域的燈光會較昏暗，但不至於一片漆黑，無政府的掠奪狀態被避免了。老闆會對員工說：「做得好，你們看起來並不笨。」此時，掌聲四起。我們盡可能維持低煤炭燃燒至1500噸。同理，我們可以假設卡路里減少會造成體重下降的理論是錯誤的，因為減少卡路里的攝取時，無可避免地會造成能量消耗減少。

這個結果一再地被證實，我們必須面對事實：卡路里限制及份量控制只會讓你更加疲憊和飢餓，更糟糕的是，減去的體重會再恢復，你我心知肚明。我們忘記這個絕望的真相，醫師、營養師、政府、科學家、政客及媒體，在幾十年來不斷地告訴我們，減重與卡路里攝取及消耗有關。「減少卡路里是重要的」、「少吃，多動」，我們聽了無數次，甚至不曾去質疑正確與否。相反地，我們認為錯誤在於我們自己，不是不遵循醫囑，就是意志力不夠。

但真相是，控制份量與限制卡路里的理論根本是錯的，少吃並不會造成體重減輕。

進食不是意識可以控制的

1900年代早期，當時突出部戰役（the Battle of the Bulge，二次世界大戰中的一場）進行得並不順利。肥胖的流行病蓄勢待發，第二型糖尿病緊接在後。提倡低脂的陣營開始失敗，因為承諾的好處無法實現，即使我們嚥下去皮的雞胸肉和米蛋糕，也無法改善變胖和虛弱的趨勢。為了找尋答案，美國國衛院（the National Institutes of Health）募集了 50,000 名停經後女性，準備進行歷史上規模最大、最昂貴、最有野心且最完美的飲食研究。這項研究在 2006 年發表並命名為女性健康飲食調整措施[12]（the Women's Health Initiative Dietary Modification Trial）。在當時可說是備受矚目、最為重要的飲食報告。

實驗如此進行，有將近三分之一的女性接受一連串合計有 18 堂、為期超過一年的研習，包含教育課程、團體活動、針對性訊息活動以及個人化回饋。減少脂肪的攝取以降低 20 ％的卡路里，同

時，每天增加蔬果的攝取量至五份，穀類則增加至六份。她們也被鼓勵要運動。對照組則進行一般飲食，除了提供《美國飲食指南》給她們參考之外，其他均無。

這個試驗的目的是要證實，低脂飲食對於心血管的健康及減重是有幫助的。

一開始，受試者的平均體重為76.8公斤，身體質量指數（BMI）是29.1，這些數值落於過重與肥胖之間（過重BMI 25～29.9，肥胖BMI>30）。這個為期七年又六個月，以探討醫生建議的飲食是否真的能如預期般地減少肥胖、心臟病及癌症的機率。

接受飲食建議的組別，每日攝取的熱量由1788降至1446卡路里，每天減少342卡路里並持續七年多。每日攝取的熱量中，脂肪的比例由38.8％降至29.8％；碳水化合物由44.5％增加至52.7％；每日活動量增加14％。而對照組依照平時的習慣，持續攝取高卡路里、高脂肪飲食。結果顯示，在「少吃，多動」組，第一年平均減少至少1.8公斤，到了第二年，體重逐漸增加；當實驗結束時，兩個組別的體重幾乎無差異。

實驗組的女性或許增加了一些肌肉來取代脂肪，但他們每人的平均腰圍增加了0.39吋（0.6公分），腰臀比由0.82吋增加至0.83吋（2.1公分），意味著這些女性比實驗前更胖。這個實行了七年又六個月的減重計畫，最終卻連一公斤都減不下來。

減少卡路里的方式在減重上再度令人失望。美國農業部（the U.S. Department of Agriculture）的文獻[13]上特別記下這一筆。所有的研究都只是再度證實我們已知的事實：減少卡路里無法減重；任何試過的人都會這麼跟你說。

很多人告訴我：「我不懂！我已經做到吃很少、多運動，但體

重還是減不下來。」我非常瞭解原因，因為這些方法早已被證實是無效的。女性健康飲食調整措施已是最為完備、了不起的研究，其結果也證實這個策略無法減重。

問題究竟出在哪？「代謝率會隨著體重下降而下降」就能完整解釋減肥失敗的原因嗎？不，這只是個開始。

飢餓遊戲

卡路里攝取與消耗，對於減重而言，是假設我們可以用意識控制進食。但這個假設忽略了荷爾蒙的巨大影響力。身體最大的特徵是可以保持穩定和適應改變。當我們面對千變萬化的環境時，身體總是能做出相對的反應，將影響降至最低，甚至是回到原本的狀態；體重減少時也是如此。**對於卡路里的攝取，身體主要有二大適應方式：**

第一，如我們所見，身體將劇烈地減少能量消耗；
第二，荷爾蒙將發出訊號，刺激飢餓感上升。

這個現象在 2011 年一項探討荷爾蒙應對體重減少的研究中得到證實[14]。受試者每天只攝取 500 卡路里，讓體重平均減少 13.5 公斤。接著，為了維持體重，他們被規定只能攝取低升糖指數、低脂飲食，且每天必須運動 30 分鐘。即使意志堅定，一段時日後受試者還是幾乎恢復一半的體重。

這個研究分析了許多種類的荷爾蒙，包含主要作用為讓我們感到飢餓的飢餓素（Ghrelin）。當受試者的體重減少時，他們體內的飢餓素之濃度會明顯上升。而且一年之後，將受試者的這些數值與實驗前相比較，效果依然持續。這代表什麼？這表示即使研究結

束，受試者依然覺得很餓。

這個實驗也測量許多飽足荷爾蒙，包含胜肽YY（peptide YY）、胰泌素（amylin）、及膽囊收縮素（cholecystokinin），這些均是會對食物中的蛋白質及脂肪起反應，讓我們有飽足感的荷爾蒙，可以防止我們過度進食。在體重減少後的一年多，這些飽足感荷爾蒙依舊顯著地降低，也就是說，這些受試者難以感到飽足。

饑餓感增加的同時飽足感減少，結果將使想要吃的慾望不斷地增加。此外，這些荷爾蒙的改變是立即、持續且長久的。節食中的人常覺得飢餓，這並非是心理上的因素或是缺乏意志力，而是荷爾蒙對於卡路里攝取不足的正常反應。

基斯博士（Dr.Keys）進行的明尼蘇達州飢餓實驗，首度證實半飢餓狀態下將產生精神官能症（semi-starvation neurosis）。體重減輕的人們將不斷地幻想著食物，時常腦海中只有食物，而對其他事物興趣缺缺。

這不是肥胖病帶來的折磨，事實上這是荷爾蒙所驅使的正常反應。身體藉由飢餓及飽足感的訊號，強迫我們獲取更多的食物。

體重減輕會引發兩個重要的反應。首先，我們的身體為了保留足夠的能量，總能量消耗將立即且持續性地減少。第二，荷爾蒙所釋放的飢餓訊號，將立即且不斷地被強化，使我們強烈地希望能獲取更多的食物。這兩個作用只有一個單純目的：恢復原本的體重。

核磁共振的研究顯示，腦部控制情緒及認知功能的區域，會被食物刺激所活化，位於前額葉的抑制區，活性會減少。換句話說，對於體重減輕的人，很難去抵抗食物的誘惑[15]。這些與所謂的缺乏意志力或品德上的失敗完全無關，都是正常的荷爾蒙反應。飢餓、寒冷、疲憊及憂鬱等現象也都是真實、可驗證的反應。新陳代謝的減

少和饑餓感的增加，都是降低卡路里所造成的結果而非原因。

　　體重減少無可避免地會減少新陳代謝及增加饑餓感，於是我們很容易吃得太多。過度進食不是個人的選擇，不是難以抗拒美食的誘惑，而是荷爾蒙的指示。

體重反反覆覆的惡性循環

圖 3.1 體重反覆又吃不飽的惡性循環

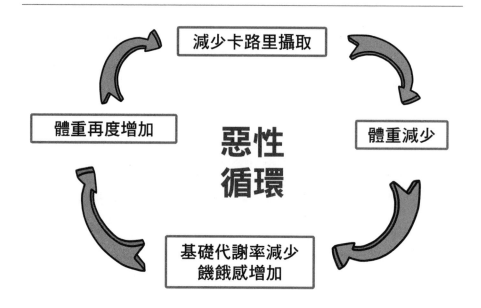

　　現在，體重反覆又吃不飽的惡性循環被開啟了：一開始，我們因為控制卡路里而減少一些體重，但不用不久，新陳代謝將迅速地下降、飢餓感上升，於是體重開始回升。我們開始質疑自己的努

力，因此吃得更少，體重再次減少一些，但是又導致新陳代謝下降、飢餓感上升，體重又開始增加，甚至變得比原本更重，接著我們再次質疑自己的努力……這個惡性循環會一直進行到身體無法忍受為止。我們開始覺得寒冷、疲憊、飢餓、沉迷於卡路里的計算，更糟糕的是，大費周章所減去的體重總是會回來。

在這樣的惡性循環下，新陳代謝會變得非常慢，即使恢復原本的飲食，體重還是會迅速增加，甚至比原本還要重。這都是荷爾蒙導致的結果，但是朋友、家人及醫生往往責怪我們，最後，無論事實如何，我們自己也會認為都是自己的錯才會失敗。

所有的節食者都有著相同的傷心故事，即使如此，營養界權威仍不斷教化著大眾：減少卡路里，可以帶來永久性的體重減輕。

藥物與卡路里

接下來，我們來討論使用藥物減少卡路里的方式，他也是典型的失敗範例。羅氏鮮（Orlistat，美國稱為 Alli）藥物的作用是阻斷脂肪的吸收，與低脂、低卡路里飲食的理論相同。羅氏鮮的副作用中，最讓人感到困擾的，就是「油便洩漏」（fecal leakage）與「油屁洩漏」（oily spotting）的現象。由於攝取的脂肪無法被身體吸收利用，只能被直接排出體外，所以服藥者常常需要跑廁所，或是發現底褲一直有油漬的情形。減重論壇還為此提出建議：「千萬別穿白色褲子！別以為只是放一個屁！」2007 年，羅氏鮮獲得苦藥丸獎（Bitter Pill Award），由美國消費者處方訴訟機構（Prescription Access Litigation）評選為最差藥物。其他更嚴重且令人擔心的副作用還有肝毒性、維生素缺乏及膽結石。然而，羅氏鮮最致命的缺點

是減重效果不佳[16]。

　　一項隨機雙盲對照實驗中[17]，連續四年每天服用三次，最終共減重2.8公斤。高達91%的病人抱怨副作用太多，不值得。

　　羅氏鮮的銷售在2001年達到巔峰，總銷售額約600萬美元。但即使是隨處可見的非處方藥，它的銷售額也在2013年，直落至100萬美元。

　　另一個假脂肪「蔗糖聚酯」（olestra，油脂替代品），是基於卡路里減少理論而衍生的產品。在數年前被大量製造與發行，然而，不久之後即被揭發蔗糖聚酯不被人體吸收，也不會對卡路里造成影響，更不會減輕體重，因此銷售量在兩年內幾乎沉入谷底[18]。2010年，蔗糖聚酯榮登時代雜誌前五十大最差發明，僅次石棉[19]。

第 **4** 章

運動迷思

彼得・阿提亞醫師（Dr. Peter Attia），是倡導營養科學（Nutrition Science Initiative, NuSi）的共同創辦者，這個機構致力於改善科學研究在營養及肥胖方面的品質。幾年前，他是一位傑出的長泳者，曾經從洛杉磯（Los Angeles）游至聖卡塔利娜島（Catalina Island，位於加州近海），這個路線只有約12人達成。身為醫生的他，遵守高碳水化合物飲食，並且每天訓練3至4小時。然而，根據他的評估，他屬於超重的族群，約超重18公斤，身體質量指數（BMI）為29，且體脂肪高達25％。

為何會如此？運動不就是減重的關鍵之一嗎？直到現在，我們仍認為運動對於減重至關重要，因為可以燃燒多餘的卡路里。

運動的侷限

無庸置疑，運動對健康確實有許多益處。希臘醫生希波拉底（Hippocrates），醫學之父，曾說過：「如果我們能給每個人適量的營養及運動，不要過少，也不要過多，那我們將會發現達成健康最

安全的方式。」1950年，伴隨普羅大眾對心臟病的擔憂，大家開始對活動及運動感興趣。1955年，艾森豪總統（President Eisenhower）建立總統青年健身理事會（President's Council on Youth Fitness）。到了1966年，美國公眾衛生服務部（the U.S. Public Health Service）開始提倡增加活動量是最好的減重方式。有氧運動健身房如雨後春筍般冒出。

《完全慢跑手冊》（*The Complete Book of Running*）在1977年成為最佳銷售書籍。但作者吉姆・菲克斯（Jim Fixx）於52歲時死於心臟病，這個消息有些讓人挫折。古柏醫師（Dr. Kenneth Cooper）所著的《新有氧運動》（*The New Aerobics*）一書，在1980年代是高中的必讀本之一。愈來愈多的人，將運動融入休閒活動之中。

當運動量增加，推測肥胖率會下降感覺很合理。畢竟，全世界的政府已經投注超過數百萬來促進運動計畫，為了達到減重效果，他們成功地讓全民動起來。1997年至2008年，英國規律運動的比例，男性由32％增加至39％；女性由21％增加至29％。[1]

但是問題仍舊沒有解決，這些改變對於肥胖一點影響都沒有。肥胖的比例無法阻抗地增加，即使我們隨著老歌舞動，在健身房中揮汗淋漓[2]。

請參考圖4.1的數據，這是全球化的現象。最近八國調查研究顯示，全球的運動天數平均為112天，其中美國的運動量最高，每年高達135天，緊跟在後的是每年高達93天的荷蘭[3]。不論在哪個國家，多數人運動的主要動力均來自於減重。但是，這些增加的活動量，真的有造成肥胖率的降低嗎？

比起瘋狂健身的美國，荷蘭和義大利的運動比例較低，但是肥胖的比例也比美國少將近三分之一。

圖 4.1 各國的肥胖盛行率都呈上升趨勢

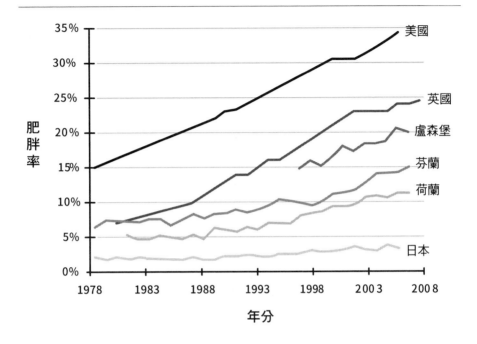

這個問題在美國全國健康與營養體檢調查（NHANES）資料中非常顯著。從2001年到2011年之間，活動量產生顯著地上升[4]，在某些特定區域，如肯塔基州（Kentucky）、維吉尼亞州（Virginia）、佛羅里達州（Florida）、卡羅來納（Carolinas）等地區，運動增加的速度有如大力神一般迅速。**但殘酷的事實是，運動量的多寡，與肥胖率的盛行毫無關係。**在美國，某些州的運動量較多，某些州的運動量較少，但肥胖的比例均等量增加。

運動對於孩童期肥胖重要嗎？答案是否定的。在2013年的研究中[5]，比較3至5歲的孩童活動量與體重的關係，結論是活動量與肥胖並無關係。

究竟出了什麼錯？根據卡路里進出平衡理論，肥胖的流行病因中，活動量應該占了一個很重要的角色。畢竟過去我們習慣行走，但現在無論去任何地方都習慣開車。而且隨著省力機械的發明，我們的運動量愈來愈少，再加上電動遊戲、電視及電腦的盛行，大家的生活愈來愈靜態──如同許多完美的騙局，這些理由乍聽之下非常合理，但若這些理由都是真理，那就不該持續存在上述的問題。

　　研究學家龐瑟博士（Dr. Herman Pontzer），主要探討狩獵採集社會的原始生活。他觀察居住在坦尚尼亞部落的布須曼人（The Hadza in Tanzania），他們幾乎每天步行15到20英里去採集食物。你或許會認為，他們每天所消耗的能量會比典型的辦公室族更高。但龐瑟博士在紐約時報發表的結果是：「我們發現，即使活動量較高，布須曼人每日消耗的卡路里，與歐洲或美國的成人相比較，兩者之間並無顯著差異。」[6]

　　即使我們將最近的運動量與1980年代相比較，依然可以發現在肥胖如火如荼盛行之前，運動比例並無顯著減少[7]。北歐調查了1980年代到2000年代中期的活動量，如果沒有計算錯誤的話，結果為從1980年之後，人類的活動量是增加的。而後執行這份研究的團隊，決定更進一步地深入探討。

　　他們預估野生哺乳類消耗的能量，預估方法主要根據身體質量及周圍溫度。並且與野生哺乳類的近親相比較，如激烈活動的美洲豹、狐狸及馴鹿。結果是在2015年，人類的活動量並不會比較少。從狩獵採集時代至1980年，也可以看出我們的活動量並沒有減少，但肥胖卻如萬馬奔騰般馳騁而來。因此，以活動量的減少造成肥胖的盛行的這項說法，幾乎是不成立的；如果缺乏運動不是肥胖的主要導因，運動或許也無法逆轉肥胖。

總卡路里消耗

　　一天之內消耗的卡路里，可以更精確地稱為總能量消耗。總能量消耗是以下的總和，包含基礎代謝率、食物產熱效應、非運動產熱效應、運動後氧氣過度消耗及運動。

總能量消耗＝基礎代謝率＋食物產熱效應＋非運動產熱效應＋運動後氧氣過度消耗＋運動

　　此公式的關鍵之處在於總能量消耗中，所占比例最高的是基礎代謝率而非運動。基礎代謝包含呼吸、維持體溫、保持心跳、腦部運作及肝腎功能等等。

　　舉例來說，輕度生活型態的男性之基礎代謝率約2500卡路里。以適中的速度（2英里／小時）走45分鐘，只會燃燒104卡路里；換句話說，只消耗了總能量的5％左右，**大部分的能量（95％），消耗於基礎代謝中。**

　　基礎代謝率受非常多因素影響，如下：

▶ 基因。

▶ 性別（男性通常較高）。

▶ 年紀（隨年紀下降）。

▶ 體重（隨肌肉量增加）。

▶ 身高（隨身高增加）。

▶ 飲食（過度進食或進食過少）。

▶ 體溫。

▶ 環境溫度（身體保暖或是散熱）。

▶ 器官功能。

　　非運動性活動產熱，意指能量消耗用在除了睡眠、進食及運動之外的活動，例如：走路、園藝、煮飯、打掃及購物。食物的產熱效應指的是能量花費在食物的吸收及消化。例如脂肪等食物，很容易被吸收並且不需耗費太多能量去消耗；蛋白質卻很難被消化，需耗費較多的能量。食物的產熱效應與用餐的份量、進食頻率及食物的組成相關。運動後的過度氧氣消耗（也稱為後燃效應），意指運動後細胞修復、補充能量及其他復原活動所消耗的能量。

　　由於測量基礎代謝率、非運動性活動產熱效應、食物產熱效應及運動後的過度氧氣消耗相當複雜，因此我們做了簡單但卻錯誤的假設，認為這些因素不隨時間改變。這個假設導致具有缺陷的結論被提出，認為運動是總能量消耗中唯一可變動的因素。因此，增加卡路里的消耗與運動量增加，被無知地劃上等號。主要的問題在於，基礎代謝率並非永久不變。

　　例如減少卡路里的攝取會讓基礎代謝率減少約40％；增加卡路里的攝取時，人體會增加基礎代謝率達50％。

運動與減重

　　傳統認為飲食與運動為治療肥胖的良方，兩者一樣重要。但是飲食與運動並非各占50％的關係，他們是蝙蝠俠（飲食）和羅賓漢（運動）；飲食占了95％的重要性。邏輯上，專注於飲食的改變更有意義。運動仍是邁向健康的重要因素，但是對於減重而言，不像

飲食一樣重要。運動有許多好處，減重並非其中之一；運動對身體有益，最好可以每天運動，但是不要期望藉由運動減重。

　　來思考看看棒球的比喻吧！觸擊是比賽致勝中主要的技巧，但它的影響力或許只占比賽的5％。其他的95％，在擊球、投球及防守之間循環。因此，將50％的練習時間全花在觸擊，是非常荒謬的。又或是，我們要參加一個測驗，數學占95％，拼字占5％。我們會將一半的時間花在拼字練習嗎？關於運動的減重效果，已被完整地記錄於醫學研究中。研究指出，連續超過25個星期的運動中，實際上運動所減少的肥胖率只有預測值的30％[8,9]。

　　最近一項對照研究中，每週運動5次，每次運動消耗500卡路里，10個月後這些運動者平均減少3.5公斤；然而預期中，他們的體重應該減少16公斤[10]。其他許多長期的隨機分配研究中顯示，運動對減重的成效甚微[11]。2007年的一個隨機分配研究中，受試者進行每週6天的有氧運動[12]，一年之後女性平均減重1.4公斤，男性平均減重1.8公斤。丹麥的一個研究團隊，以訓練一群長期久坐的人去跑馬拉松為實驗。結果發現男性平均減脂2.3公斤，女性平均減重則為0，而且這些受試者中，體脂肪的比例似乎沒有很大的改變[13]。

　　在最具野心並砸下重金的全面性女性健康研究（The Women's Health Study）中，運動同樣也被探討[14]。39876位女性，被分為3個族群，分別是高度（每天大於1小時）中度及低度運動。經過10年，高度運動組，並沒有多減少任何的體重；此外，身體組成比例也沒有改變。意味著肌肉並沒有取代脂肪。

隱藏的兇手：代償作用

為何體重減少的比預期中少？兇手是眾所周知的代償作用。代償作用有以下兩種機制。第一，運動後會使卡路里攝取增加（他們不稱為胃口大開）。一個哈佛公眾衛生研究的前瞻性世代研究，以538位學生為研究對象[15]。他們發現：即使運動被認為是消耗能量的活動，但是研究結果不支持這一個假說。

當每天額外多出一小時的運動時間，我們的身體就需要多攝取292卡路里來達成平衡。卡路里的攝取及消耗關係密切，增加消耗時，攝取量也會隨之增加，這是生物體內的恆定現象，反之亦然。

第二個代償機制與非運動活動量減少相關。如果你整天竭盡全力，在休閒時間就比較不會想運動。布須曼人（the Hadza）整天都在走路，當可以休息時，他們會儘量不活動；反之，北美那些整天坐著的人，當有機會時，或許會想辦法增加活動量。

這些現象在孩童身上也存在。以7至8歲的學齡兒童為例，測量有上體育課（每週平均9.2小時）和沒有上體育課的小朋友之總活動量，發現兩者之間並無差異性[16]。為何會如此？有上體育課的組別，會代償性地減少活動量；反之，沒上體育課的組別，回家時會增加活動量，因此造成結果的平衡。

此外，運動的好處也有上限，你無法用增加運動量來彌補飲食方面的不周全。運動並非愈多愈好，適量的運動有益，過多則有害。[17]學界及校方投注巨額資金用以改善學校體育活動，例如活動措施（Move initiative），他們專注於改善運動設施及運動場，然而，這些舉動都是基於錯誤的認知，以為運動對抗肥胖是有幫助的。

如果我們想要減少肥胖，我們必須將目光轉移至引起肥胖的原

因。如果我們將所有的金錢、研究、時間及心力專注於運動，就沒有足夠的資源去找出肥胖的真正原因，從而無法打擊真正的魔王。

我們就像正在進行肥胖期末考，飲食占95％，運動占5％。我們花費50％的時間與精力在研究運動，難怪成績始終是F。

後記

彼得・阿提亞醫師（Dr. Peter Attia）由於發現到自己「不瘦」，因此開始調查肥胖的原因。忽略傳統飲食的建議，對飲食內容大肆整修一番，終於擺脫掉折磨他已久的多餘體脂肪。這個經驗讓他非常地感動，因此決定無私地將職業生涯投注於肥胖的研究。

第5章

過度進食的矛盾

　　山姆・費爾談（Sam feltham），是英國一位合格的個人訓練教練，致力於健康與健身事業超過10年。他不認同卡路里減少理論，於是決定遵循傳統科學精神，利用自身的試驗來證實這個理論是錯誤的。實驗前後採取「低碳水化合物與高天然油脂」和「標準美式飲食」的飲食方法，並於每日固定攝取5794卡路里，再分別持續21天，最後比較體重的變化。

　　在採取低碳水化合物飲食中，費爾談所攝取的飲食比例為10％碳水化合物，53％脂肪及37％蛋白質。根據標準的卡路里計算方式，預計體重會也增加7.3公斤；然而實際只有增加1.3公斤。更有趣的是，他的腰圍減少1吋（2.54公分），這表示增加的體重其實是肌肉的重量。

　　為了避免「費爾談具有先天優勢，吃再多都不會胖」的疑慮，他馬上改採取包含精製類食品的標準美式飲食，比例為64％碳水化合物，22％脂肪及14％蛋白質，與《美國飲食指南》相似。這一次，體重增加如卡路里公式所預測，增加7.1公斤，腰圍增加3.6英吋（9.14公分）；經過短短3星期，他的肚皮已經多了一層游泳圈。

一樣的人，攝取相同的卡路里，只是飲食內容的差別，卻造成截然不同的結果。顯然，飲食的組成比計算卡路里更為重要。以下，就讓我們來破除過度進食的謬誤吧！

過度餵食實驗：無法預測的結果

過度進食造成肥胖的假說是很容易被檢測的。找一群人，蓄意的過度餵食，接著觀察結果，如果這個假說是正確的，結果應該會導致肥胖。幸運地，這一類的實驗已經有人執行過。

艾森・希姆斯醫師（Dr. Ethan Sims）在 1960 年代末期，進行一系列實驗[1,2]。一開始他嘗試迫使老鼠增加體重。在充足的食物下，老鼠們吃飽之後便不再進食，即使給予其他誘因也無法吸引他們進食，他們也無法變胖。強迫餵食會導致老鼠新陳代謝增加，因此體重也無法增加。

希姆斯接著提出一個非常聰明的問題：「我們可以讓人類蓄意增重嗎？」這個問題表面上看似簡單，但在之前都沒有實驗上的解答。畢竟我們自認為已經知道答案：「過度進食當然會導致肥胖。」但是，這是真的嗎？希姆斯招募佛蒙特大學（University of Vermont）對於體型精瘦的大學生，鼓勵他們盡可能地吃，好讓體重增加。他和學生都期望體重增加，但是這些學生就是無法變胖；這項出乎意料之外的結果告訴我們，讓人變胖並不容易。

聽起來很奇怪嗎？想一想，上一次到吃到飽餐廳，吃到快吐出來時，有辦法再塞兩塊豬排嗎？不容易。此外，你曾經試著餵食吃飽的嬰兒嗎？他們會大聲哭叫，過度餵食是不太可能的。說服人們過度進食，不像一開始大家認為的如此簡單。

希姆斯決定換一個方式,因為體重無法增加的原因可能是學生們增加了運動量,導致卡路里被消耗。因此,下一個實驗除了過度進食,還要再加上限制活動量來減少變因。於是他找了佛蒙特州監獄的犯人,參與實驗的助手會確保犯人每天都有4000卡路里的攝取量,並嚴格管控活動量。

　　有趣的事情發生了,一開始犯人確實會增加體重,但後來達到穩定。雖然一開始犯人們對於可以增加卡路里攝取感到開心,但隨著體重增加,他們發現愈來愈難過度進食,有些人甚至選擇退出研究,也有些人努力地讓自己每天持續攝取10000卡路里。

　　接下來的4到6個月,繼續參與實驗的犯人的實際體重只比原本增加了20至25%,相較於預測值低了很多。而研究結果指出導致體重上升的原因是因人而異。而我們可以發現真正導致體重差異的因素,不是卡路里,也不是運動,其實是新陳代謝。

　　犯人們的總能量消耗可上升至原本的50%,從原本的1800卡路里增加至2700卡路里,他們的身體企圖燃燒更多的卡路里,以恢復原本的體重。總能量消耗,包含基礎代謝率,並非是恆定的,而是隨著卡路里的攝取量做變化。實驗結束後,他們的體重非常快速地恢復,大部分的受試者,都沒有維持住實驗時所增加的體重。因此我們可以得知,過度進食並不會造成體重增加;同理,少量進食也不會讓體重下降。

　　希姆斯還嘗試了另一個實驗——過度餵食一組瘦的患者,直到他們變胖;同時,讓過度肥胖的一組患者節食,直到體重恢復到輕度肥胖(最終使兩組患者的體重相同)。[4]藉此觀察兩組患者總能量消耗的情形與差異。結果顯示,胖的組別所消耗的卡路里只有瘦的組別的一半。胖的組別的身體會藉由減少代謝率,以維持原本的體

重；瘦的組別則會增加代謝率去維持原本的體重。

回到之前發電廠的比喻。假設我們每天接受2000噸煤礦，燃燒2000噸煤礦。突然間，我們每天有4000噸煤礦可使用，我們會怎麼做？如果我們持續每天只燃燒2000噸煤礦，接著煤礦就會堆積在屋內，直到沒有空間為止。然後老闆會對著我們咆哮：「為何要把髒的煤礦堆到滿屋子都是？你們被開除了！」而若我們聰明一點，把每天燃燒的煤礦增加到4000噸，就可以產生更多的能量，煤礦也不會亂堆。老闆會說：「幹得好！你們打破了產能紀錄。」接著，掌聲四起。

我們的身體也有相似的聰明機智。當卡路里攝取量增加時，能量消耗也會隨之增加。身體的產能會變得更多，我們將會有更多的能量，這樣的機制聽起來真棒。

在過度進食期，新陳代謝的上升會消耗過多的脂肪。能量消耗的提升，可使非運動活動的產熱效應增加至70％。[5]上述的結果絕不是單一現象，幾乎所有的過度進食實驗都產生相似的結果。[6]在1992年的研究中，受試者被過度餵食50％卡路里超過6星期，體重與體脂肪一樣並無短暫的增加，平均總能量消耗則上升超過10％。隨著實驗結束，受試者的體重都恢復正常，總能量消耗也回到原本的基準線。

這些研究的結論為：當身體的感受器偵測到體重改變的混亂情形，會試圖去重新設定。近期的一份研究為佛雷德里克・奈斯特倫醫師（Dr. Fredrik Nystrom）所進行的過度進食研究，讓受試者攝取比平常多兩倍的卡路里，並規定飲食內容為速食。[7]平均而言，體重與身體質量指數（BMI）增加9％，體脂肪增加18％──這項結果並不令人意外，但是總能量消耗的情況呢？答案是每天消耗的卡路里

增加了12％。即使是攝取了世界上最油膩的食物，身體依舊會努力去燃燒掉多餘的卡路里。

「一旦攝取過多的卡路里，將無可避免地致使肥胖」這個理論已盛行半個世紀，似乎堅不可破，但卻不是事實。如果過多的卡路里不會導致肥胖，那麼即使減少卡路里也無法減重。

身體設定體重

你可以藉由攝取過多的卡路里，暫時強迫體重增加；過了一段時間後，新陳代謝會增加，讓體重回到正常的狀況；你也可以藉由減少卡路里的攝取，暫時強迫體重減輕；同理，一段時間後新陳代謝會減少，讓體重回到原本。由於體重減少造成新陳代謝下降，許多肥胖者認為他們的新陳代謝率較低，事實卻是相反[8]。即使花費相同的時間運動，精瘦者平均總能量消耗為2404卡路里，而肥胖者平均總能量消耗為3244卡路里。

肥胖的身體試著靠燃燒多餘的能量來減輕體重，但為何還是會有肥胖的狀況？基礎生理學原則是生理恆定。身體對於體重與肥胖有一個設定點，這個理論由基西（Keesey）及科貝特（Corbett）在1984年第一次發表[9]。主要指出如果體重下降至身體設定的基準點，代償機制會使其上升；反之，如果體重超過身體設定的基準點，代償機制則會使其下降。

肥胖的問題在於，身體設定的基準點過高。舉個例子說明：假設我們身體設定的基準點是90公斤，在嚴格的卡路里限制下，假設我們的體重下降至81公斤時，由於身體原先設定的基準點為90公斤，因此身體會藉由增加食慾，來使體重恢復。此時，飢餓素

（Ghrelin）會增加、飽足感的激素（amylin, Peptide YY, cholecystokinin）會被抑制，同時，身體會減少總能量消耗，進而導致代謝率下降、體溫下降、心跳下降、血壓下降、心輸出量下降，這些危急的反應都是為了保存能量。

與節食者相似，我們會覺得飢餓、寒冷及疲憊。不幸地，最終的結果是體重恢復到原本的90公斤，這個結果也與節食者相似。食物的攝取量增加並非引起肥胖的原因，而是結果；**進食較多不會使我們變胖，反而是肥胖使我們進食過多。**過度進食不是個人選擇，是飢餓荷爾蒙驅使下的自然反應。所以問題是，為何身體將體重基準點設定這麼高？

反之，如果我們過度進食，體重增加至110公斤；由於身體設定的基準點是90公斤，所以減重的機制會啟動，食慾會下降，新陳代謝會上升，設法燃燒多餘的卡路里，最後體重會下降。

身體不是單純的卡路里進出平衡，而是一個恆溫計，身體設定體重的基準點，對於體重增加或減少都會產生激烈的防禦機制。魯道夫·萊貝爾（Dr. Rudolph Leibel）在1995年證實這一個概念[10]。

為了達到設定中的體重，受試者將蓄意進食或節食。首先，為了達到體重增加10％，第一個組別被過度餵食，接著飲食調整至原本的飲食，體重也減少10至20％並同時測量所有情況下的能量消耗。當體重增加10％時，每日能量消耗也增加500卡路里；正如預期，身體試著燃燒過度攝取的卡路里。當體重恢復正常時，總能量消耗也回到基準點。反觀餵食不足的組別，體重下降的數值卻不如預期，因為當卡路里攝取減少時，為了防止體重下降，總能量消耗也會減少。萊貝爾的這項研究對於肥胖起因具有革命性的貢獻，改變我們對於肥胖模式的認知。

難怪我們若想讓體重下降是如此地困難！不可否認地，節食在一開始的效果的確還不錯，但是等到了體重開始下降後，新陳代謝率也會跟著下降；代價機制會立即被啟動，並且持續好長一段時間。因此，為了維持體重減少，我們必須再度減少卡路里攝取。如果不這麼做，減重效果將開始遲滯。幾乎每一位節食者都知道最後的結果，那就是體重會開始慢慢地上升，甚至比節食前還要胖。

　　當然，體重增加也非常的困難，但是我們並不擔心，因為我們不需要成為摔角選手。在上一個世紀中，幾乎每一個節食的實驗都記載著相同的結果。我們可以藉由恆溫計的比喻來瞭解。

　　一般正常的室溫為21℃，假設恆溫計設定在0℃，我們會覺得太冷。使用熱力學第一定律來說，屋子的溫度取決於熱的進出，根據物理學的基本定律，這個現象是不會被打破的。

　　當室內的溫度過低時，我們需要更多的熱能，因此我們買了可攜式暖爐。一開始因為暖爐的關係，溫度會上升；但是，一旦恆溫計感受到溫度上升，就會開啟冷氣。冷氣和暖爐之間彼此互相對抗，直到暖爐壞掉，溫度回到0℃。這裡所犯下的錯誤在於我們只專注於表象，而非根源，問題的根源在恆溫計的溫度設定過低。我們因為沒有意識到屋內存在著恆定機制可以讓溫度回到0℃而失敗。

　　只要我們意識到恆溫計的存在，將溫度設定在21℃，即可避免暖爐及冷氣的對抗。**節食會如此困難在於我們總是反抗自己的身體；當體重減輕時，身體會試著調整回原本體重。**我可以不厭其煩地再提醒一次，最聰明的方法就是發現身體的恆定機制，並且調降恆定機制的基準點，這就是挑戰所在。因為**肥胖來自於身體的體重基準點設定太高，治療的方式就是把基準點調降。**但是要如何調降基準點？找尋答案的過程中，我們終於發現了瘦素（Leptin）。

尋找荷爾蒙的調節者：瘦素

維也納大學（University of Vienna）的艾佛列・佛勒利西醫師（Dr. Alfred Frohlich），在1890年發現了肥胖荷爾蒙（在1890年成為第一位揭開肥胖神經荷爾蒙謎團的人）；他描述一位年輕人因為下視丘腫瘤，所以忽然開始變胖[11]。「下視丘受傷會導致頑固性體重增加。」這項說法不久之後即被證實，從此建立下視丘是能量調節平衡的關鍵者，也是荷爾蒙肥胖理論的線索之一。位於下視丘的神經，主要負責身體體重的設定。

腦部腫瘤、腦部受傷或放射線傷害皆有可能影響到這一個區域，並造成嚴重的肥胖，且難以治療，即使每天只攝取500大卡也無法降低體重。下視丘整合能量攝取及消耗的訊號，雖然這項機制所提出的論述仍不明確。

羅曼・赫維（Romaine Hervey）在1959年提出肥胖細胞會產生可以進入血液循環中的飽足因子[12]。當脂肪儲存增加時，飽足因子的量也會增加，這些因子在血液中循環並被送至下視丘，讓腦部傳遞出減少食慾及增加代謝率的訊息，因此可減少脂肪的堆積，藉由此方式，同時防止體重過重。可以想見接下來，尋找飽足因子的競賽即將開始！

1994年由脂肪細胞所產生的瘦素（Leptin）被發現；這個名稱的由來是Lepto在希臘為「瘦」的意思。這個機制與幾十年前赫維所提出的理論相似，較多的脂肪組織製造較多的瘦素，藉由血液循環傳送至腦部，藉此降低飢餓感，用以防止脂肪儲存。缺乏瘦素所造成的疾病也逐漸被發現。

使用瘦素治療這一類疾病的病人，體重戲劇化的下降。瘦素的

發現，在藥學及科學界引起熱議。肥胖基因在很久之前即被發現，在少數極度肥胖的患者的病因中扮演重要的角色，但是在一般肥胖患者身上是否同樣重要呢？因此外源性的瘦素被以逐漸增高的劑量注射於病患身上[13]，我們屏息期待，結果卻發現病人並沒有減少任何體重。接踵而至的實驗都一再證實這個令人沮喪的結果。

大部分肥胖的人並不缺乏瘦素，濃度甚至還有些高，但是這些高濃度的瘦素，並沒有發揮抑制食慾的功能及減輕體重的效果，肥胖的人處於一種瘦素阻抗的狀態（Leptin resistance）。

在正常狀況下，瘦素是調控體重的主要荷爾蒙，然而在肥胖者身上，卻儼然成為次要荷爾蒙，因為它在因果關係的實驗中無法證實。我們可以得知，給予更多的瘦素是無法減輕體重，肥胖者身上有瘦素阻抗的現象，而非缺乏。那麼，究竟是什麼導致瘦素阻抗？而又是什麼導致肥胖？

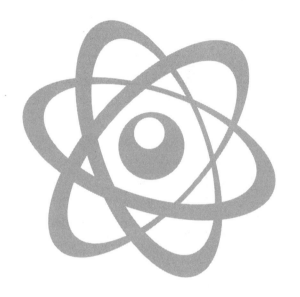

Part *3*

肥胖新理論

第 **6** 章

新希望

研究一再證實無法依靠限制卡路里永久地減輕體重。不管是少吃、多動都無效，而且病患也不一定會遵守醫囑。但醫療照護專家不想捨棄這一套理論，因此他們把錯怪到病人頭上。不管是醫生或是營養師，因為他們被卡路里限制理論所吸引，所以將減重失敗的原因歸咎於病人缺乏意志力及懶惰。

但是紙包不住火，過多的卡路里，不會造成肥胖；過少的卡路里也不會讓體重減輕；缺乏運動不會造成肥胖；因此增加運動的量並無法治療肥胖。這些錯誤的迷思在卡路里信仰中，已被認為是陳腔濫調。

從這些理論的殘骸中，我們可以建立一個更新、更堅毅不撓的理論，可以發展出更有效及合理的治療方式。是什麼造成體重增加？抗衡的理論如下：

▶ 卡路里。	▶ 食物回饋機制。
▶ 糖。	▶ 食物成癮。
▶ 精製碳水化合物。	▶ 睡眠剝奪。

- ▶ 麥類。
- ▶ 所有碳水化合物。
- ▶ 膳食脂肪。
- ▶ 紅肉。
- ▶ 所有肉類。
- ▶ 乳製品。
- ▶ 零食。
- ▶ 壓力。
- ▶ 攝取過少纖維。
- ▶ 基因。
- ▶ 貧窮。
- ▶ 富有。
- ▶ 腸道菌。
- ▶ 孩童期肥胖。

這些理論互相競爭，似乎彼此之間只有一個才是真正造成肥胖的原因。例如，最近一項比較低卡路里及低碳水化合物飲食的研究，就假設其中之一是正確的。肥胖研究大多以此方式進行。實際上這種研究方式是錯誤的，因為這些理論均包含部分正確性。讓我們舉一個例子，造成心臟病的原因是什麼？請見以下清單：

- ▶ 家族史。
- ▶ 性別。
- ▶ 高血壓。
- ▶ 抽菸。
- ▶ 缺乏運動。
- ▶ 年紀。
- ▶ 糖尿病。
- ▶ 高血脂。
- ▶ 壓力。

這些因子有些可改變，有些無法，但是都會造成心臟病。抽菸是危險因子，並不代表糖尿病不是。所有的因子都正確，因為都具有某種程度的影響；同時也都不正確，因為個別並非導致心臟病的單一因子。舉例來說，心血管疾病的研究，不會將戒菸與血壓控制

做比較，因為兩者均為重要的因子。

　　肥胖研究主要的問題在於，忘記考慮到肥胖是一種長期發展的疾病，通常需要數十年的時間逐漸形成。典型的患者，在孩童時期會有一點過重，接著體重會緩慢上升，平均每年重0.5～1公斤，聽起來雖然很少，但經過40年，增加的體重可以達到35公斤。由於肥胖需要時間形成，因此短期的研究都有侷限性。

　　舉個例子。假設我們要研究水管鐵鏽的發生。而鐵鏽的生成，必須暴露於潮濕的環境中數個月才會發生，因此只參考1或2天的研究是無意義的。人類肥胖的研究，總是犯了這麼一個錯誤——持續觀察48小時，然後認為水不會使鐵生鏽。肥胖的形成通常需要幾十年，但是數百個關於肥胖的研究，只觀察不到1年的時間，數千個實驗甚至不滿1星期，但是仍宣稱在肥胖研究上開啟一道光芒。

　　關於肥胖，目前仍無清楚、統一的理論，對於體重的增加或減少無清楚的架構。知識上的缺乏阻礙研究的進步，這也是我們的挑戰：建立荷爾蒙肥胖理論。

　　肥胖是荷爾蒙對於脂肪失調所造成的。身體維持體重的恆定，如同屋內的恆溫器，當體重設定過高，肥胖產生。如果我們目前的體重比身體設定值低，身體會增加飢餓感或減少新陳代謝率，直到體重回到設定值。因此過度進食及新陳代謝率下降，都是結果並非原因。

　　但是，是什麼原因造成身體在一開始就設定高的體重？這個問題如同「什麼原因造成肥胖？」一樣。為了找尋出答案，我們必須瞭解體重如何被調控，我們如何調升或調降「脂肪恆溫計」？

　　肥胖並非由於攝取過多卡路里所造成，而是因為荷爾蒙不平衡的關係，致使身體將體重基準點設定得太高。荷爾蒙是身體的化學

訊號，用來調節身體許多系統及過程，例如食慾、脂肪儲存、血糖值等等。但是哪一個荷爾蒙負責調節肥胖？瘦素是調節身體脂肪的重要荷爾蒙，但並非設定體重的主要荷爾蒙。飢餓素（Ghrelin，調節飢餓的荷爾蒙）及胜肽YY（Peptide YY），膽囊收縮素（cholecystokinin）是調節飽足感的荷爾蒙、並決定進食與否，但這些並非影響身體對體重的基準點設定。

這是如何知道的？某種荷爾蒙若被懷疑導致肥胖，必須先通過因果測驗——將這些荷爾蒙注入人體後，有體重上升的現象。眾多飽足和飢餓的荷爾蒙中，只有兩種荷爾蒙有通過測試，那就是**胰島素和皮質醇**。在第三章中，我們提及卡路里限制理論中的五個錯誤假設，在荷爾蒙肥胖理論中，我們需避免相同的錯誤。

考慮以下的情形：

假設1：卡路里進出彼此是互相獨立的

荷爾蒙理論將會解釋，為何卡路里的進出是同步一致的。

假設2：基礎代謝率是固定的

荷爾蒙理論將會解釋，荷爾蒙訊號是如何調控使得體重不增加也不減少。

假設3：我們可發揮意識控制卡路里攝取

荷爾蒙理論將會解釋飢餓及飽足荷爾蒙在決定進食與否中扮演怎樣的角色。

假設4：脂肪儲存基本上是不受調控的

荷爾蒙理論將會解釋脂肪的儲存如同身體的其他系統，他們藉由食物的攝取及活動度而被嚴格調控。

假設5：卡路里是卡路里

荷爾蒙理論將會解釋，為何不同的卡路里會引起不同的代謝反應。某些時候卡路里被應用於身體產熱，但有時卻被儲存為脂肪。

消化機制

在討論胰島素之前，我們必須對荷爾蒙有一個概括性的瞭解。

荷爾蒙是傳遞訊息至細胞的分子；例如，甲狀腺素傳遞訊息至甲狀腺細胞，以增加其活性；胰島素傳遞訊息至大部分的人體細胞，幫助葡萄糖由血液中進入細胞，獲取能量。如同鑰匙和鎖頭，荷爾蒙需要和目標細胞表面的受體結合。胰島素的作用如同鑰匙，可以打開由胰島素受器製成的門鎖，使葡萄糖進入細胞。

所有的荷爾蒙皆是以此形式在體內作用。當我們進食的時候，食物在胃及小腸被分解，蛋白質被分解為胺基酸，脂肪被分解為脂肪酸，碳水化合物被分解為小分子糖類，然而，膳食纖維不會被分解，即使經過腸道仍然不被吸收。身體的所有細胞都可以使用血糖（葡萄糖），某些特定食物，尤其是精製類碳水化合物，比其他食物更容易引起血糖上升，上升的血糖會刺激胰島素分泌。蛋白質也會刺激胰島素上升，雖然幅度比碳水化合物少。膳食脂肪則幾乎不太會引起血糖上升及胰島素分泌。

胰島素作用後，很快就會被分解，從血液中移除，半衰期只有2～3分鐘。胰島素是能量代謝的重要調節者，也是促進脂肪儲存的荷爾蒙。如果沒有胰島素，葡萄糖會堆積在血液中。第一型糖尿病即導因於自體免疫疾病破壞胰臟中分泌胰島素的細胞，致使胰島素缺乏，血糖過高。

發現胰島素與第一型糖尿病的關係，同時將這個致命疾病轉為慢性疾病的是弗雷德里克‧班廷和J.J.R.麥克勞德（Frederick Banting and J.J.R. Macleod），他們因而獲得1923年諾貝爾醫學獎。

用餐時，所攝取的碳水化合物可以提供大量的葡萄糖，甚至超過細胞所需。這時胰島素就會促進肝醣生成作用（Glycogenesis, genesis為生成的意思，字面解釋為製造醣原），使葡萄糖分子串成長鏈肝醣，儲存於肝臟以備不時之需。身體可以將葡萄糖轉換為肝醣，也可以將其分解。

然而，肝臟儲存肝醣的空間有限，一旦滿了，過多的碳水化合物會被轉變為脂肪儲存，稱為脂質新生作用（de novo lipogenesis, de novo表示新生，lipogenesis表示脂質生成，此詞語為製造新脂肪）。

飯後數小時，血糖和胰島素逐漸下降，少量的葡萄糖可供肌肉、腦部及其他器官使用；肝臟開始分解肝醣成為葡萄糖，而後釋放至血液中做為能量供給。這個過程通常發生於夜間，除非你有進食，如宵夜。

肝醣容易轉換，但是儲存空間有限。短暫的斷食期間，身體有足夠的肝醣可以使用；在較長的斷食期間，藉由分解儲存的脂肪，身體可以製造新的葡萄糖，此過程稱為醣質新生（Gluconeogenesis，製造新的糖）。

胰島素像一種儲存荷爾蒙，當攝取充足的食物時，胰島素上升，開始儲存糖類及脂肪；反之，胰島素的濃度會下降，開啟燃燒糖及脂肪的機制。這些機制每天都在產生；正常情形下，這是個十分完善且平和的系統，並且可自行運作。只要我們攝取食物及斷食的時間平衡，這個系統就可以維持平衡。例如早上7點吃早餐，晚

上7點吃晚餐，如此一天之中就有12個小時進食，12個小時斷食。

肝醣如同錢包，錢會持續進出。從錢包中拿出錢很簡單，但是可以存入的金錢有限；脂肪如同銀行帳戶，領錢的手續複雜，但有無限的空間可以儲存能量。

這個情形，也部分解釋出為何消耗脂肪是如此的困難。從銀行領錢之前，會先使用錢包裡的錢，但是我們不希望錢包一貧如洗；相同的，在使用儲存的脂肪為能量之前，會先使用肝醣，但是我們也不希望肝醣完全耗盡。所以我們會保持足夠的肝醣，避免使用儲存的脂肪。

換句話說，在肝醣已經耗盡、使用脂肪之前，我們就會感到飢餓、焦慮，以促進我們進食補充肝醣。

脂質新生所產生的脂肪又是怎麼一回事？這些新合成的脂肪可被儲存於內臟周圍、皮膚底層或是肝臟。正常情況下，胰島素升高時，身體會儲存糖和脂肪；胰島素濃度降低時，身體會燃燒肝醣及脂肪；持續升高的胰島素，則會儲存脂肪。一旦進食與斷食的平衡崩壞，胰島素不斷升高，脂肪不斷儲存，肥胖就會產生。

調控體重及肥胖的關鍵：胰島素

當下視丘為了達到身體設定的基準值而命令增加脂肪攝取時，獲取的卡路里都會作為脂肪儲存，結果是身體仍處於缺乏能量的狀態，因此我們會想要獲得更多的卡路里——飢餓感荷爾蒙增加，飽足感荷爾蒙減少。我們或許可以依靠抵抗吃東西的慾望來抑制，但這只能阻礙下視丘一小段時間，之後，它會使用其他方式來儲存能量，比如降低代謝率，再將得到的卡路里轉換為脂肪儲存。

體重設定是被嚴密調控的，多數人的體重處於相對穩定的狀態；即使上升也是非常緩慢的過程，約每年0.45～0.9公斤，但並不表示體重的設定是恆久不變的。經過一段時間後，體重會重新設定在一個較高的數值。為了瞭解肥胖的關鍵，需要瞭解身體為何會設定高體重基準點，以及如何去降低基準點。

此外，胰島素在瘦和胖的人當中，反應並不相同；肥胖者[1]在空腹時有較高的胰島素濃度，進食後所產生的胰島素反應也較為激烈（圖6.1.[2]）。這種現象也有可能是體重增加的原因。

圖 6.1 窈窕和肥胖者身上不同的胰島素反應。

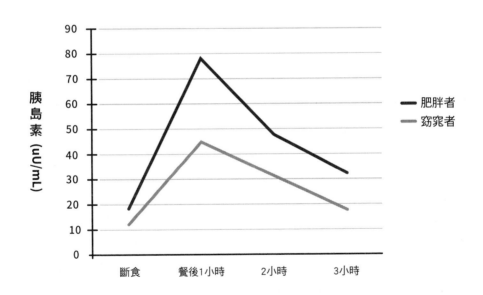

「胰島素究竟是否會引發肥胖？」這個問題是荷爾蒙肥胖理論的關鍵，在下一個章節會有詳細的討論。

第 **7** 章

胰島素

我可以讓你變胖

事實上，利用胰島素，我可以讓任何人變胖，這方式與意志力、運動、進食無關係，只需要有足夠的時間和足夠的胰島素，你就會變胖。

過多的胰島素分泌，長期以來已被證實與肥胖有關[1]：肥胖者與正常人相比會分泌較多的胰島素。此外，在瘦的人身上，餐後的胰島素會較快地回到基準值，然而，在肥胖者身上，胰島素卻是持續升高的。

胰島素濃度在肥胖者身上約高出20%[2]，這些升高的比例與腰圍及腰臀比有密切的關係。胰島素與肥胖的主因關係密切，但卻無法證明彼此互為因果關係。

胰島素濃度也不易測量，因為胰島素在體內隨著食物的反應波動過大，若要測量平均值或許還有可能，但是一天之內要多測幾次，空腹胰島素值（一個晚上的空腹）是簡單、步驟單一的測試。當然，足夠的研究證據顯示，空腹胰島素與肥胖有著極為密切的關係，這個關係比體脂肪與體重更為強烈。在聖安東尼奧心臟研究中

（San Antonio Heart study）[3]，經過八年的追蹤也證實了這一點。在接下來的第10章，我們將會看到胰島素阻抗也會造成較高的空腹胰島素，這絕非偶然，胰島素阻抗也扮演著重要的角色。接下來的重點在於，胰島素與肥胖是否是因果關係？

實驗測試

胰島素導致肥胖這個假說是很容易被測試的。我們可以給予一群人注射胰島素，接著測量他們的體重，實驗結果是肯定的。固定注射胰島素的病人和開處方箋的醫師都知道這個可怕的事實[4]：使用愈多的胰島素，體重增加的愈多。無數的研究與糖尿病患的案例，一再證實這個事實：胰島素會使體重增加。

胰島素很常被用於治療第一型與第二型糖尿病。其中第一型糖尿病患者因為分泌胰島素的細胞已被摧毀，因此只能產生非常少的胰島素或者幾乎無法產生；所以需要注射胰島素生活。第二型糖尿病患者，則是因為他們的細胞對胰島素產生抗性，即使血液中的胰島素濃度非常高，血糖也不一定降得下來。這些病患也不總是需要注射胰島素，可以透過口服藥物來治療。

1993年，一個代表性的研究糖尿病控制及併發症實驗（Diabetes Control and Complications Trial）被提出，研究者比較標準劑量和高劑量的胰島素在第一型糖尿病患者身上的作用情形[5]。在為期六年的研究結束之後，結果為嚴格地控制血糖可以產生較少的併發症。那體重方面呢？

將接受高劑量胰島素和接受標準劑量的組別進行比較，可以發現他們的體重增加了將近4.5公斤，有超過30％的患者的體重有明顯

上升。進行實驗之前，大部分的受試者的體型為標準或輕度肥胖，唯一的不同之處只在於兩組所注射的胰島素劑量不同。難道這些病患突然間缺乏意志力？或者是比實驗前懶惰？甚至變得更貪吃？不！答案是並沒有！而是隨著胰島素的增加，體重也隨之上升。

在第二型糖尿病患者的長期實驗中，也證實了胰島素會使體重增加。[6]英國前瞻性糖尿病研究團隊（The United Kingdom Prospective Diabetes Study Group）在1970年成立，是當時最大、最長期的第二型糖尿病患者的研究機構。主要目的在於探討高強度的血糖監控對第二型糖尿病患者是否有益，此研究還包含許多小型研究在其中。與上述的實驗相同，受試者一樣分為兩組，一組接受高劑量胰島素，另一組接受標準劑量胰島素。高劑量組的患者會口服硫醯基尿素類降血糖藥（Sulfonylureas）或是注射胰島素。這兩種方式都會使胰島素的分泌增加，而且注射的藥效比口服更為強烈。

這次受試者的體重又有什麼變化呢？高劑量組的平均體重增加3.1公斤，其中採取注射的患者更是平均增加了4公斤。這項研究成果再次證實胰島素濃度上升會導致體重增加。

另外，我們發現新型的長效型胰島素同樣會使體重上升[7]。在2007年的研究中，我們試著比較三種不同胰島素的治療方式，並觀察受試者的體重變化。實驗發現，無論使用何種治療方式，患者的體重普遍上升。其中接受最少量胰島素的患者的平均體重增加幅度最小，約1.9公斤，接受最高劑量的平均體重增加最多，約5.7公斤；介於中間值者的平均體重增加4.7公斤。由此我們得知，接受愈多的胰島素，體重增加愈多。

1993年的一項研究中發現[8]，高劑量胰島素幾乎可使第二型糖尿病患者的血糖趨向正常。六個月的實驗期中，劑量從0單位開始，

每天增加100單位；同時，受試者每天減少攝取300卡路里。最終，受試者的血糖值變得非常完美，但是體重會如何？平均增加了8.7公斤！受試著雖然吃得少，但他們的體重卻瘋狂地上升。毫無疑問，凶手就是胰島素！

胰島素也會使非糖尿病患者的體重上升。想一想罹患胰島素瘤（insulinoma）的患者。胰島素瘤在胰島細胞瘤中很罕見。較常於非糖尿病患者身上發病，估計每年每百萬人中會發現四起病例。這種腫瘤會持續分泌大量的胰島素，引起多次的低血糖。最後體重變化如何？在一項前瞻性的案例研究中發現，有72%的患者會發生體重增加的情形[9]。25例移除腫瘤的個案中，有24位患者完全治癒，並迅速且持續地減少體重[10]。

在2005年的個案研究中[11]，描述一位二十歲的女子在胰島素瘤確診後一年增加了11.3公斤。再次強調，卡路里攝取的多寡不能解釋體重的輕重。決定體重輕重的是胰島素。

口服降血糖藥物

我們已經證實注射胰島素將導致體重增加。如果能讓身體分泌更多胰島素的口服降血糖藥物也會導致體重上升，那便具有強烈的證據可以顯示胰島素與體重是因果關係。以下將分別討論各類口服降血糖藥物。

硫醯基尿素類（Sulfonylureas）及二甲雙胍（Metformin）

治療第二型糖尿病有許多的口服藥物可選擇，比如硫醯基尿素類就是藉由刺激胰臟分泌更多的胰島素來降低血糖，因此這一類的

藥物都會導致體重增加[12]。

另一類口服降血糖藥物為二甲雙胍，它的作用是減少肝臟製造葡萄糖[13]，並使肌肉多吸收葡萄糖[14]。

胰島素、硫醯基尿素類及二甲雙胍對於胰島素的濃度都有不同程度的影響。硫醯基尿素類使胰島素濃度上升的效果不如注射胰島素強烈。二甲雙胍則完全不會導致胰島素上升。這三種不同的治療在另一個實驗中被互相比較[15, 16]。

血糖控制在硫醯基尿素類及二甲雙胍兩種組別中無顯著差異，但是為何會發生體重增加的情形？讓我們來觀察接受胰島素注射的組別，他們的體重增加的幅度最多，平均超過4.5公斤。在硫醯基尿素類的組別，受試者的體重平均約上升約2.5公斤。二甲雙胍的組別體重並無增加。由此得知，若胰島素輕微地上升，體重也會微幅上升；胰島素不變，體重也不會增加。

噻唑烷二酮類（Thiazolidinedione，TZDs）

噻唑烷二酮類會增加胰島素的敏感性，卻不使胰島素增加；相反地能強化胰島素的效果進而使血糖下降。這類藥物在初上市時受到許多歡迎，但是基於安全性的考量，羅格列酮（rosiglitazone）和吡格列酮（pioglitazone）目前已很少使用。

噻唑烷二酮類因強化了胰島素作用，不只可以降低血糖，也會造成體重增加。

腸泌素（Incretin agents）

腸泌素（Incretin）在胃部接受食物的刺激後被分泌。其主要目的為減緩胃部排空，有噁心的副作用，並會短暫地增加胰島素分

泌，但是只與進食有關。

在體重方面，儘管研究結果不盡相同，但許多已測試之強化腸泌素作用的藥物，其最嚴重的副作用也只是造成體重些微上升[17, 18]。有些高劑量的藥物甚至反而會減輕體重，這或許是延緩胃排空的關係。總而言之，只要不使胰島素持續上升，體重就不會增加。（腸泌素在第17章會有更詳盡的討論）

甲型醣苷酶抑制劑（Alpha glucosidase inhibitors）

甲型醣苷酶抑制劑會阻斷小腸中負責消化與吸收碳水化合物之酶的作用，以降低身體所吸收的葡萄糖量，進而降低血糖。如此既不影響葡萄糖的使用，也不影響胰島素的分泌。

減少葡萄糖的吸收也可以小幅減少患者血液中的胰島素[19]。在體重方面，患者有少量但明顯的體重減輕[20]。（胰島素輕微降低，體重跟著輕微下降）。

第二型鈉—葡萄糖轉運蛋白（SGLT-2 inhibitors）

SGLT-2（sodiumglucose linked transporter）是最新的糖尿病口服藥物，可以抑制腎臟再吸收葡萄糖，讓葡萄糖隨著尿液排出。血糖降低了，胰島素的分泌也跟著降低。數據顯示，餐後的血糖值與胰島素值分別可以降低35％與45％之多。[21]。

體重方面，研究一致顯示，服用藥物的患者，有持續並顯著的體重減輕[22]。而且有別於其他藥物只有一開始會減輕體重，研究顯示，此藥減低體重的效果可以長達一年甚至更久[23]。更棒的是，減少的部分主要為脂肪，而非肌肉，不過體重無法減輕太多，約2.5％。（胰島素濃度降低，體重減輕）。

非糖尿病藥物（Nondiabetic medications）

還有一些藥物雖然與糖尿病無關但會影響體重。最近一項整合分析（meta-analysis）藉由包含54種藥物的257個隨機研究，以探討哪些藥物與體重增加有關[24]，如下所示：

奧氮平(Olanzapine)，用以治療精神疾患，平均會增加2.4公斤。那會增加胰島素嗎？當然，前瞻性研究已證實[25]。因為胰島素增加，體重才會隨之上升。

加巴噴丁(Gabapentin)，通常用於治療神經痛，平均能使增加2.2公斤。已有許多研究證實，使用這種藥物容易導致低血糖[26]，意味著加巴噴丁會促進胰島素分泌[27]。

喹硫平(Quetiapine)，也是抗精神藥物，平均可增加1.1公斤。服用此藥之後，會增加胰島素分泌及胰島素阻抗[28]。

我可以使你變瘦

如果胰島素上升會導致體重增加，降低胰島素是否具有相反的效果？如果胰島素降到非常低的濃度，我們應該可以預期顯著的體重減少。可以降低葡萄糖及胰島素濃度的第二型鈉－葡萄糖轉運蛋白（SGLT-2 inhibitors）就是其中一個例子。雖然在研究中的效果沒有非常顯著。另一個顯而易見的例子為沒有接受治療的第一型糖尿病患者。第一型糖尿病是一種是自體免疫疾病，因分泌胰島素的細胞被破壞，所以胰島素的濃度非常低，血糖會上升，但是體重嚴重下降。

第一型糖尿病在遠古時代紀載描述。一位著名的希臘醫生阿萊

太烏斯（Aretaeus of Cappadocia）對於糖尿病如此描述：「糖尿病是一個會將肉體及肢體融化於尿液的疾病。」無論病人攝取多少卡路里，都無法使體重增加。直到胰島素被發現之前，糖尿病幾乎是一個致命的疾病。在今日，第一型糖尿病患者都要透過每天使用注射型胰島素治療。

糖尿病中有一種狀況被稱為「糖暴症」（Diabulimi，由糖尿病與暴食症組合而成的單字），意指某些患者基於體態蓄意減少胰島素劑量使體重減輕。這是非常危險，也不建議的行為。然而，因為減重效果非常顯著，在臨床上仍然存在。

胰島素如何影響體重

結果非常具一致性。引起胰島素上升的藥物，會導致體重增加；對於胰島素沒有影響的藥物，對於體重也沒有影響；降低胰島素濃度的藥物，使體重減輕。對於體重與血糖的效果是互相獨立的。最近一個研究指出[29]，有75％的肥胖者，期體重減輕可藉由胰島素濃度預測。不是卡路里、不是同儕支持或壓力、不是運動，就只是胰島素。

這代表胰島素是體重的設定標準——當胰島素上升，體重預設值就會提高。於是下視丘開始傳送荷爾蒙訊息，告訴身體要增加體重，於是我們感到飢餓，提高進食的量。如果我們拒絕進食，總能量消耗會下降。結果還是一樣——體重增加。如同蓋瑞·陶布斯（Gary Taubes）在《為何我們會變胖：該如何治療》（*Why We Get Fat: And What to Do about It*）一書中所描述：「我們變胖並不是因為過度進食；我們過度進食是因為變胖。」**我們為何會變胖？因為身**

體將體重基準點設定太高。為什麼？因為胰島素濃度太高。荷爾蒙是瞭解肥胖的重要核心。關於人體的代謝，包含體重調控，都是荷爾蒙所調控。

重要的生理變異，例如體脂肪，並非藉由卡路里攝取或運動所決定。相反地，荷爾蒙精準及嚴密的調控體脂肪。我們不會意識性的控制體重，如同控制心跳、基礎代謝率，體溫或呼吸，這些都是自動地被調控，包含體重。荷爾蒙告訴我們飢餓（飢餓素，Ghrelin），荷爾蒙告訴我們飽足感（胜肽 YY，peptide YY；膽囊收縮素，cholecystokinin）；荷爾蒙增加能量消耗（腎上腺素，adrenalin）；荷爾蒙減少能量消耗（甲狀腺素，thyroid hormone）。**肥胖是荷爾蒙對於脂肪堆積的失調。**

關於胰島素如何使體重上升，是一個非常複雜的問題，目前答案還不明確，不過已存在許多的理論。兒童肥胖專家魯斯提醫師（Dr. Robert Lustig），相信高濃度的胰島素會抑制飽足感荷爾蒙瘦素（Leptin）的作用。當體脂肪上升，瘦素濃度也隨之提高，使人們停止繼續進食，好讓身體回到標準體重。這反應由下視丘控制，然而，由於經常性地暴露，腦部對瘦素產生阻抗性，無法產生抑制體脂肪增加的訊號[30]。

在許多方面，胰島素與瘦素具相反的性質。胰島素促進脂肪儲存，瘦素減少脂肪儲存；高濃度的胰島素對於瘦素具拮抗性，詳細機轉仍未知。空腹胰島素及空腹瘦素，在肥胖者濃度均較高，表示對於兩者都產生阻抗性。餐後瘦素反應也不同，在窈窕者，瘦素的濃度會增加，因為它是一個飽足感荷爾蒙。

然而，在肥胖者，瘦素濃度是下降的。雖然在餐後，但是大腦並沒有接收到停止進食的訊息。在肥胖患者身上，產生瘦素阻抗或

許是因為自我調節的關係[31, 32]。持續高濃度瘦素導致瘦素阻抗，或許與高胰島素導致體重增加的機轉有關，但是詳細機制仍不明確。重點在瞭解胰島素會導致肥胖，而非如何導致肥胖。一旦我們知道肥胖是荷爾蒙失衡問題，我們便可以開始治療。

現在我們已知道是過多的胰島素導致肥胖，所以我們必須減少胰島素的濃度。再次強調，問題不在於如何平衡卡路里，而在於如何平衡荷爾蒙，在於如何減少胰島素。

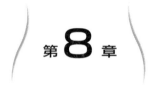

第 **8** 章

皮質醇

我可以使你變胖,可以讓任何人變胖。如何做?開立類固醇藥物(Prednisolone),一種合成性的人體皮質醇。皮質醇可以用於治療許多疾病,包含氣喘、類風溼性關節炎、狼瘡、牛皮癬、發炎性腸道疾病、癌症、腎絲球腎炎與急重症肌無力等等。

使用皮質醇最常見的影響是什麼?如同胰島素,會使體重增加。並非偶然,胰島素及皮質醇在碳水化合物的代謝都扮演著重要的角色。延長皮質醇的刺激會使血糖上升,接著促進胰島素分泌,刺激體重上升。

壓力性荷爾蒙

皮質醇,也稱為壓力性荷爾蒙,屬於糖皮質激素(葡萄糖+皮質+類固醇)的一種,是在腎上腺皮質中被製造的。主要負責使身體能夠應對緊急狀況。在舊石器時代,導致皮質醇上升通常是生理的壓力反應,例如處於被獵食的狀況下,皮質醇必須使身體做好迎戰或是逃跑的準備。

皮質醇一旦分泌，就能大幅地強化葡萄糖的可用性[1]，幫助我們逃跑，避免被捕食。所有可用的能量將協助我們在危機中存活。而生長、消化及其他長期的代謝作用會暫時被限制。蛋白質會被分解，轉換為葡萄糖（糖質新生）。

當這些剛獲得的葡萄糖被燃燒殆盡，劇烈的體能耗竭隨之而來。我們可能在戰鬥中死亡或者終於度過危險。而後皮質醇會再度回到正常值。

關鍵在於，身體可以適應短暫皮質醇及血糖上升，但時間一旦拉長，問題將層出不窮。

皮質醇造成胰島素上升

乍看之下，皮質醇與胰島素具相反作用；胰島素是儲存荷爾蒙，在高胰島素濃度下，身體將能量儲存為肝醣和脂肪。相反地，皮質醇讓身體可對抗壓力，將儲存的能量轉變為可獲取的能量，例如葡萄糖。皮質醇和胰島素具相似的作用，都會使體重增加。在短期的生理壓力下，胰島素與皮質醇扮演相反的角色；然而，在長期的生理壓力下，不一樣的事情發生。

現代生活中有許多慢性、非生理性的壓力源促使皮質醇濃度上升，例如婚姻壓力、工作問題、與小孩的爭吵、睡眠剝奪等等。但是這些壓力並不需要燃燒許多的葡萄糖去反應，於是只要壓力無法解除，葡萄糖的濃度就會持續過高，持續過高數月後將促使胰島素分泌。長期升高的皮質醇會增加胰島素濃度，在許多研究已被證實。

1988年的一個研究指出，隨著自我壓力增加，皮質醇濃度上

升，葡萄糖及胰島素濃度也會跟著上升[2]。由於胰島素是肥胖的重要驅使因子，所以身體質量指數及腹部肥胖當然也跟著上升。

我們可以用合成皮質醇做幾個實驗：給予健康自願著高劑量皮質醇，胰島素會超出平均值的36%[3]；類固醇藥物則使葡萄糖濃度上升6.5%，胰島素濃度上升20%[4]。

經過一段時間，還會產生胰島素阻抗（身體接受胰島素作用的效果降低）。胰島素阻抗主要發生在肝臟[5]及骨骼肌[6]。胰島素及皮質醇之間具有劑量反應關係（dose lresponse relationship）[7]。長期使用類固醇藥物會造成胰島素阻抗，甚至發展為糖尿病[8]。而胰島素阻抗的情形又會使胰島素濃度增加，形成惡性循環。

糖皮質激素可使肌肉分解，釋放胺基酸作為糖質新生，增加血糖。脂肪細胞分泌的脂聯素（Adiponectin），正常情形下可增加身體對胰島素的敏感性，在此也會被抑制。

理論上，胰島素阻抗很容易被發現，因為皮質醇與胰島素的作用大致上是相反的；皮質醇使血糖上升，胰島素使血糖下降；胰島素阻抗，可說是肥胖的關鍵。（第10章將詳細討論）。胰島素阻抗造成胰島素上升，胰島素上升驅使肥胖發生。許多研究已證實，皮質醇增加會使導致胰島素抗阻[9, 10, 11]。

如果增加的皮質醇使胰島素上升，那麼減少皮質醇應該可以讓胰島素下降。我們從接受移植的患者中找到證據。為了抵抗因移植產生的排斥反應，患者以服用類固醇數年或數十年。將類固醇從藥物中移除後，血液中胰島素下降了25%，體重減輕了6%，腰圍也減少了7.7%[12]。

皮質醇與肥胖

　　我們真正感興趣的問題在於：皮質醇真的會導致體重增加嗎？最終的測試為：藉由人工合成皮質醇，亦即類固醇，可以使某人體重增加？如果成功，則可以證實因果關係，而非只是相關性。所以合成的皮質醇會使體重增加嗎？無庸置疑，體重增加為合成皮質醇最常見、最廣為人知且最可怕的一個副作用。皮質醇就是造成肥胖的因果。

　　觀察某些疾病有助於更加瞭解，尤其是會長期分泌過多皮質醇的庫欣氏症（Cushing's disease）或庫欣氏症候群（Cushing's syndrome）患者。

　　庫欣氏症（Cushing's disease）是由哈維・庫欣（Harvey Cushing）在1912年所命名，描述一位二十三歲的女性受體重增加、毛髮過度生長及無月經所苦。此外，庫欣氏症患者身上，高達三分之一患者同時存在高血糖及糖尿病的問題。

　　不過最典型的症狀還是體重增加，即使病況輕微也是一樣。在個案研究中，有97%的患者具中樞型肥胖，94%的患者體重增加[13, 14]。無論減少多少食量或增加運動量，患者的體重依舊逐漸增加。任何只要會引發皮質醇分泌過多的疾病，都會增加體重。

　　即使並非庫欣氏症候群病人，皮質醇與體重增加仍具相關性。從蘇格蘭的格拉斯哥（Glasgow）隨機取樣[15]，發現皮質醇分泌、身體質量指數和腰圍關係密切。較重的人其皮質醇濃度也相對較高。皮質醇也會影響脂肪堆積，使腰臀比值上升（腰臀比值很重要，因為腹部肥胖比體重增加更具危險性）。

　　其他研究也證實皮質醇與腹部肥胖的相關性；尿液中皮質醇較

高的人，具有較高的腰臀比[16]。唾液中皮質醇較高的人，其身體質量指數與腰臀比也較高[17]。長期接觸皮質醇的人，也可以藉由分析頭皮及毛髮來測量。也有研究發現[18]，相較於體重正常者，肥胖者的毛髮具中有較高的皮質醇濃度。換句話說，大量的證據顯示，長期受皮質醇的作用刺激胰島素分泌，造成肥胖。如此荷爾蒙肥胖理論成形：長期處於高皮質醇作用下將促使胰島素分泌，導致肥胖。

反過來呢？高濃度的皮質醇會增加體重，那低濃度的皮質醇就可以減輕體重。明顯的例子可以在愛迪生氏症（Addison's disease）患者發現。愛迪生氏症也就是腎上腺功能不足症，首見於1855年醫師湯姆斯·愛迪生（Thomas Addison）的紀載。皮質醇由腎上腺製造，一旦腎上腺受傷，皮質醇濃度就會降到非常低。愛迪生氏症最明顯的症狀即是體重減輕，將近97％的患者都會體重過輕[19]。

胰島素濃度過高及胰島素阻抗都會影響皮質醇分泌，進而影響體重。當然或許仍有影響體重的機制尚未被發現，然而無可否認的，過多的皮質醇會增加體重。進一步思考，即使缺乏嚴密的證據，但多數人都同意壓力會增加體重。壓力既不包含卡路里，也不包含碳水化合物，卻仍會引發肥胖，原因即是長期的壓力導致皮質醇濃度高居不下，進一步使體重增加。

減少壓力很困難，但是非常重要。與大眾的認知相反，坐在電腦或電視機前並無法釋放壓力；壓力釋放是一個主動積極的過程。

以下是經過時間測試的紓解壓力的方式：正念冥想、瑜伽、按摩及運動。此外也有研究證實，進行瑜伽、冥想、團體討論等，可以成功減少皮質醇及腹部脂肪[20]。

更多關於正念冥想及睡眠保健改善壓力的方式，詳見附錄C。

睡眠

在今日，失眠是造成壓力的主因，而且現代人的睡眠時間持續再減少[21]。1910年的平均睡眠時間為9小時；然而最近的報導指出，在30～64歲這個族群中有超過30％的人，每晚的平均睡眠時間不足6小時[22]。特別容易失眠的輪班工作者，每晚的平均睡眠時間更是少於5小時[23]。

人口學始終認為睡眠時間短與過重有關[24, 25]，並表示睡眠時間小於7小時，體重就會逐漸上升。睡眠時間介於5～6小時，體重增加的機率高達50％。睡得愈少，增加的體重愈多。

壓力與睡眠如何影響體重

失眠是一個強力的生理壓力源，因此會刺激皮質醇分泌，造成高濃度胰島素及胰島素阻抗。一夜的失眠，皮質醇濃度可增加100％[27]，到隔天晚上，皮質醇濃度仍比平常高出37至45％[28]。

將健康的志願受試者的睡眠時間減少至4小時，胰島素敏感性會下降40％[29]，即使只是一個晚上的睡眠不足[30]。經過5天的睡眠不足後，胰島素分泌增加20％，敏感性減少25％，皮質醇增加20％[31]。另一個實驗顯示，縮短睡眠時間，將提高第二型糖尿病的風險[32]。

瘦素（Leptin）及飢餓素（Ghrelin）是控制身體脂肪及食慾的兩個重要激素，每天都會規律地履行各自的職責，睡眠不足會破壞此規律性。在威斯康辛睡眠世代研究（Wisconsin Sleep Cohort Study）及魁北克家庭研究（the Quebec Family study）中[33]，都證明縮短睡眠時間會減少瘦素、增加飢餓素，造成體重上升。

顯然，睡眠不足會破壞你所做的一切努力[34]。有趣的是，如果是在低壓力的狀況下失眠，並不會增加瘦素或飢餓素[35]，這表示，並非失眠本身有害，而是活化的壓力荷爾蒙及飢餓反應。再次強調充足良好的睡眠在任何減重計畫都是必不可少的。

第 **9** 章

對於阿特金斯減重法（Atkins Diet）的抨擊

碳水化合物與胰島素假說

目前我們已經建立胰島素導致肥胖的假說，接下來的問題是：什麼食物造成胰島素上升或驟升？最明顯的答案是精製碳水化合物——高度精製穀類及糖。這個瞭解並非新知，而是讓我們回到威廉・班廷的時代：碳水化合物是肥胖的元凶。

高度精製碳水化合物是引起血糖上升最惡名昭彰的食物。血糖上升，胰島素濃度上升；胰島素濃度上升，體重就跟著上升，引發肥胖這一連串的反應及影響，是著名的碳水化合物與胰島素假說。

備受爭議的阿特金斯減重法，顧名思義，是由阿特金斯博士（Dr. Robert Atkins）提出。1963年，當時博士剛開始在紐約的心臟科實習，當時他的體重有100公斤，如同100年前的威廉・班廷，他想要減重。首先他試著以傳統的方式減重，但並沒有成功。接著他回想起芬尼頓及高登醫師（Drs. Pennington and Gordon）所出版描述到低碳水化合物飲食的效用的書籍，於是他決定親身嘗試。令他驚訝的是，效果就如廣告般神奇；不需計算卡路里，他終於擺脫困擾

已久的體重。因此，他開始為患者設計碳水化合物飲食法，並得到顯著地成功。

1965 年，他登上《今夜秀》（Tonight show）；1970 年，他為《Vogue》時尚雜誌拍攝封面。1972 年，他出版第一本著作《阿特金博士飲食革命》（*Dr. Atkins' Diet Revolution*），甫一上市便銷售一空，並成為史上銷售最快的飲食書。

低碳革命

阿特金斯博士不曾宣稱發明低碳飲食。這個治療方式在蔚為流行之前，就已存在很久了。1825 年，金·安特密·布李蘭·薩瓦倫（Jean Anthelme Brillat Savarin）就曾紀載關於碳水化合物與肥胖；1863 年，威廉·班廷在他的暢銷書《肥胖信件》（*Letter on Corpulence*）中也提出同樣的觀點，這些理論已持續了兩個世紀。

然而，到了 1950 年代中期，卡路里決定肥胖理論逐漸取得優勢；討論卡路里似乎比討論食物更科學。不過，仍然存在一些堅持者。

1953 年阿佛德·芬尼頓醫師（Dr. Alfred Pennington），在《新英格蘭醫學期刊》（*New Englaud Journal of Medicne*）寫了一篇評論，強調碳水化合物在肥胖的角色[1]；瓦特·布倫醫師（Dr. Walter Bloom）研究低碳水化合物飲食與斷食療程的差異，發現兩者之間具相似的減重效果[2]。

愛文·史地曼醫師（Dr. Irwin Stillman）在 1967 年出版《快速減重減重飲食》（*Doctor's Quick Weight Loss Diet*），建議攝取高蛋白、低碳水化合物的飲食方式[3]，迅速銷售二千五百萬本。由於代謝

蛋白質需要額外的能量（食物產熱效應），因此攝取較多的蛋白質理論上可以減重。史地曼醫師遵循自己高達90％蛋白質的史地曼飲食法，成功減重22.5公斤。他報告已利用此飲食方式，治療超過一萬位個過重的病人。當阿特金斯醫師加入時，低碳水化合物革命早已開打。

阿特金斯醫師在他的著作中主張，嚴格限制碳水化合物可以維持低濃度的胰島素，從而減少減少飢餓感，最終減輕體重。隔年（1973年），美國食物營養醫學協會（American Medical Association's council on Foods and Nutrition）即對此發表猛烈的攻擊。因為當時大部分的醫生都擔心高脂飲食會引發心臟病及中風。[4]

無論如何，低碳飲食支持者仍不斷地宣傳。1983年九歲便罹患第一型糖尿病的理查‧伯斯汀醫師（Dr. Richard Bernstein），開了一間透過嚴格低碳水化合物得飲食方式治療糖尿病這與當時的營養學界及醫學界的主流做法截然相反。1997年，伯斯汀出版了《伯斯汀醫師的糖尿病解方》（*Dr. Berstein's Diabetes Solution*）。1992年及1999年，阿特金斯醫師重新定義《阿特金斯醫師飲食革命》。這兩本書銷售突破一千萬本，是超級暢銷書。

1993年，科學家雷克爾（Rachael）及理查‧西勒（Richard Heller）出版《碳水化合物成癮者的飲食計劃》（*The Carbohydrate Addict's Diet*），銷售超過六百萬本。之後對於阿特金斯減重法（Atkins Diet）的抨擊就此展開。

低碳水化合物飲食的議題，在1990年代被重新被點燃，2002年獲獎記者蓋瑞‧陶布斯（Gary Taubes）在《紐約時報》刊登的〈如果這一切都是脂肪的謊言？〉（what Zf It's All Been a Brg Fat Lie?）則直接引爆這個焦點。這篇文長期以來被認為會引起動脈粥狀硬化，

但實際上對人體並沒什麼害處的。接著他出版了暢銷書，《好卡路里，壞卡路里》及《為何我們會變胖？》闡述引起肥胖的根源為碳水化合物。

權威的回擊

這些理論在醫學界興起得很緩慢。許多醫生仍認為低碳飲食最終也只是一連串失敗的飲食法中的一個。美國心臟協會（The American Heart Association, AHA）出版《不褪流行的飲食：健康的減重計畫》（*No-Fad Diet: A Personal plan for Healthy Weight Loss*）。有趣的是，美國心臟協會總是譴責其他飲食法，然後推薦一再被證明為無效的低脂飲食。低脂飲食在醫學界簡直被奉為信仰，而且容不下其他非教徒。

雖然缺乏有力的證據，但美國心臟協會及美國醫學會等仍迅速地捍衛低脂飲食、撻伐所謂「時尚」的飲食法。不過，這些抨擊對阿特金斯飲食法來說都是無用的。2004年有超過二億六千萬美國人採取低碳飲食，即使是速食店也引進低碳萵苣漢堡。因為低碳飲食不僅具有永久減重的可能性，其可能出現的副作用也在掌握之中。

美國心臟協會承認低脂飲食長期以來並未被證實也不願承認阿特金斯飲食的確具有良好的減脂及快速的減重效果。即使如此，美國心臟協會還是擔心動脈粥狀硬化的產生（血管內壁產生斑塊，會造成血流量減少，甚至阻塞的現象）。

當然，沒有證據可以證明他們的擔憂！反之，他們一點也不關心除了他們自己支持以外，科學界都沒有人支持低脂飲食是怎麼一回事！他們不擔心攝取過多的糖、不擔心精製碳水化合物可能造成

的傷害、不擔心低脂飲食一再被證實完全無效、不擔心肥胖及糖尿病的威脅以燒製眼前，反而放任疫情持續燃燒。

過去40年，當美國心臟協會提倡低脂飲食時，肥胖危機已造就巨大的肥胖人口。然而，美國心臟協會不曾質疑他們的建議是否真正有益。而是去責怪病人，飲食無法見效不是我們的錯，是因為他們都不遵守醫囑。

低碳飲食：令人驚嘆的醫學領域

當「新的」競爭者出現並挑戰傳統飲食，誹謗及含沙射影的戰爭開始。儘管如此，在2000年代中期，陸續有研究開始比較「新的」低碳飲食與傳統飲食；實驗結果震驚許多人，我也是其中之一。第一篇研究是2003年，刊登在著名期刊《新英格蘭期刊》上的論文，內容指出阿特金斯飲食法，的確具有極佳地快速減重效果。在2007年，美國醫學協會期刊出版更詳細的研究。

直接比較四種不同的熱門減重計畫，結果是阿特金斯減重法明顯勝出。其他三種飲食法（歐尼斯（Ornish），採取分常低脂的飲食方式；區域飲食（The None）注重飲食的比例為，蛋白質：碳水化合物：脂肪 = 30：40：30；傳統低脂飲食），對於減重效果差異不大。

此外，比較歐尼斯與阿特金斯飲食的結果清楚顯示，阿特金斯飲食法不只在減重上效果較好，整體的新陳代謝也較佳，例如血壓、膽固醇、血糖等，均有良好的改善。

2008年，飲食介入隨機研究（DURECT, Dietary Intervention Randomized Controlled Trial）再次證實短期內阿特金斯飲食的減重

效果最好。

以色列也進行了比較地中海飲食、低脂飲食及阿特金斯飲食的實驗，其中地中海飲食與阿特金斯飲食難分軒輊；美國心臟協會所建議的低脂飲食則仍無法望其項背，只有醫學界的醫生仍熱衷於低脂飲食。更重要的是，地中海飲食及阿特金斯飲食都被證實對新陳代謝有益；阿特金斯飲食平均可降0.9％血糖，與藥物幾乎具有相似的效果。

高蛋白、低升糖指數的飲食法在經過六個月的時間，依舊維持優於低脂飲食的減重效果[8]。可能的原因在於，不同的減重飲食激發不同的總能量消耗。哈佛大學的大衛·路德維希醫師（Dr. David Ludwig）發現低脂飲食降低最多的新陳代謝率。而能夠維持代謝率的最佳飲食則是——低碳飲食。這種飲食方式似乎還會抑制食慾，波登醫師（Dr. G. Boden）於2005年發表在《內科醫學年報》（Annals of Internal Medicine）上寫道：「當我們將碳水化合物移除，患者每日會減少攝取1000卡路里」[10]。

當胰島素下降，胰島素敏感性就會慢慢恢復。此外，攝取精製碳水化合物，或許會造成食物成癮。飽足感荷爾蒙對於過度進食具有強效的抑制作用，例如膽囊收縮素、胜肽YY會對蛋白質及脂肪產生反應，進而抑制食慾。讓我們回到第五章的吃到飽餐廳，你在某些時候，就是無法再吃下任何一口美食，甚至光是想像都會覺得不舒服。會產生這種感覺就是因為飽足感荷爾蒙發揮作用。

但如果是多吃一小塊蛋糕或蘋果派？依舊難以進入口嗎？以小孩的觀點而言，我們稱之為第二個胃：當第一個胃被正餐填飽之後，我們想像有第二個胃吃甜點。有時候雖然已經飽了，但我們還是有空間保留給高度精製碳水化合物，例如蛋糕及派—而非蛋白質

或脂肪。高度精製加工食品並不會刺激飽足荷爾蒙分泌,因此我們得以繼續品嘗甜點。

想一想那些戒不掉的美食;義大利麵、麵包、餅乾、巧克力、洋芋片⋯⋯這些都是高度精製碳水化合物。有誰說過會對魚、蘋果、牛肉或波菜上癮嗎?當然不!他們確實都很好吃,但並不會使人上癮。

再想一想你難過時,特別愛吃,用來平復心情的食物:起司通心麵、義大利麵、冰淇淋、蘋果派、馬鈴薯泥、鬆餅⋯⋯注意到了嗎?這些依樣還是高度精製碳水化合物。研究顯示,這些食物可以活化大腦的報償系統,所以可以帶給我們愉悅與滿足感。而且由於沒有針對精製碳水化合物作用的飽足荷爾蒙,因此更容易使人不小心吃太多同時,精製碳水化合物是高度加工食品而非天然食品,加工過程中往往也會累積各種毒素。

阿特金斯飲食的式微

以上所提到的研究結果讓醫學界大為震驚,甚至表態要讓阿特金斯飲食;名聲掃地,卻意外地達到表彰的效果。對於低碳飲食的行動一個接著一個歇止。新的飲食革命正在進行中,但麻煩卻在眼前。

長期對於阿特金斯飲食的研究無法顯示預期中的好處。天普大學的蓋瑞・佛斯特醫師(Dr. Gary Foster),發表了為期兩年的研究,顯示低脂飲食和阿特金斯飲食雖然都可減重,但是最終仍會以相同的速度恢復體重。[11]在12個月之後,所有飲食,包含介入隨機研究(DIRECT)的受試者,以阿特金斯飲食法的組別,他們減少的

體重幾乎都恢復。[12] 在系統性回顧，針對所有的飲食研究中顯示，低碳水化合物飲食的好處在一年之後即迅速消失[13]。

良好的遵從性是阿特金斯飲食的一個優點，因為不需計算卡路里；然而，遵循阿特金斯飲食的嚴格食物限制，與遵循傳統飲食相比較卻並非容易。遵從性在兩個組別都不佳，高達40％的人，在一年內就放棄這種飲食方式。

以後見之明，這個結果是可預測的。阿特金斯飲食嚴格限制享樂的食物，例如蛋糕、餅乾、冰淇淋和其他甜點；不管在哪一種飲食法，這些食物都會導致肥胖。我們會一直想要吃，是因為吃這些食物對我們而言是一種放縱及享受。在人類的歷史中，食物一直是一種慶祝的方式，慶祝都會伴隨著饗宴。不管在西元2015年，或西元前2015年，生日、婚禮及假日的慶祝中，我們都吃什麼？並非蛋白奶昔及瘦豬肉；反而是蛋糕、冰淇淋、奶派。為何如此？因為我們想要放縱及享樂。

阿特金斯飲食不允許我們放縱享樂，所以注定失敗。

許多親身體驗阿特金斯減重法的人皆證實這項方式無法持久。數百萬人放棄阿特金斯飲食法，新飲食革命一個接著一個消失。阿特金斯營養公司在1989年成立，最後卻因減重效果無法持續，導致許多顧客選擇離開，公司在不久後破產，並且損失慘重。為何如此？究竟發生什麼事？低碳飲食成立的原則仍是基於碳水化合物會使人體增加最多的血糖，高的血糖值導致高胰島素，高胰島素導致肥胖。這些原因似乎非常合理，其中有什麼錯誤嗎？

碳水化合物與胰島素假說不完整

　　碳水化合物與胰島素假說中提到，碳水化合物使胰島素分泌，造成肥胖，這項說法並不完全錯誤。高碳水化合物的食物與其他食物相比較，的確會增加更多胰島素分泌，高胰島素的含量的確會導致肥胖。然而，這個假說並不完整。其中有許多的問題，例如亞洲米食者是其中最明顯的矛盾之一。大部分的亞洲民族，至少半個世紀以上，依賴白色及研磨過的精製米作為主食，這是一種高度精製碳水化合物。然而，直到最近，肥胖在這些族群仍然很少發生。

　　國際營養素與血壓的研究（The International Study of Macronutrients and Blood Pressure, INTERMAP）[14]，比較美國、英國、中國、日本的飲食。（圖9.1 [15]）這個研究發生在飲食未全球西化之前的1990年晚期。

圖9.1 國際營養素與血壓的研究（2003），即使中國及日本街攝取
　　　高度碳水化合物，但是糖的攝取量卻遠比美國及英國來得低。

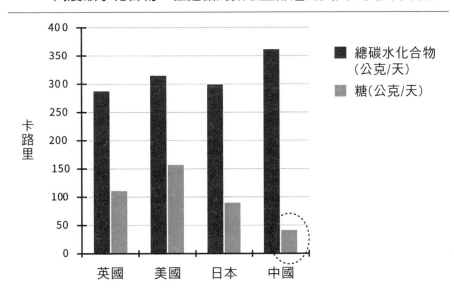

中國在總碳水化合物的攝取遠超過其他國家；然而，糖類的攝取與其他國家相較卻非常低。日本的碳水化合物攝取量與英國、美國相似，但是糖類攝取遠低於此兩個國家。雖然中國及日本皆攝取高量碳水化合物，但他們的肥胖比率卻非常低，直到最近才開始上升。所以碳水化合物與胰島素假說並非不正確，只是似乎還有其他因素在影響。總碳水化合物的攝取並非造成肥胖的全部原因，比起精製碳水化合物，糖似乎會造成更大的影響。我們的確可以得知，許多原始社會攝取大量的碳水化合物，卻有著非常低的肥胖比例。

在1989年，斯戴芬・林德伯格（Dr. Staffan Lindeberg）研究了巴布亞紐幾內（Papua New Guinea）特羅布里恩群島（Trobriand Islands）中的基塔瓦島（Kitava），這個小島是地球上僅存大量攝取傳統食物的族群之一。他們的基本飲食結構為澱粉類的蔬菜、山芋、地瓜、里芋、木薯，約69％的飲食來自碳水化合物，不到1％的飲食來自西方加工飲食。雖然高度攝取碳水化合物，但基塔瓦人血液中的胰島素濃度卻非常低，且幾乎不會造成肥胖。將基塔瓦人與瑞典原始民族相比較，基塔瓦人血液中的胰島素濃度也低於瑞典人5％[16]。

基塔瓦人血液中的胰島素濃度，比95％的瑞典人都要低。身體質量指數（BMI）在年輕的基塔瓦人為22，並會隨著年紀遞減。可能是增加的運動量使胰島素下降，進而減少肥胖，但調查結果顯示並非如此。相似地是居住在日本沖繩島的原住民，非精製碳水化合物的攝取量高達85％，主食為番薯，一天攝取三次黃、綠色蔬菜，並且僅有25％糖類的攝取。

雖然他們攝取高比例的碳水化合物，但是幾乎沒有肥胖發生，平均身體質量指數（BMI）為20.4。而且他們是世界上最長壽的民

族，超過100歲的人瑞數量為日本的三倍。

　　明顯地，碳水化合物與胰島素假說是一個不完整的理論。一個可能的原因是攝取米食與麥類是不同的；亞洲人傾向攝取米食，西方國家則偏愛攝取精製麥類及玉米。另一個可能的原因是麥種的改變。威廉・戴維斯醫師（Dr. William Davis），紐約時報最佳銷售書籍《小麥完全真相》（Wheat Belly）的作者，他在書中表示，現代我們吃的矮種小麥遠不同於原始小麥。一粒小麥種（Einkorn）已在西元前3300年被培育出來。直到1960年代世界人口劇增，農業技術專注於提升產量，因而產生了矮種小麥（Dwarf）及半矮種小麥（Semi-dwarf）。目前，銷售用途的小麥有99％為矮種小麥及半矮種小麥，或許會影響健康狀態。

　　胰島素與肥胖仍為因果關係，但攝取大量碳水化合物是否是引起胰島素上升的主因？碳水化合物並非引起胰島素上升的單一主因。該如何解釋它與胰島素阻抗之間的關係？

第**10**章

胰島素阻抗：主要的主導者

　　歐普拉·溫芙蕾（Oprah Winfrey）已展開減重戰役超過數十年，最重時達107.5公斤，直到2005年，終於減至相對苗條的體重，72.6公斤，她為此感到非常的雀躍。

　　她移除碳水化合物、規律運動、找尋個人顧問及教練，她做了每件我們曾認為最正確的事，她具有許多我們所沒有的意志力，但是為何到了2009年，她又增重了18公斤？為何她無法保持減重效果？為何治療長期的肥胖是如此困難？

　　時間相關性在肥胖是眾所周知的，但卻很少人有此認知。通常，體重約每年增加0.5～1公斤，經過25年的時間，可以增加額外的23公斤。那些終生肥胖的人會發現減重是異常的困難。相反地，短時間增重者發現減重非常容易。

　　碳水化合物與胰島素假說一樣不重視時間，這項假說認為只要減少碳水化合物的攝取，體重就會減輕，無論過重已多久——這是不正確的。

　　治療肥胖在時間上是非常重要的，但是我們或許會試著去減少它的影響性。長期性肥胖在治療上仍較困難，因此我們必須瞭解時

間相關的現象，在17歲發生的肥胖，會在未來數十年造成影響[1]。任何關於肥胖的全面性理論應該要可以完整地解釋：時間為何對治療肥胖如此重要。

高胰島素濃度導致體重增加；食物的選擇在胰島素上扮演一定的角色。但是我們忽略了另一個重要的途徑，它與時間、與食物都具有很大的相關性，那就是胰島素阻抗性。胰島素阻抗是一個超級反派角色，它是現代醫學中許多疾病隱藏的大敵，包含肥胖、糖尿病、脂肪肝、阿茲海默症、心臟病、癌症、高血壓及高血脂。雖然漫畫中的反派角色是虛構的，但是胰島素阻抗，又稱代謝症候群，卻是真實存在的。

阻抗性究竟如何產生？

人體基本的生物功能原則是恆定的。如果事情朝某一方向改變時，身體會因此產生反方向的改變，使身體可以恢復到原本的狀態。舉一個例子吧！假如我們感到寒冷，身體的適應為產熱增加；如果我們感到炎熱，身體會流汗，試著去散熱。我們的適應性是生存中所必須的，且在生物系統中都適用。換句話說，身體之所以會產生阻抗性，是為了要因應改變。然而，胰島素阻抗又是怎樣的狀況？

之前已討論過，荷爾蒙作用於細胞表面，如同鑰匙插進鑰匙孔。當胰島素（鑰匙）無法作用於細胞的接受體時（鑰匙孔），此細胞稱之為胰島素阻抗。因為密合度的差異，所以門無法完全被打開；因此，只允許較少的葡萄糖進入，細胞只能接收到較少的葡萄糖，但是細胞外面卻堆積了一堆葡萄糖。對於葡萄糖的飢渴，細胞

需求更多，為了代償，身體製造更多的胰島素（鑰匙），密合度仍然很差，但是有較多的門因此被打開，並允許較多的葡萄糖進入細胞。假設在正常情形下，我們製造了10把鑰匙（胰島素），每隻鑰匙打開一扇門讓2個葡萄糖分子進入細胞。如此一來，假如我們有10把鑰匙，就可以讓20個葡萄糖分子進入細胞；在胰島素阻抗的情形下，鑰匙無法完全打開門，只能使1個葡萄糖分子進入。為了代償，我們又製造了20把的鑰匙；因為我們增加鑰匙數量，現在細胞可以接收到20個葡萄糖分子。當我們產生胰島素阻抗時，為了得到相同的結果並使葡萄糖進入細胞，我們的身體會增加胰島素的濃度，於是胰島素一直處在高的狀態。

圖 10.1 胰島素阻抗產生時胰島素及胰島素受器的變化。

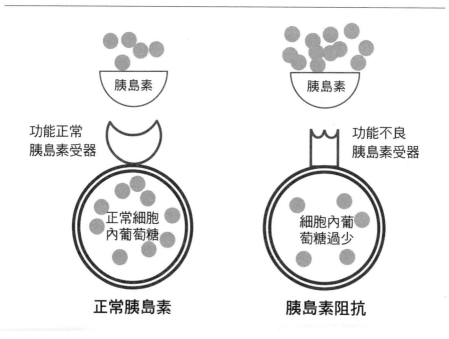

因為胰島素阻抗會產生更高的胰島素濃度，而高胰島素濃度會導致肥胖。但是一開始是什麼原因造成胰島素上升？問題究竟在於鑰匙（胰島素）還是鑰匙孔（胰島素受體）？胰島素濃度在胖或瘦的人身上都相同，具有一樣的氨基酸排序及其他可以測量的品質。因此胰島素阻抗的問題在於受體，胰島素受體反應不良，將葡萄糖鎖在細胞外面，但是為何會如此？為了解決這個謎題，讓我們回頭找生物系統上的線索。

有許多生物學阻抗性的例子。雖然並不一定適用於胰島素及胰島素受體的問題，但是或許可以提供一些線索，告訴我們該從何處著手。

抗生素抗藥性

讓我們從抗生素的抗藥性開始談起吧！當新的抗生素開始引進時，幾乎能將所有屬於藥物抗菌範圍的細菌都殺光。經過一段時間，細菌發展出適應性，可在高濃度的抗生素下之存活，它們成為了超級細菌，一旦感染將不易被治癒，有時甚至會造成死亡。超級細菌感染，在許多都市成為巨大且與日俱增的問題。所有的抗生素會因為抗藥性而失去殺菌效果。然而，抗生素的抗藥性卻不是近日的問題。佛萊明（Alexander Fleming）早在1928年，就已發現抗生素。

到了1942年，因為第二次世界大戰時美國及英國政府的協助，使得抗生素已經能大量生產。在1945年諾貝爾獎的一場演說「盤尼西林」中，佛萊明正確預測抗藥性的危機，他說：「因為人們的疏忽，使得我們容易使用不足量的抗生素，反而使細菌暴露於非致死劑量，因而產生抗藥性。以下是一個假設的說明。X先生喉嚨痛，

他買一些盤尼西林治療，無法殺死讚球菌，但是卻足以產生抗藥性」[2]。

到了1947年，第一例的抗生素抗藥性被報導。

為何佛萊明能如此的未卜先知？因為他瞭解恆定現象。過度的暴露會造成阻抗性。一旦生物系統受到干擾，會傾向恢復原本的系統；當我們使用愈多抗生素時，細菌會經由天擇而存活下來，成為可以對抗抗生素的細菌。最後，這些抗藥性細菌坐大，抗生素開始無效。為了預防抗藥性的產生，我們必須嚴格縮減抗生素的使用。不幸地，許多醫生對於抗生素抗藥性的反應，卻是選擇使用更多的抗生素去抵抗抗藥性，結果導致更多的抗藥性。持續性、高濃度的抗生素會引起抗藥性的產生。

病毒抵抗力

關於病毒的抗藥性又是如何？為何我們會對百日咳、麻疹、小兒麻痺病毒產生免疫力？在疫苗發展之前，被病毒感染後的人本身會產生抵抗力，避免二度感染。如果在孩童時期感染過麻疹病毒，就能終生免疫；大部分的病毒都是如此，暴露會產生抵抗力。疫苗也是基於此原則發展的。金鈉（Edward Jenner）在英國鄉村工作，聽見許多擠牛奶的女孩，因為接觸了許多天花病毒而有天花的抵抗力。

在1796年，他蓄意使一位年輕男孩感染牛天花病毒，觀察接下來如何產生抵抗天花的保護力。藉由培養死亡或減毒的病毒，使我們不需真正感染疾病，卻可以讓自身產生免疫力。換句話說，病毒造成病毒阻抗性。但高濃度加上重複接種疫苗，會造成抵抗力。

藥物抗藥性

當第一次攝取古柯鹼時，通常具有強效的興奮作用，隨著使用次數增加，藥效強度也會逐漸減少，藥癮者必須使用一次比一次還要大的劑量，以達到相同的效果。經過對於藥物的暴露，身體將產生抵抗性，這稱為耐受性。人們對於鴉片類、大麻、尼古丁、咖啡因、酒精、苯二氮平衍生物及硝化甘油會產生耐受性。

藥物產生耐受性的轉機很明確，類似荷爾蒙，如同一把鑰匙，需要插入鑰匙孔。例如嗎啡類藥物，須作用於嗎啡類受器，才能造成疼痛緩解。當長期、過度暴露於藥物刺激時，身體會減少細胞表面接受器。再次驗證生物恆定性的原則。如果刺激過多，細胞接受器會被下調，鑰匙也無法插進鑰匙孔。生物系統將回歸到最原本的狀態。換句話說，藥物造成藥物的阻抗性。

惡性循環

對於阻抗性的自然反應是增加劑量。例如，對於抗生素的阻抗性，我們使用更多的抗生素、使用高劑量或新藥物、增加藥物使用；酒癮者，喝更多的酒，抵抗酒精的耐受性。然而，這是一個自我對抗的行為。因為阻抗性會發生，是要因應持續高濃度的狀態，因此增加劑量，又會使阻抗性更大。

如果某個人使用大量古柯鹼，會有很高的機會產生耐受性。抗生素使用的愈多，產生的抗藥性就愈強。直到我們停止使用更高濃度的藥物，才能夠結束這個惡性循環。這是一個自我增強的惡性循環；暴露產生阻抗性，阻抗性產生更高濃度的暴露，這項循環不斷

進行。產生使用高濃度才會具有矛盾的現象：使用愈多抗生素，抗生素就愈無效；使用愈多古柯鹼，藥效愈差。總結一下我們所瞭解的：

▶ 使用抗生素產生抗藥性。劑量愈高，愈容易產生抗藥性。
▶ 病毒造成病毒抵抗力。劑量愈高，可以產生更多抵抗力。
▶ 藥物產生耐受性。劑量愈高，愈容易產生耐受性。

讓我們回頭看看我們的問題，什麼產生胰島素阻抗？

胰島素造成胰島素阻抗性

如果胰島素阻抗與其他阻抗情形相似，第一件要審視的便是持續且濃度高的胰島素。如果我們增加胰島素的濃度，我們會得到胰島素阻抗嗎？這是一個很容易試驗的假說，幸運的是，許多研究已被進行。

支持證據

胰島素瘤是一個少見的腫瘤[3][4]，在無其他特別的疾病下，將分泌大量的胰島素。當胰島素濃度上升，胰島素阻抗就會增加，這是一個普遍的保護機制。如果胰島素阻抗沒有產生，高胰島素濃度會造成血糖變得非常低，最終造成嚴重的低血糖，導致癲癇或死亡。因為身體不想死亡，所以會產生胰島素阻抗。胰島素阻抗會自然地產生，以對抗異常大量的胰島素。由此我們可以得知，胰島素造成胰島素阻抗。

藉由手術來移除胰島素瘤，是一個很好的治療方法，且會大大地降低病人身上的胰島素含量。當腫瘤消失時，胰島素阻抗也會被逆轉，相關的症狀也會得到改善。[5]因此，當你逆轉高胰島素濃度時，同時也會逆轉胰島素阻抗性。

　　實驗模擬胰島素瘤的情形非常地容易。我們可以注射高濃度胰島素至一般正常人的身體中，並觀察是否能誘發胰島素阻抗？[6]

　　連續注入40小時的胰島素，能減少受試者使用葡萄糖的能力約15％；換句話說，將產生15％的高度阻抗性。此發現的應用如下：我可以使任何人產生胰島素阻抗，而需要做的只是給予胰島素。即使使用正常生理濃度的胰島素，也會產生相同的結果。[7]

　　之前無肥胖或糖尿病史的受試者，在通過連續給予長達96小時輸注的胰島素，實驗結束時，胰島素敏感性下降20～40％。這項實驗結果相當地令人訝異。

　　即使是健康、年輕、精瘦的男性，若是持續輸入正常濃度的胰島素，也會產生胰島素阻抗。

　　藉由給予胰島素、產生胰島素阻抗，我可以為這些年輕的受試者，開啟一條通往糖尿病及肥胖的道路。在正常情形下，胰島素濃度不會持續維持。為了控制血糖，胰島素通常是給第二型糖尿病患者的標準處方。有時甚至會給到非常高的劑量。我們的問題在於：大劑量的胰島素是否會產生胰島素阻抗？在1993年的研究中測量了這一個結果。[8]病人開始進行嚴格的血糖控制，6個月之後，病人們從沒有使用胰島素至每天使用平均100單位的胰島素，並且血糖控制的非常良好。

　　但是胰島素使用愈多，將造成胰島素阻抗性愈大，這是一個直接因果關係。即使血糖控制良好，但是糖尿病卻漸趨惡化！這些病

人即使每天減少300卡路里的情形下，仍然平均增重8.7公斤。胰島素不僅會產生胰島素阻抗，也會引起體重上升。

肥胖與時間相關性

我們瞭解胰島素將會產生胰島素阻抗；而且胰島素阻抗也會造成高胰島素，這是一個惡性循環。兩者之間彼此驅使著對方，直到胰島素濃度上升到異常高為止。這個循環持續得愈久，情況也會愈糟糕，這也是為何肥胖與時間的相關性如此重要。陷入這個惡性循環數十年的人，通常會產生異常高的胰島素阻抗。

阻抗性所產生的高胰島素濃度，與飲食之間是互相獨立的；即使改變飲食，這項阻抗性仍然會使胰島素維持在高的濃度。如果胰島素濃度很高，身體會將體重設定在較高的基準點；恆溫計設定在高基準點時，體重就不易下降。肥胖者會變得更胖。肥胖的情形愈久，愈難根治。其實不只你知道，歐普拉也知道，大家都知道這一個事實。大部分肥胖的理論皆無法被驗證，因此大家都故意忽略，但是肥胖確實是與時間具有相關性；如同生鏽的鐵，需要時間生成。

換一個比喻描述吧！你可以研究潮溼的環境和金屬的組成，但是如果忽略時間因素，將無法徹底的瞭解。當飲食中充滿使胰島素濃度上升的食物時，會開始引發肥胖，經過一段時間後，胰島素阻抗會成為一個巨大的問題，主要是驅使胰島素上升的因素。我們可以得知長期的肥胖循環不易被打破，只是飲食的改變是不夠的。

哪一個先？

這裡還有一個有趣的問題，類似雞生蛋或是蛋生雞。高胰島素濃度產生胰島素阻抗性，胰島素阻抗性產生高胰島素。因此哪一個先？兩者皆有可能。但是答案可以在下述關於肥胖的形成中找到。

在1994年的研究中，研究者比較三個族群：非肥胖者、最近肥胖者（小於4.5年）、長期肥胖者（大於4.5年）。[9]非肥胖者具有最低的胰島素濃度，這個發現是可預期的。在短期與長期肥胖的兩個族群中，胰島素濃度幾乎一樣高，意味著胰島素濃度會上升，但並非無止境。

胰島素阻抗是怎麼一回事？當肥胖一開始產生時，只有輕度的胰島素阻抗，但會隨著時間進展；肥胖時間愈久，胰島素阻抗將會愈嚴重，漸漸地，胰島素阻抗會造成空腹胰島素上升。

高胰島素濃度是主因。持續、高濃度的胰島素會造成胰島素阻抗；胰島素阻抗，相對的也會造成胰島素上升。但是這個惡性循環中，最重要的關鍵在於高濃度的胰島素；每一件皆是隨著時間接踵而至，肥胖漸趨嚴重。

區域化的胰島素阻抗

胰島素阻抗如何造成肥胖？我們知道腦部的下視丘具有體重調節中樞，胰島素對於調節體重，扮演著重要的角色。當胰島素阻抗產生時，會發生在每一個細胞嗎？是否包含腦部呢？如果所有細胞都產生胰島素阻抗性，那體重基準設定值不應上升。然而，胰島素阻抗在身體的每一個細胞並不相同，因此胰島素阻抗是區域性的作

用，主要作用的地方在腦部、肝臟及肌肉。改變其中一者的阻力，並無法改變其他者的阻力。

例如，肝臟的胰島素阻抗並不會影響腦部及肌肉的胰島素阻抗。當我們攝取過量的碳水化合物時，我們會產生肝臟胰島素阻抗。此時，若有特殊的飲食介入，將可逆轉肝臟胰島素阻抗，但不影響肌肉及腦部的胰島素阻抗。

缺乏運動會造成肌肉的胰島素阻抗，運動會增加肌肉的胰島素敏感性，但是對於腦部及肝臟胰島素阻抗性影響不大。因應肝臟和肌肉的胰島素阻抗性，整體胰島素濃度會上升；然而，對於下視丘的中樞而言，胰島素的作用並沒有改變。

腦部對於胰島素並不會產生阻抗，即使高濃度胰島素到達腦部，胰島素仍然可完全作用，進而導致體重上升。

持續地產生阻抗性

高濃度的荷爾蒙本身並不會產生阻抗性，否則，我們都會很快地產生阻抗性。我們天生會產生對抗阻抗性的機制，因為我們分泌的荷爾蒙，包含皮質醇、胰島素、生長激素、副甲狀腺或其他荷爾蒙，都是脈衝式的釋放。高濃度的荷爾蒙在特殊的時間點釋放時，將產生特殊的效果，作用之後，這些荷爾蒙濃度會降到非常的低。想一想，身體的每日節律。比如松果體分泌的褪黑激素，在白天幾乎偵測不到。

當黑夜來臨，褪黑激素濃度開始增加，凌晨達到最大濃度。皮質醇的濃度，在凌晨開始上升，在睡醒之前達到顛峰。生長激素大部分在深度睡眠時分泌，在白天通常偵測不到。這些激素都是週期

性的釋放，在阻抗性的預防是非常重要的。當身體不斷暴露於刺激中，將會產生適應。有看過小嬰兒在吵雜的機場睡覺嗎？飛機的聲音很吵，但並非持續性的；嬰兒可以藉由產生阻抗性來適應噪音，這些機制基本上只是忽略。

現在，想像一個嬰兒睡在安靜的屋內，地板發出輕微的聲響，就可能足以驚醒他，這聲響即使很小聲，但是卻仍使他覺得很吵，因為嬰兒還無法適應。由此可知，高度持續的刺激才會產生阻抗性。

荷爾蒙運作機轉與此類似。大部分的時間荷爾蒙的濃度是低的。每隔一段時間，荷爾蒙會短暫的分泌；作用之後，濃度會降到非常得低，身體永遠無法有機會去適應，在阻抗性產生之前，荷爾蒙濃度早已下降。

事實上，我們身體所作的事情，只是讓我們一直處於安靜的屋內。有時，我們會短暫的暴露在噪音之下，會體會到噪音帶來的影響，但是因為沒有足夠的時間去適應，因此不會產生阻抗性。

單純的高濃度不會產生阻抗性，**阻抗性的產生有兩個必要條件，一是高濃度，二是持續刺激**。我們知道這個事實其實已經有一段時間，早期，我們就已利用這一個特點，應用在心絞痛的藥物治療上。病患將硝化甘油貼片早上貼在身上，並在晚上時撕掉。

在不同的時間之下，不斷改變藥物的濃度，使身體對硝化甘油無法產生阻抗性；如果這個貼片在身上持續貼著，就會很快無效，因為身體會產生藥物耐受性（抵抗性）。然而，這個結果要如何應用於胰島素阻抗性呢？想一想，之前所描述的持續輸注胰島素實驗讓我們發現，即使是年輕男性，還是會迅速地產生胰島素阻抗，即使給予的胰島素濃度是正常的。是什麼被改變了？週期性釋放的特點，在實驗中被改變了。通常，胰島素的釋放是陣發性的，以避免

身體產生阻抗性。

在持續釋放的胰島素實驗中，身體嘗試著下調受器數量並觀察它所產生阻抗性。經過一段時間後，胰島素阻抗性將誘發身體產生更多的胰島素，用以克服阻抗力。**關於胰島素阻抗性，食物的組合與進食時間，是兩大關鍵。**食物的種類，會影響到胰島素的濃度。我們該吃糖果還是橄欖油？這是關於營養素種類的選擇。然而，持續釋放的胰島素也是一個問題，所以何時進食也變得非常重要。包括食物的組合與進食時間，兩者都一樣重要。

不幸地，我們已花費了太多時間及精力去研究該吃什麼，但是卻從不研究該何時吃？我們只看見問題的冰山一角。

一天三餐，無零食

讓我們回到美國1960年代，食物短缺在戰爭過後的當時，暫時不是一個需要被關照的問題，肥胖在當時也不是一個重要議題。為什麼？當時他們的主食主要為餅乾、巧克力、白麵包、義大利麵和糖。一天吃三餐，但是不吃點心。假設早上8點吃早餐，晚上6點吃晚餐，10小時的進食時間搭配14小時斷食時間，彼此可以達成平衡；胰島素分泌的時間陣發性，有足夠時間使濃度下降。

大量的精製碳水化合物，例如糖和白麵包，會使胰島素濃度上升得更高，但因具有週期性的低胰島素濃度——隨著三餐陣發性釋放，接著有一段很長的斷食——所以不會產生胰島素阻抗。產生肥胖的其中一個因子被移除。請參考圖10.2的說明。

圖 10.2 在無餐間零食的前提下，胰島素隨三餐釋放的情形。

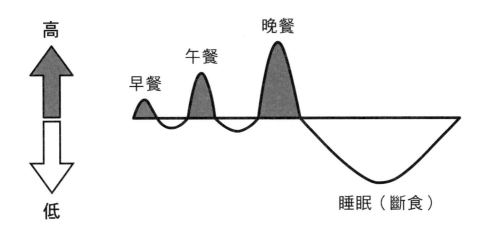

全世界的媽媽都知道，吃零食不是一件好事：會使你變胖，會吃不下晚餐。但是現在政府機關卻認定這是一件好事：頻繁進食可以變瘦，這聽起來非常荒謬。許多減重專家及醫生建議提高進食頻率，甚至達每2.5小時吃一餐。美國一項針對大於六萬名成人及兒童的調查中指出，在1977年多數人一天只吃三餐；到了2003年，大部分的人每天吃五到六餐，意味著在三餐之間，增加二至三次點心。

每餐的相隔時間下降了30％，由271分鐘降至208分鐘。在進食與斷食之間的平衡完全被破壞。圖10.3我們可以看到，大家一整天都在進食，這個情況會增加體重，還有什麼值得不可思議的嗎？

但是更慘的情形是胰島素阻抗將產生更高的空腹胰島素。正常而言，空腹胰島素是低的，但是以目前的飲食狀態來看，我們的胰島素在一大早空腹時就已不在低濃度狀態，反而處於高濃度的空腹胰島素。

圖 10.3 在一日多餐及點心的情形下，胰島素的釋放情形。

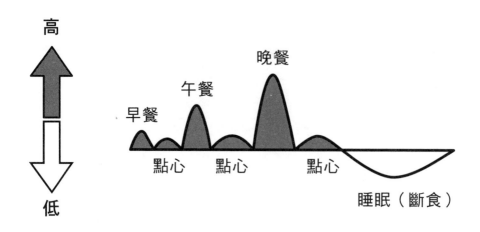

　　若長期都持續高度胰島素，會導致更嚴重的阻抗性。換句話說，胰島素阻抗性本身導致了更嚴重的胰島素阻抗性，這是一個惡性循環。

　　現在，我們符合胰島素阻抗有兩個先決條件：高濃度及持續性。倘若遵循低脂飲食，容易過度攝取精製碳水化合物，進而刺激身體產生高濃度胰島素，並導致體重上升。但是在肥胖形成的過程中，進食頻率的增加，與飲食內容一樣的重要。我們開始將大量的心力投注於研究該如何吃？我們吃著許多十年前不存在的東西，例如藜麥、奇亞籽及巴西紫莓。

　　這些食物都是讓我們變瘦的希望。但是我們從來未曾想過該何時吃？如同許多迷思說服著人們，點心是健康的，或者是教導我們，若進食得愈頻繁，新陳代謝率將會愈高。雖然新陳代謝率會因為食物的消化（食物的產熱效應）產生些微的上升，但是整體而

言，仍是非常的低[12]。

每天吃六餐會使新陳代謝率上升六次，但只會上升一點點。每天進食三餐，會使新陳代謝率上升三次，但是產熱效應較高；整體而言，產熱效益相似。

食物整體的產熱效應，在經過24小時，不管是少量多餐或是多量少餐，結果皆是相同的，不會因為進食的頻率而產生新陳代謝上的優點。我們可以得知，提高進食頻率，並無法減重[13]。

第二個迷思是頻繁進食可以控制食慾，但是要找到證據是不可能的。一旦人們認定少量多餐是一件好事，所有的原因都會傾向支持這一項理論。但是最近的一個研究[14]卻不支持這一項聲明。

第三個迷思是進食頻繁可以避免血糖過低。除非你是糖尿病患者，否則不管你一天進食三餐還是六餐，血糖都是穩定的。

再來舉個例子吧！長期斷食高達382天的人，也不曾發生低血糖的問題[15]。我們的身體已經發展出一套機制，可以幫助我們對抗長期的食物缺乏。即使在長期的斷食之下，身體仍會藉由糖質新生，試著燃燒脂肪，進而使血糖濃度維持正常。

我們無時無刻不在吃東西。在過去的社會規範中，不允許餐間的零食，但是現在任何時間吃東西都不受限制。政府機關及學校開始鼓勵吃零食，這在過去是不被允許的。我們被教導一起床就要吃東西，整天吃東西，即使是睡前，也還要再吃宵夜。

我們有將近18小時的時間都在吃東西，這將使胰島素上升，只有六小時的時間使胰島素下降。如圖10.4所示，胰島素分泌及缺乏的時間比例在不同時期皆有所改變。

更瘋狂的是，我們還一直不斷地被灌輸：持續進食是健康的。

圖 10.4 胰島素分泌及缺乏的時間比例從 1970 年後有巨幅改變。

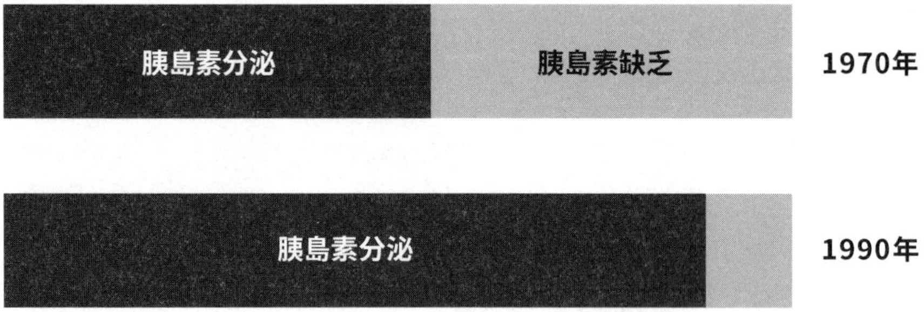

| 胰島素分泌 | 胰島素缺乏 | 1970年 |

| 胰島素分泌 | | 1990年 |

　　為了因應進食習慣的改變，社會規範也隨之改變：以前，我們被教導只有在正餐時間坐在餐桌上才能吃飯；現在，我們卻認為在哪裡吃都可以，可以在車裡、電影院、電視機前，也可以邊走邊吃，比如吃飯時可以看影片，可以配滑鼠……這些改變都是可以想像的。我們砸下數百萬花費來提供兒童點心，同時也砸下數百萬來對抗孩童的肥胖。諷刺的是這些小孩還被責怪變胖。除此之外，我們也砸下數百萬的花費在造就成人肥胖。

　　許多學者提倡增高進食的次數，但這將導致胰島素持續上升，包含點心（富含高度精製碳水化合物）也容易使胰島素濃度上升。在這些條件下，我們理所當然地可以預期胰島素阻抗的產生。過去我們不曾考慮過進食的時間與次數可能產生的問題。試著想一想，在 1960 年，我們一天吃三餐，肥胖比例不高；到了 2014 年，我們一天吃六餐，肥胖已成為流行病。所以，你真的認為我們應該要選擇一天吃六餐嗎？

　　雖然電影《麥胖報告》（Super size me）得到許多關注，人們驚訝於對於份量的控制對肥胖的真正影響並無想像中重要，但是主謀

仍在幕後—奸詐的點心。雖然許多健康專家聲明增加進食頻率可以幫助我們提高代謝，但是這項論述聽起來非常的瘋狂，吃更多可以減重？聽起來一點都不管用，事實也的確如此。

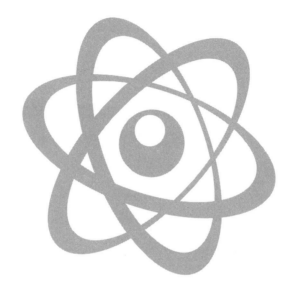

Part **4**

社會的肥胖現象

第11章

更多大份量的食物，
以及關於肥胖型糖尿病的最新科學

　　食品公司為了想要賺取更多的錢，因此想出了許多促使民眾進食機會增加的方法。

　　他們製造一種全新的食物種類，稱為點心，藉由電視、招牌及網路，不遺餘力的進行推銷。但是有一種更陰險的廣告手法，稱為贊助研究，就是大型的食品公司贊助許多營養機關與許多醫學會來幫助他們進行置入性行銷。

　　在1988年，美國心臟協會開始決定接受金錢交易，將協會的標章標示在食物上，可確保食物品質是經過認證的。科學公眾利益中心估計，在2002年，美國心臟科協會單就這個計畫，就賺取了超過2百萬美元。食品公司為了獲取認證，從1～9個產品，每個產品皆需支付7500美元，若超過25項產品，則會有折扣。對於美國心臟科協會而言，這是一筆獨門生意，並且價格昂貴。在2009年，營養界的翹楚——可可粉及冰沙公司，仍在美國心臟協會的清單上。

　　在2003年，由美國心臟協會所發起的達拉斯心臟健走計畫，樂事食品公司即是此項計畫的贊助廠商。在加拿大的心臟及中風協會

也好不到哪去。在佑尼‧佛瑞德和夫（Dr. Yoni Freedhoff）的部落格中揭露[2]，含有10湯匙葡萄糖的葡萄汁被加拿大的心臟及中風協會認為是健康食品，然而，這些產品只是一般的糖水，且對任何人一點益處都沒有。研究者及學術界的醫生被認為是意見的領袖，他們的意見通常很少被忽視。許多健康專家，喜愛介紹大家使用代餐奶昔、能量棒、藥物及手術，這些都是食品廣告的證據。而使我們忘了要攝取全穀、非精製化食物，也忘了要減少糖類添加及精製澱粉類，例如白麵包等食物的攝取。

　　想一想熱門的食物代餐——奶昔的成分吧！前五項分別為水、玉米麥芽糖糊精、糖、牛奶蛋白濃縮物及芥花油。這些混和物一點也不會讓我們覺得健康。此外，當關係到醫學健康資訊時，「公正」可說是一個十分嚴重的議題。某些網路上出版的期刊在贊助廠商的部分，就占了非常多的版面，企業贊助對於學術研究有諸多的影響。[3]在2007年的研究中指出若只觀察氣泡式飲料的部分，哈佛大學的大衛‧路德文基（Dr. David Ludwig）發現，接受廠商贊助的產品，產生較高的偏好度高達7倍。在紐約大學，營養與食物研究的教授馬里恩‧雀巢（Marion Nestle），對於這個發現產生共鳴。在2001年，她下一個結論：研究者很難不喜好贊助者的產品。這些贊助者真的是[4]狡猾的狐狸，現在食品及熱量的實驗及研究都是他們所看守的雞舍。對於食品業的噓聲，卻逐漸轉變為允許他們進入醫學神聖的殿堂的契機。推銷果糖？沒有問題。推銷減肥藥？沒有問題。推銷人工代餐奶昔？沒有問題。

　　但是肥胖這個流行病仍然不會被忽略，而且兇手已被找到。卡路里即是非常好的代罪羔羊。吃比較少的卡路里，但是其他東西多吃一些。沒有一家公司膽敢稱自己為「卡路里」、沒有品牌稱為

「卡路里」、沒有食物稱為「卡路里」。沒有名字就沒有長相，卡路里是食品業一個理想的助手，可以承受所有的責難。他們說，糖果不會讓你胖，是卡路里；100卡路里的可樂與100卡路里的花椰菜一樣會讓你胖。一卡路里就是一卡路里。你不知道嗎？但是證明給我看，一個人吃太多花椰菜會變胖？你我心知肚明。

此外，我們不能只靠進食一些一般的飲食，再加上一些脂肪、蛋白質或者是點心，就希望體重減輕。與一般常識相反，減重的最佳建議，通常是吃得更多。請參考圖11.1。

圖 11.1 傳統減重飲食建議

一天吃 6 餐
攝取高蛋白
攝取更多蔬菜
攝取更多 ω-3
攝取更多纖維
攝取更多維生素
攝取更多點心
攝取低脂飲食
攝取早餐
攝取更多鈣質
攝取更多全穀食物
攝取更多魚

為何任何人都會給你如此愚蠢的建議？因為當進食的次數減少，就沒有人可以賺錢。如果多攝取高營養補給的食物，食品公司就可以賺錢；我們若喝更多的牛奶，酪農就可以賺錢；我們若吃更多的早餐，早餐公司就可以賺錢；我們吃更多的零食，零食公司就可以賺錢，有許多許多數不清的例子。其中，最可怕的迷思是，少量多餐可以幫助減重。吃點心真的可以幫助減重嗎？聽起來很愚蠢，實際上也是。

點心：不會讓你瘦

研究證實，點心會讓你吃得更多。在實驗中，將強迫給予受試者更多的點心[5]，這的確會使我們在正餐時間攝取較少的卡路里，但是無法完全補償攝取點心所增加的額外卡路里，無論是含油脂或含糖的點心都相同；增加進餐頻率不會減輕體重[6]。老一輩的教導是對的，點心會讓你變胖。因為點心大多是高度精製食品，所以能量攝取的品質也受到很大的影響。

這些食品只會讓食品公司受益，因為販售加工產品比天然食物多出了許多的利潤。精製的碳水化合物，需要擁有方便性以及長效期的特質，因此需要許多加工過程。總而言之，餅乾、脆片等這些含大量麵粉及糖的物質不容易壞掉。但都無法因為我們將正餐的熱量替換為零食而幫助我們變瘦。

早餐：不可跳過的最重要一餐？

大部分的美國人認為，早餐是一天中最重要的一餐；攝取豐盛

的早餐被認為是健康飲食的指標。我們總是被教導，跳過早餐會讓我們感到非常的飢餓，使得我們一整天都會過度進食，雖然我們都認為這是一個眾所周知的事實，但是這只是北美的習慣。許多法國人在早上只喝咖啡，並且通常都選擇跳過早餐不吃。早餐在法語的意思為「小份量的午餐」，暗示著這一餐只適合少量進食。

國家體重管理控制登記處在1994年成立，他們以成功減重14公斤並維持超過一年的人為觀察對象，發現78％的人都有吃早餐的習慣[7]，這是我們被告知吃早餐可以幫助減重的證據。但不吃早餐的人的數據呢？答案是不知道，因此無法就此下結論。說不定那些無法減重者中也有78％的人有吃早餐，這些資料無法得知。再者，國家體重管理控制登記處的登記者已經過嚴格的自我篩選[8]，所以無法代表一般族群。

例如，77％的註冊者為女性，82％為大學生，95％為白種人；另外，體重減輕與進食有相關性，並不表示就有因果關係。在2013年一篇系統性的回顧文章中我們發現許多早餐研究的論文[9]，都是基於許多研究者的喜好以及偏見。以前相信早餐可防止肥胖的作者，皆認為這就是支持的證據。事實上卻很少有對照實驗，而且大部分的研究顯示，吃早餐並無任何保護作用。早上起床就馬上吃早餐的行為是不需要的。

接著，讓我們開始想像吧！早上一醒來的同時，是一天中需要提供身體足夠燃料的開始，但我們的身體早已自動準備好了。每天早上，在快要睡醒之前，身體會自動分泌生長激素、皮質醇、腎上腺素和正腎上腺素。這些荷爾蒙會刺激肝臟製造葡萄糖，使我們清醒過來，這稱為黎明現象，並且已被闡述好幾十年。許多人在早上不會感到肚子餓，天然的皮質醇和腎上腺素的刺激，活化了交感神

經系統，我們的身體在早上就已準備好活動，而非準備進食。

　　所有這些荷爾蒙促使葡萄糖進入血液中，快速地提供能量，使我們在剛睡醒就已經加滿油，準備好隨時上路了，不需要再攝取額外的糖、麥片及貝果。早晨的飢餓感告訴我們應該要進食，這是從孩童時期開始就已被發現超過數十年的行為。早餐的意思為打破睡眠帶來的斷食。如果我們的第一餐在中午12點吃，那麼中午的烤鮭魚沙拉就是我們的早餐，這並沒有什麼錯。大份量的早餐被認為可以減少一整天其他食物的攝取；但是實際上並非如此[10]。

　　研究顯示，不管早餐攝取的卡路里為何，午餐和晚餐的份量大致上是固定的；所以真相是早餐吃得愈多，一整天攝取的總卡路里也就愈高。更糟糕的是，若再增加一天之中的進食頻率，最後我們將大量地增加原本的卡路里攝取量，這不是好的進食習慣[11]。

　　此外，許多人承認早上其實並不餓，但是卻強迫自己吃早餐，因為認為這是健康的選擇。聽起來非常地諷刺，為了減重，許多人強迫自己吃更多。

　　在2014年，為期六週的吃早餐隨機對照實驗，發現與大眾的認知相反，吃早餐對於減重並無顯著效果[12]。我們總是被告知，不吃早餐會降低新陳代謝率。貝氏早餐計畫（The Bath Breakfast Project）[13]，是一個隨機對照的試驗，實驗後發現了與大眾認知相反的結果，不吃早餐並不會降低新陳代謝率；總能量在吃早餐或不吃早餐這兩組顯示均相同。與不吃早餐者相比較，吃早餐的人每天平均多**攝取539**卡路里，這項結果與其他的研究一致。

　　吃早餐的最大問題在於我們總是趕時間，因此喜歡便利、便宜、可以存放的食物；含糖穀片就是其中一種，並且以孩童為消費大宗。約有73％的孩童，每天規律地吃含糖穀片作為早餐；卻只有

12％的機率會吃蛋。其他方便準備的早餐，如吐司、麵包、含糖優格、丹麥麵包、鬆餅、甜甜圈、馬芬蛋糕、即食麥片和果汁等最為普遍。非常明顯地，你可以發現精製碳水化合物充斥其中。對於食品公司而言，早餐是最重要的一餐，並且是銷售高利潤、高精製商品的最好機會。「早餐是最重要的一餐！要吃早餐！」他們大喊著。而更好的銷售方式是找到機會教育醫師、營養師及其他醫學專家，這些專家學者有許多令人尊敬之處，因此錢不斷進入他們的口袋。關於早餐，有一些常識可以問一問你自己：早上會覺得餓嗎？如果不會，聆聽身體的聲音來選擇是否要進食。吃早餐會讓你更餓嗎？如果你早上吃了一片吐司，喝了一杯果汁，一個小時之後會覺得餓嗎？如果會的話，不要吃早餐。

如果是因為肚子餓而想要吃早餐，那就吃吧！但是需要避開糖及精製碳水化合物。跳過早餐，並不意味著可以在下午茶時間吃甜甜圈。

關於水果與蔬菜的事實

在關於減重的建議中，最普及的建議就是多吃蔬菜水果，無可否認，這些是相對健康的食物。但是，如果你的目標是減重，毫無節制地攝取這些健康食物是沒有幫助的，除非你將它們當作正餐，不過這是不健康的。

但是，《飲食指南》中並不是這麼寫，例如，世界健康衛生組織寫著「預防肥胖，需要促進蔬菜、水果的攝取。」

在2010年，《飲食指南》特別強調增加蔬菜水果攝取的重要性。事實上，這個建議在一開始就存在。蔬菜和水果富含微量元

素、維他命、水分、纖維、抗氧化物質及植物生化素；但是，並沒有科學解釋增加這些健康食物須減少其他加工食物的攝取。這個建議假設，若是我們攝取低能量密度及高纖維的蔬菜水果可以增加飽足感，那就能減少其他食物的攝取。如果這是主要的機制，那麼應該會直接建議你以蔬菜取代麵包，但事實卻不是如此。

我們的建議是吃更多的蔬菜水果。那麼，我們真的可以藉由多吃蔬果來幫助減重嗎？在2014年，研究著蒐集所有與增加蔬菜水果攝取與減重的相關研究；[15]卻沒有一個研究結果支持這一個假說，即使將所有結果統整後，仍然沒有可以支持這項理論的證據。簡單的說，你無法藉由吃更多的方式來幫助減重，即使吃的是具有高纖維的蔬菜水果。所以我們真的應該要多攝取蔬菜水果嗎？的確是這樣沒錯。但是前提在於，我們必須減少不健康食物的攝取並且不將蔬菜水果用來取代正餐[16]。

糖胖症的新科學

由過高的胰島素阻抗所造成的疾病稱為第二型糖尿病。高胰島素阻抗導致血糖升高是此病的症狀之一。在醫療上，胰島素不只造成肥胖，也會引起第二型糖尿病。造成肥胖及糖尿病共同的原因是過高並且持續的胰島素濃度，因為兩者很類似，所以被統稱為一種症候群──糖胖症。

治療這兩個疾病的方法，都是降低胰島素；然而，現今治療方式卻是增加胰島素濃度。對第二型糖尿病患者注入更多的胰島素，這將無法改善病情，反而會因此惡化。那麼我們還可以藉由降低胰島素治療第二型糖尿病嗎？當然可以。但是關於第二型糖尿病有許

多的誤解，需要額外花時間說明。

　　自從1970年代錯誤的飲食改變造成糖胖症的盛行，我們已經看見敵人，那就是我們自己，攝取太多碳水化合物、頻繁進食、甚至我們忙進食過度。諷刺的是，這些飲食改變初衷，是為了預防心臟病；我們卻增加這個了疾病的罹患率，因為糖胖症是心臟病及中風的危險因子。而我們卻試圖救火揚沸。

第12章

貧窮及肥胖的相關性

　　亞特蘭大的疾病管制局，保有美國肥胖盛行率的詳細統計資料，各州擁有很大的差異性。值得注意的是，在1990年，原本肥胖率較高的州，到了2010年，卻變成了肥胖率最低的州。（見圖12.1[1]）

圖 12.1 美國成人肥胖趨勢

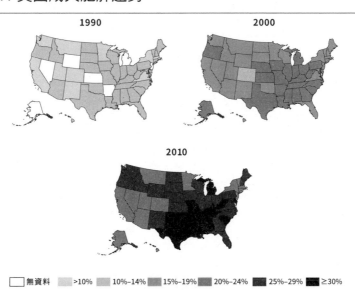

整體而言，美國的肥胖比例皆大量增加；即使美國與加拿大有相似的文化以及基因，他們的肥胖人口相較之下卻高出許多。

　　這意味著政府政策在肥胖上扮演著很重要的角色。例如，南部的德州比西部的加州及科羅拉多州和東北部相比，肥胖人口較多。社經地位長期以來皆在肥胖的發展上扮演著重要的角色，我們可以發現貧窮與肥胖具相關性。例如較貧窮的州，肥胖比例較高；南方的州比西方及東北方貧窮。密西西比在2013年平均收入為39031美元，[2]他們在美國是最窮的州，我們可以發現它們的肥胖比例也最高，高達35.4％。[3]然而，最大的問題是，為何肥胖與貧窮有關？

回饋機制

　　這是一個關於肥胖的理論，稱之為食物回饋假說：假設食物的品質具回饋機制，會造成過度進食。或許是因為食物變得更好吃，讓人們吃更多。回饋機制會加強進食的行為，過度進食的行為由可口度所回饋，即代表我們會過度進食的食物是美味的食物。食物的可口度增加絕非偶然，社會的變遷使我們增加外食的機會，比如餐廳及速食店。

　　在這些場所的食物皆是藉由化學物質、人工添加物及加工過程來增加可口度。比如添加糖、調味料（如味精），會讓味蕾相信食物具回饋性。這些辯論在幾本書中被提及，第一本是麥克爾・莫斯（Michael Moss）的《食品工業如何誘人上癮》（*How the food Giants Hooked Us*），再來是大衛・凱斯勒（David Kessler）的《中止過度進食：控制無法滿足的美國食慾》（*The End of Overeating: Taking control of the Insatiable American Appetite*），額外添加糖、鹽、脂肪

所組合出的食物，承受著我們不成比例的責難。

　　但是人們攝取糖、鹽及脂肪已超過五千年的時間，而且，這些食品並非新的物質，比如夏天的聖品冰淇淋，已經存在超過100年；或是巧克力棒、餅乾、蛋糕及甜點，在1970年肥胖盛行之前就已存在。

　　我們回朔到1950年，小孩們一樣享受著奧利歐巧克力，卻沒有出現肥胖的問題。這個爭論的前提是，2010年的食物是否真的比1970年還要美味，使我們無法抗拒食物的美味而過度進食，因此產生肥胖的問題科學家們投入許多心力，來探討此項爭論的真相。

　　這暗示著高度美味的精製合成食品相較於天然食物更美味、更具生理回饋性，但是很難令人信服。例如高度精製的電視餐，會比鮭魚生魚片沾芥末和醬油好吃嗎？

　　加工的卡夫亨氏食品，加上假的起司醬，會比草飼烤肋眼牛排美味嗎？但是肥胖與貧窮之間的關係同樣存在的問題。食物回饋的假說預測，肥胖在富有者身上，會較為盛行，因為他們可以負擔較高度回饋的食品，但事實卻相反。真相是**低收入者，肥胖更為盛行**；坦白的說，富有者可以購買更具回饋性或昂貴的食物；但是貧窮者，只能負擔較便宜具回饋性的食物。牛排和龍蝦是高度回饋並昂貴的食物。比如餐廳的餐點與家中的餐點比起來，較為昂貴及擁有高度回饋性。財富的增加，造成高度回饋食物的選擇增加，肥胖的情形應該增加，但事實並非如此。如果飲食不是罪魁禍首，那麼應該是缺乏運動。或許富有者可以負擔健身房的費用，因此他們有較多的機會運動，肥胖的情形也就較少。

　　同理，或許富有的小孩可以參加運動組織，因此他們身上肥胖的情形較少。這些意見乍聽之下似乎很合理，但仔細思考後卻有很

多不一致的地方。大部分的運動具有很大的自由度，只需要有一雙鞋，就能進行許多的運動。無論是走路、跑步、足球、棒球、伏地挺身、仰臥起坐、健美操等等，都是很棒的運動，不需要額外的花費。許多職業，例如建築或農業，都需要工作一整天，因此也會耗費非常大的體能，這些工作每天都需要抬重物，與辦公室的律師或是華爾街的投資者不一樣，他們每天花12小時坐在電腦前，體能活動僅限於電腦桌到電梯之間的狹隘空間。

雖然每個人每天體能消耗的差距非常大，但是肥胖的問題卻在貧窮者身上較為盛行。不管是食物回饋或者是體能消耗，都無法解釋肥胖與貧窮的關係。然而，究竟是什麼原因造成貧窮者的肥胖？答案是相同的─高度精製碳水化合物。基於貧窮者的經濟狀況不佳，食物需要可以負擔得起；某些膳食脂肪其實不貴，但是我們不可能每天喝一杯蔬菜油當晚餐。此外，政府機關建議要減少油脂攝取，遵循低脂飲食。

膳食蛋白質，例如肉類及乳製品，相對而言實在太昂貴；相對便宜的蔬菜蛋白，例如豆腐或豆類，在北美不易取得，因此，我們的選擇只剩下碳水化合物。

如果精製碳水化合物與其他食物比較起來特別便宜，那麼這些貧窮者會攝取較多的精製碳水化合物。的確，精製碳水化合物整體的價錢幅度較低。一條麵包僅1.99美元，一包義大利麵也只用0.99美元，與10美元的起司或者是20美元的牛排比起來，的確便宜很多。

非精製的碳水化合物，例如新鮮水果、蔬菜，與低價的精製食物無法比較；例如1磅的櫻桃可能需要6.99美元。

為何精製碳水化合物會如此的便宜？為何非精製碳水化合物會

比較昂貴？政府提供農業補助金以降低生產成本；但並非所有產品都相同。請參考圖12.2。

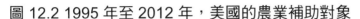

圖 12.2 1995 年至 2012 年，美國的農業補助對象

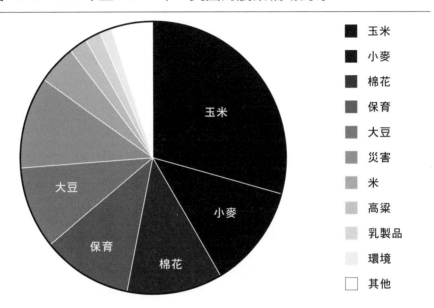

在2011年，美國公眾利益研究團體發現，玉米得到29％的補助，是農業中最高的，接下來是小麥的12％[7]。玉米被製成許多高度精製碳水化合物，包含玉米糖漿、高果糖玉米糖漿及玉米澱粉。小麥不曾以全穀類方式被食用，大部分也都是被精製成麵粉類存在許多食物中。換句話說，非精製碳水化合物幾乎沒有政府農業補助。雖然大量的玉米及小麥得到補助，但是甘藍、花椰菜、蘋果、草莓、菠菜、萵苣等，卻無法得到相同的補助。

圖12.3[8]比較蘋果與食品添加物的補助幅度後我們發現（玉米糖漿、高果糖玉米糖漿、玉米澱粉及大豆油），食品添加物的補助是

蘋果的三十倍。最可悲的是，蘋果卻是所有蔬菜水果中，補助最多的項目，由此可以想見，其他蔬果的補助有多微不足道。

圖 12.3 1995 年至 2013 年食品補助金額比例

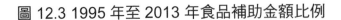

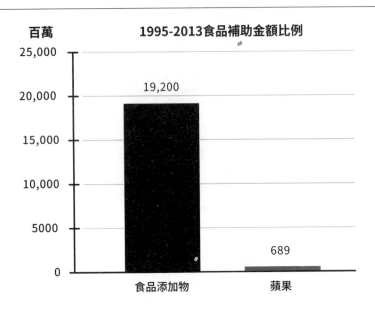

政府選擇將我們的錢用在補助會讓我們變胖的食物上，肥胖可以說是政府政策所造成的結果。補助會鼓勵民眾大量地種植玉米和小麥，這兩者都被大量地製成精製碳水化合物。

從圖 12.3 中我們發現食品添加物接受的補助，遠大於全食物，這使得食品添加物變得愈來愈便宜，鼓勵民眾大量消費、大規模的攝取，最後導致肥胖的發生。接著只能投注更多的稅金補助減重計畫，甚至花費更多金錢去解決肥胖造成的醫療問題。這難道是政府的陰謀嗎？不一定是。

這些大規模的補助，讓食物變得更容易被取得，使得食品添加

物在 1970 年之後備受喜愛。回到當時，主要的健康議題並非肥胖，而是心臟病，而大家相信心臟病的原因是攝取大量的脂肪所造成。食物金字塔的底端是由麵包、義大利麵、馬鈴薯和米飯所組成。自然地，補助金全湧向這些食物，美國農業部鼓勵這些食物的種植，進而使精製穀物及玉米產物迅速地降價；肥胖如同死亡降臨般無法阻擋。

值得注意的是，1920 年代，糖相對來說較貴。1930 年的研究顯示[9]，第二型糖尿病在富有的北方比貧窮的南方更為盛行。但隨著糖變得非常便宜，局勢開始逆轉。現在貧窮與第二型糖尿病的關聯更高，與之前完全不同。

由皮馬人（Pima people）得到的證據

北美洲西南部的皮馬印地安人（美國原住民），具有最高的糖尿病及肥胖比率。估計約有 50％ 的成年人具有肥胖的情形，其中又有 95％ 具有糖尿病[10]。再次證實高度的肥胖盛行在貧窮的族群中。為什麼？

傳統的皮馬飲食乃是依賴農業、狩獵及捕魚。所有在 1800 年代的報告中顯示，皮馬人是非常活躍與健康的民族。到了 1900 年代早期，美國交易站的設立逐漸改變皮馬的傳統生活型態，比如農業、狩獵及飲食。漸漸地，精製碳水化合物，特別是糖和麵粉，開始取代傳統飲食，因為這些東西可以常溫儲存，不會腐敗。到了 1950 年代，皮馬普遍存在肥胖問題，而且與貧窮有關。

這個情形並非皮馬印地安人獨有，肥胖與糖尿病在所有北美洲原住民中皆形成巨大的危害。這個趨勢在 1920 年代即被發現，比

1977年盛行的肥胖早了數十年。

　　為何如此呢？在蔬菜、獵物及魚類等天然食物充足的時代，皮馬人不曾產生肥胖及糖尿病。直到他們的傳統飲食被西方食物擾亂，肥胖才開始肆虐。

　　這代表肥胖極可能是現代生活型態的結果，例如使用汽車、電腦、電玩等工具而造成活動度的減少。但經過詳細的檢視後，這個解釋只是藉口。在汽車尚未普及的數十年前，1920年的美國原住民部落，就已產生肥胖的問題。北美的肥胖流行病，在1977年代劇增；但同一時間，車輛的里程數並未跟著急遽增加，只在1946至2007年之間有平穩地上升[11, 12]。

　　還有許多人認為原因是速食的盛行，同樣地，速食店與餐廳的數量是在數十年間緩慢成長，而非在1977年暴增。在速食普及之前，肥胖早已在皮馬大虐肆行。再次說明，肥胖在1920年代就已在北美原住民之間盛行，而且當時的北美地區資源還較為匱乏。

　　那該如何解釋皮馬的狀況？很簡單，答案就是高度精製碳水化合物。當皮馬人使用高度精製的糖、麵粉取代傳統非精製化的食物後，肥胖形成。在1977年，新的《飲食指南》造成碳水化合物急遽增加，肥胖隨之而來。

　　荷爾蒙肥胖理論釐清許多流行病學對肥胖前後矛盾的解釋。肥胖的主因是胰島素，胰島素上升的主因是精製碳水化合物。它還能解釋另一個急迫的議題：孩童期肥胖。

第13章

兒童時期肥胖

對於學齡兒童身上發生的驚人肥胖與第二型糖尿病的上升，我們投入數億元來對抗疾病。我們第一個選擇的武器是採取少吃多動的方式，成功地得到了良好的紀錄。然而，營養學權威開啟了一場爭奪戰，發起飲食計畫。美國國衛院成立健康研究[1]，花費三年的研究，專注於四十二所6至8年級的學生。

一半的學校會接收到許多介入性活動，另一半則維持原本的生活模式。

這一個研究鼓勵我們建立許多營養及運動的目標，包括：

▶ 降低含脂食物的攝取。

▶ 每位學生提供至少兩份的蔬菜水果。

▶ 提供至少兩種穀類或豆類。

▶ 將每一份點心零食的熱量減少至200卡路里。

▶ 限制飲料攝取，由開水、低脂牛奶及100%果汁代替。

▶ 鼓勵每週至少225分鐘，中度至高度的體能活動。

我們的老朋友—少吃多動，和舊毛毯差不多，在減重的表現上

並不鮮明。這項健康活動包含教室課程、給家長的信函、宣傳活動、學生活動及獎勵。兩組團體在一開始過重或肥胖的學生比例約占50%。三年的實驗結束之後，少吃多動組，體重下降達45%，被視為非常成功；但無運動及飲食介入的另一組別，體重下降也是45%。在飲食及運動介入的組別，很明顯無可測量到的效益，這一個減重計畫是無用的。

但是誰沒有試過少吃多動的方式後仍然失敗呢？這一個健康研究，只是一連串失敗研究的其中一個。

肥胖，不再只是發生在成人身上

在1977年到2000年之間，兒童時期的肥胖在各個年齡層急遽上升。這些肥胖者的年齡介於6至11歲，肥胖比例由7%上升至15.3%；而若是年齡介於12至19歲的肥胖者，肥胖比例由5%上升至15.5%，上升了3倍。之前在孩童身上罕見的第二型糖尿病、高血壓也愈來愈常見。肥胖的情況已由成人慢慢擴展至兒童身上。

兒童期肥胖，導致成人肥胖並衍生出許多的健康問題，特別是心臟血管議題[2]。博加盧薩心臟研究（The Bogalusa Heart Study）[3]，得到了一個結論，那就是學齡時期肥胖會造成年輕成人肥胖，並且在每個人身上幾乎都是如此。兒童期肥胖可視為一個死亡率增加的指標[4]，但重要的是，這是一個可逆的危險因子。

過重的兒童，如果在成人時期就能將體重恢復正常，那麼他的死亡率及危險因子就能與不曾過重的人相同[5]。

然而，卻有愈來愈多年輕的小孩，遭受肥胖之苦。2001年，一個為期22年的研究終於完成，我們由此得知肥胖的盛行率在所有年

齡層的孩童皆大幅增加，甚至是0～6個月的嬰兒[6]。

這是一個有趣的發現即使是。傳統的卡路里肥胖理論，也都無法解釋這一個現象。肥胖被認為是能量攝取不平衡所造成，吃太多及活動過少；但是是靠父母餵食的6個月大嬰兒，不太可能吃得太多；況且他們也還不會走路，所以也不可能動得太少。相同地情況，過去的25年中，剛出生的嬰兒們的體重增加將近200公克[7]；但是新生兒不可能吃太多或動太少。究竟發了生什麼事？許多的假說提供對於新生兒肥胖的解釋。

其中一個熱門的假說，是關於環境中存在的化學物質（致胖原），化學因子通常會干擾荷爾蒙。因為肥胖是由荷爾蒙的變化所導致，而非卡路里失衡的問題，所以這樣的解釋似乎有一點道理。但是，大部分的研究來自動物實驗，例如除草劑（atrazine）和防蚊液（DDE）的成分，可能會導致老鼠的肥胖[8]，但是目前沒有人類相關的資料。在缺乏證據的情況下，我們便無法判定化學物質是否為致胖原因。

此外，研究中所使用的化學物質濃度，是正常人類暴露的幾百倍甚至是幾千倍。這些物質都是具有毒性的，所以很難得知在人類身上是否會導致肥胖。

造成肥胖的真相：胰島素

答案非常的簡單，是我們所瞭解的荷爾蒙肥胖理論。胰島素是驅使肥胖的主要荷爾蒙。胰島素使成人的體重增加、使新生兒及嬰兒的體重增加、也使孩童的體重增加。然而，嬰兒是如何得到高的胰島素濃度？來自母親。路得維希醫師（Dr. David Ludwig），調查

513,501位母親的體重及她們所生的1,164,750位小孩[9]，發現母親體重增加與新生兒的體重增加有強烈的關係。

因為母親和胎兒具有相同的血液供應，任何荷爾蒙的不平衡，像是過高的胰島素濃度接會自動透過胎盤傳給胎兒。巨嬰這個名詞，是形容胎兒的體重比相同週數的胎兒相較來得重。母親具有許多的危險因子，主要是妊娠糖尿病、妊娠肥胖及妊娠過重。這些現象具有什麼樣的共同特徵？高母體胰島素濃度，經過胎盤傳給胎兒，因此導致胎兒的體重過重。這是一個具有邏輯性的結果，新生兒過高的胰島素濃度，產生胰島素阻抗，導致更高的胰島素濃度，同時產生的惡性循環。

過高的胰島素濃度會讓新生兒肥胖，此項理論同樣也會在6個月大的嬰兒身上產生相同的效果。嬰兒與成人肥胖具有相同的原因，那就是胰島素；這不是兩種不同的疾病，而是一體兩面的。具有妊娠糖尿病的母親所產下的嬰兒，未來會有3倍高的危險機率會產生肥胖及糖尿病；此外，年輕人肥胖的最大危險因子是孩童期肥胖。在孩童期肥胖，具有17倍高的風險會產生成人肥胖。即使母親沒有妊娠糖尿病的體重過重的嬰兒，也是同樣有肥胖的風險，他們的代謝症候群風險會高達2倍。

我們將肥胖傳給下一代，這是一個可悲但無法逃避的結果。但是，為何總是如？因為我們將後代孕育於充滿胰島素的子宮，他們會產生比我們之前更嚴重的肥胖。肥胖具時間相關性，且會隨著時間惡化，肥胖的嬰兒將來會變成肥胖的小孩，最後成為肥胖的成人。而肥胖的成人，又有肥胖的嬰兒，將肥胖一代一代地傳下去。

阻礙我們對抗孩童期肥胖的因素是我們都缺乏對肥胖成因的瞭解。政府的政策時常單一地專注於卡路里的攝取及運動的增加，造

成我們的計畫總是失敗。我們並不缺乏意志力，只是缺乏對於肥胖有一個架構性的瞭解。

相同方法，一樣失敗

在1990年晚期，許多關於孩童期肥胖的大規模研究開始展開。承接這一個研究的國家心肺血液研究所[11]。班哲明・卡瓦列羅醫師（Dr. Benjamin Caballero），為約翰霍普金斯布隆伯格公共衛生學院人類營養中心的主持人，領導這一個野心蓬勃的計畫，此項計畫費時8年，共花費2千萬美金，其中包含1704名學童及41所學校，有些學校接受特殊肥胖預防計畫，其他學校則遵循一般計畫。

處於肥胖及糖尿病的高風險的美國低收入原住民兒童，除了在學校接受早餐及午餐之外，也加強關於健康飲食的課程。他們所訂定得營養目標，目的在於減少膳食脂肪，希望使脂肪量小於30％。總而言之，低脂低卡路里加上運動的這項計畫，已經在成人研究中失敗。這些小孩學習如何吃低脂飲食嗎？當然。膳食脂肪一開始占34％，在研究結束時，降至27％。不用懷疑地，他們攝取較少的卡路里。

接下來，我們來看計畫介入的組別，卡路里攝取由每天2157卡路里減少至1892卡路里，非常完美。這些學生維持每日減少265卡路里三年後，預期應該要減重38.7公斤，結果卻顯示他們的體重幾乎沒什麼改變。體能活動在這兩個組別是沒有差異性的，雖然增加了體育課程，但是藉由儀器所測量的體能活動並無差異，即所謂的代償作用是可以被預測的。

在學校裡非常好動的小孩，在家中活動量會因而減少，反之亦

然。這一個研究結果非常的重要！低脂低卡路里政策的失敗，應該會促使研究團隊更努力地去找出更有效的方法來對抗孩童期肥胖；應該會激起研究的熱情，積極找尋肥胖的根本原因，並且提供合理的治療。接下來，發生什麼事？將這項研究過程列表記錄下來後，我們發現這個研究在2003年默默地被發表出來，而且沒有人想聽這一個事實。

少吃多動這項被醫學界所喜愛的理論竟然再次失敗。於是大家都選擇忽略這一個事實，起碼比面對容易。那麼接下來，事情將如何進展？

同時，其他的研究也證實了相同的結果。加州聖地牙哥大學的飛利浦‧納德醫師（Dr. Philip Nader），隨機分配3至5年級5106位的學生，針對介入飲食的組別給予健康飲食衛教及運動[12]。其中，有56個學校接受特殊的計畫，其餘40個學校沒有。同樣地，學童接受低脂飲食教育，並且保有這個觀念長達數年。這是學校進行了史上最大的隨機對照實驗。學生吃更少、運動更多。

事實上，他們並沒有減少任何體重。肥胖計畫在社區的結果也幾乎是無效。2010年，曼菲斯女孩多方健康促進研究，收錄8至10歲居住在曼菲斯社區中心的女孩們的飲食狀態。[13]團體諮詢中，鼓勵減少含糖飲料及高脂肪及高卡路里食物的攝取，並且增加水分、蔬菜及水果的攝取。這些訊息非常地模糊，但這是典型的低卡路里低脂肪飲食。現在，我們仍面臨一項問題，就是是否應該減少糖、脂肪、卡路里的攝取？是否應該增加蔬菜水果的攝取？

這一個計畫在一年之中成功地減少了卡路里的攝取，由1474大卡降至1373大卡，第二年甚至降至1347大卡。相反地，對照組在兩年之間，卡路里就由1379增加至1425大卡。這些計畫中的女孩有完

成減重嗎？答案是沒有，更雪上加霜的是，在兩年之間，他們的體脂肪由28增加至32.2％。在所有的實驗中，這是一個令人震驚的失敗結果，也是另一個能再次證明卡路里騙局的實驗。卡路里不會使體重增加，因此，即使減少卡路里的攝取，也不會使體重減少。但是這些持續的負面結果，也無法使我們早已根深蒂固的信念動搖。

卡瓦列羅醫師（Drs. Caballero）及納德醫師（Nadar），非但不質疑他們的信念，反而認為失敗的原因是熱量限制不夠。但是這非常的荒謬，在孩童期肥胖，我們接受卡路里理論。減重時的低脂、低卡路里飲食合併運動，已被證實是無效的，這項結果符合我們的常識與觀察。但是有些學者仍不認為卡路里理論失敗，反而一再地希望能夠再次證實它是有效的。

長期持久的成功

接下來我們來看看澳洲在2004年至2008年所進行的「跑跳嬉戲及細嚼慢嚥研究」[14]，這一項研究包含12,000位0至5歲的孩童。研究過程中托兒所的兒童再度被分為兩個族群—對照組與實驗組，對照組進行原本的日常生活計畫，實驗組接受跑跳嬉戲及細嚼慢嚥的健康措施。這一次不給他們含糊的訊息，相反地，明確地對他們設立了兩個主要的營養目標：

1. 減少含糖飲料的攝取，增加水分及牛奶的補充。
2. 減少高熱量的零食，增加蔬菜水果的攝取。

這一個研究中，並非減少脂肪及卡路里，而是減少零食及糖分的攝取。此項研究與其他研究相似之處在於運動量的增加及家庭的

參與。這一個研究的方式，正如同長輩從小就已告訴過你的減重方式：

1. 減少醣類及澱粉。

2. 減少零食攝取。

這些策略，對於胰島素分泌和胰島素抗性的改善正中目標。

零食如同餅乾、胡椒捲餅、脆片及其他食品，都含有大量的精製碳水化合物，所以當我們減少零食的攝取，也相對減少精製碳水化合物的攝取。而若減少糖及精製碳水化合物的攝取，也就能減少胰島素的分泌。當減少進食零食的頻率，可以減少持續升高的胰島素濃度，這是胰島素阻抗產生的一個重要關鍵。這些策略能降低胰島素，這正是改善肥胖的重要關鍵，我們目標在計畫中減少零食及果汁的攝取。此項研究的結果與先前的研究大不相同。

2歲及3.5歲的兒童，與對照組比較，有大幅度的體重減少，肥胖的盛行率也減少至2至3％。這項研究結果是一連串研究中的成功首例。在英國得西南部，有六所學校展開一個計畫，稱為「離開氣泡飲料」（Ditch the Fizz）[15]；主要的目標是要減少7～11歲學齡兒童喝氣泡式飲料的習慣。這一個計畫成功地減少每日汽水的攝取達5盎司（150毫升），減少0.2％肥胖的比例。雖然非常的微量，但對照組肥胖的比例卻增加7.5％。減少含糖氣泡式飲料，對於預防兒童期肥胖有很大的幫助。

這一個計畫成功的原因在於，專注於專一的目標—減少汽水的攝取。相較之下，其他的計畫野心太大、卻又太過模糊，加上許多因素參雜其中，最後無疾而終。在這些失敗的計畫下，無法凸顯減少含糖飲料對於減肥的重要性。

你的長輩都在說些什麼？

　　當一個又一個關於傳統減重策略的研究相繼失敗，我們開始將目標轉向國家的運動計畫。我們花費時間及精力去推廣運動，比如建立運動場，或是以誤導的方式去遏止兒童肥胖。1970年，在我從小長大的加拿大安大略省，曾有過所謂的「參與計畫」，在2007年，我們卻花費5百萬美元。這項參與計畫主要的重點在於增加兒童體能活動，口號為「返回遊戲場」。不過，當我們看著自己的小孩在某個地方都能玩得精疲力盡時，我懷疑對他們而言，玩樂從不會消失，針對這項耗費鉅額來提供兒童玩樂的計畫，我感到十分地諷刺。

　　原始的計畫實施在1970年至1990年，這個計畫確實失敗了，對於肥胖的危機，沒有任何改善，最後讓這些傳統的減重方式被遺忘，但是最近卻又開始再次興起。蜜雪兒‧歐巴馬（Michelle Obama）開始了一個計畫「讓我們一起動」，目標是希望終止兒童肥胖。她的政策就是少吃多動。為何她仍然相信經過40年皆失敗的方式會有效？我們早已得知，造成肥胖的真正兇手是胰島素，而不是卡路里造成我們的體重增加。若要達成減重，重點不是限制卡路里，而是減少胰島素。雖然計畫失敗，但是對於兒童期肥胖卻是一個好消息。

　　最近，學界有一個非預期性的研究結果，悄悄地帶給我們希望。2014年，美國醫學協會期刊報導有關2至5歲孩童的肥胖比例，在2003年至2012年減少43％[16]；但是青年人或成人的肥胖比例卻不變。不過由於兒童期肥胖與成人肥胖相關，所以這仍是一個好消息。有些團體馬上互相恭喜自己，認為這是他們在飲食及運動計畫

中所看到的良好成效，但是我並不這麼認為。其中的答案非常直接，含糖飲料的攝取與肥胖的情形，從1977年開始增加，而幼年孩童體重減輕卻發生在2003至2012年之間。

在1990年代晚期，更多的注意力被放在糖會增加體重。這是無可否認的事實，糖會導致體重上升並且沒有任何實際的營養價值。之後糖的攝取量在2000年逐漸開始下降，接下來的5～10年，肥胖的比例也開始下降。我們在最年輕的族群看到成效，因為他們對高濃度的胰島素暴露接觸得最少，因此具有較少的胰島素阻抗。

最諷刺的是，在整個悲慘的過程中，我們其實已經知道答案。小兒科班傑明·史波克醫師（Dr. Benjamin Spock）在1946年寫下經典的育兒聖經《嬰兒與孩童照顧》（*Baby and Child Care*）。經過50年，仍是介於聖經之後的第二暢銷書籍。

關於孩童肥胖，他寫著：「點心是可以省略的，特別是肥胖且想要減重者。總澱粉類的物質攝取（麥片、麵包、馬鈴薯），決定體重增加會減少。」這些也正是長輩說的：「減少糖和澱粉類的攝取，不要吃零食。」我們應該聽祖母的話，而不是美國政府。

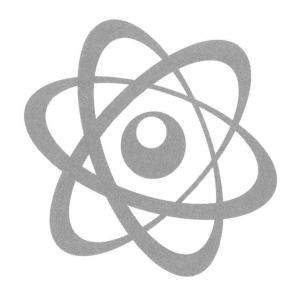

Part **5**
我們的飲食出了什麼錯？

第14章

果糖的致命性

糖是美味的！這是大家所一致認同的事情。在1977年《美國飲食指南》中清楚地警告人們，使用過多的糖，但是這一個訊息在大家歇斯底里地撻伐脂肪的聲浪中被忽視了。脂肪在健康意識的消費中被過度憂心，食物中的含糖量同時被忽略。一袋又一袋的里根糖（Jellybeans）和其他糖果，開始在成分告示中驕傲地宣稱不含脂肪，對於這些含有100％糖的糖果，大家沒有任何的疑慮地食用。

糖的消耗量與肥胖共進，1977至2000年開始平穩地上升，糖尿病也在10年之後緊跟在後。

糖有毒性嗎？

目前為止，最可怕的罪犯是含糖飲料，汽水、蘇打、含糖茶及果汁。單是蘇打就擁有7千5百萬的銷售量，直到最近，仍然處於生意興隆的階段。在1970年，每人攝取的含糖飲料上升至少兩倍；到了1980年，含糖飲料已經比礦泉水還要熱門；1998年，美國人每年消耗56加侖的含糖飲料；到了2000年，含糖飲料在美國膳食中，提

供22%的糖，相較之下，在1970年只占16%[1]。

在此之後，含糖飲料的熱門度卻大幅滑落。從2003年至2013年之間，美國汽水的消耗量減少20%[2]。

含糖冰茶以及含糖運動飲料，都試著挽回局面，卻無法阻止熱門度改變的事實。到了2014年，因為健康意識覺醒，可口可樂面臨連續9年的業績下滑，人們開始擔心飲料中的含糖量過高、也擔心每況愈下的健康及日益增加的腰圍，人們因此傾向減少攝取含糖飲料。甚至含糖飲料目前已開始面臨政治的大力反對，紐約市長麥可‧布隆伯格（Michael Bloomberg）致力於立法，增加大尺寸汽水的稅金。

我們可以很清楚地發現，有些問題是自我造成的。可口可樂花費數十年，說服人們攝取更多蘇打，他們很成功，但是付出什麼代價？對於肥胖危機的增加，使他們承受更多來自各方的壓力。但是含糖飲料的提倡者，不會因此輕言放棄。當他們意識到含糖食品在北美及歐洲的戰役失敗後，他們將目標轉移到亞洲，希望可以彌補損失的利益。亞洲每年糖類消耗量增加5%[3]，可怕的是，含糖食品在北美的消耗量依然逐年遞減。

這些結果，最後將造成糖尿病災難。在2013年，美國11.3%的人患有第二型糖尿病，而中國估計也有11.6%的人患有此病，即使在長期被視為健康勝利者的亞洲，也黯然失色。自從2007年後，高達2千2百萬的中國人被診斷出罹患糖尿病，這項情況與澳洲相似[5]。這些結果非常驚人，因為在1980年，中國糖尿病人口只占1%[6]。只在單一個世代，糖尿病人口就已增加11.6%；糖與其他精製碳水化合物相比較，似乎更容易致胖、並且更容易產生第二型糖尿病。

每日大量飲用含糖飲料與長期只攝取少量糖分的人相比，前者

不只使體重增加，更增加罹患糖尿病的危險達83%[7]。但兇手是糖還是卡路里？更進一步的研究顯示，每人每天多增加150卡路里的糖，糖尿病的盛行率增加1.1%[8]。沒有其他食物與糖尿病之間能顯示出如此特異的關係。在1983年，班圖醫師（Dr. J. Bantle），一位著名的內分泌專家，在紐約時報斷言：「只要熱量控制在範圍之內，糖尿病患者還是可以攝取含糖的食物。」

美國食物藥署在1986年進行一個全面性的回顧，[10]引用超過1000篇文獻來澄清：「並沒有明確的證據顯示，糖會造成危害。」在1988年，食藥署再次確認，糖是安全的。在1989年，國家科學院發表飲食與健康報告指出，糖與適量的飲食，對於慢性疾病不是危險因子，除了蛀牙之外[11]。

是的，蛀牙。似乎完全不擔心吃太多糖會造成血糖上升；即使在2014年，美國糖尿病協會網站上的專家建議：「可以在餐中攝取適量的糖取代碳水化合物。」[12]

為何糖會導致肥胖？糖有時被認為是空熱量，且含很少的營養素；糖被認為可使食物變得更可口、更具回饋性，同時也更容易讓人過度進食，因此導致肥胖。或許是因為高度精製碳水化合物的性質，導致肥胖；刺激胰島素增加的同時，會使體重增加。但是許多精製碳水化合物，如米或馬鈴薯，也具有相同的效應。

為何糖特別具有毒性？ 1990年，INTERMAP研究中，比較了亞洲與西方的飲食[13]。從結果得知中國人雖然高度攝取精製碳水化合物，但罹患糖尿病的比例卻非常低；可能的原因是他們的糖分攝取量很低。蔗糖與其他碳水化合物的不同之處在於成分中含果糖。

糖類基本知識

　　葡萄糖，基本的結構是為六個碳所組成的環狀分子，身體的每一個細胞都可以利用。血液是用以循環全身的主要糖類，也是腦部偏好的能量來源。肌肉細胞會貪婪的攝取葡萄糖，以達到快速的能量補充。某些特定的細胞，如紅血球，只能使用葡萄糖作為能量來源。葡萄糖在身體可以以多種形式儲存，例如肝臟中的肝醣。如果葡萄糖的儲存量下降，肝臟會藉由糖質新生的過程製造葡萄糖。

　　果糖是一個5個碳所組成的分子物質，主要存在於天然的水果中。只能藉由肝臟代謝，也不會在血液中循環。在腦部、肌肉以及其他組織中，都無法直接使用果糖作為能量來源。攝取果糖不會造成血糖上升。葡萄糖與果糖都是單醣，而餐桌上的糖為蔗糖，則是由一分子的葡萄糖以及一分子的果糖所形成的雙醣。像是高果糖玉米糖漿就是由55%的果糖及45%的葡萄糖組成。

　　碳水化合物由醣類組成。單碳水化合物只含單醣或雙醣，稱為簡單碳水化合物；當數百或數千個糖分子所組成的長鏈物質，稱為複雜碳水化合物。然而這些分類長久以來，在生理上並沒有提供什麼有用的資訊，因為只是根據碳鏈的長短來分類。先前複雜碳水化合物被認為緩慢消化，因此會引起較少的血糖變化，但這概念卻不是真的。

　　例如，白麵包和含糖飲料相似，是由複雜碳水化合物所組成，因此比較容易引起急遽的血糖上升。詹金斯博士（Dr. David Jenkins）在1980年，依據食物引起血糖上升的程度，將食物重新分配，對不同的碳水化合物提供有用的資訊，這是發展升糖指數的先鋒。他在實驗中將葡萄糖的升糖指數設定為100，其他食物則以此為標準來分

類，如麵包、全麥或白麵包的升糖指數都設定為73；可樂則為63；花生則只有7。

　　這是一個無法言喻的假設，所有碳水化合物的負面效應都在於對於血糖的作用，這並非正確。例如，果糖具有非常低的升糖指數。此外，值得注意的是，升糖指數測量的是血糖濃度，而非胰島素濃度。

最危險的糖類：果糖

　　果糖存在何處？與葡萄糖相比，果糖並不會引起血糖上升，並且與肥胖及糖尿病具更高的關聯性。從營養學的角度來看，果糖與葡萄糖均不含營養成分。對於甜食愛好者，兩者的差別不大，但是果糖對於健康似乎有更不良的效應。

　　果糖曾因低升糖指數而被認為是好的甜味劑。此外，果糖存於水果，是天然產生的最甜碳水化合物。這有什麼錯嗎？問題在於含量的多寡。

　　天然水果所含的果糖非常地少，一天之中從水果攝取的糖約只有15至20克。高果糖玉米糖漿的發明使局勢轉變。果糖的消耗一直呈穩定增加的狀態，直到2000年達到顛峰，占膳食卡路里的9％。特別是年輕人，每日攝取量高達72.8公克[14]。

　　高果糖玉米糖漿在1960年被發明出來，相當於液狀的蔗糖。蔗糖由甘蔗及甜菜根所提煉，價格不貴但也不便宜。高果糖玉米糖漿則提煉自美國中西部的便宜玉米，這也是為何大家選擇高果糖玉米糖漿的關鍵——便宜。

　　加工食物中，高果糖玉米糖漿被視為很好的添加物，除了本身

為液體方便加工外，還有以下優點：

▶ 比葡萄糖甜。
▶ 預防凍傷。
▶ 幫助褐變（browing）。
▶ 容易混和。
▶ 延長效期。
▶ 使麵包柔軟。
▶ 低升糖指數。

很迅速地，高果糖玉米糖漿大為流行，各式各樣的加工食品、披薩醬、湯、麵包、餅乾、蛋糕、調味料及醬料，所有你想得到的東西，可能都含有高果糖玉米糖漿。幾乎所有的食品公司都喜歡使用，因為他們認為價錢勝於一切。食品製造商極盡所能地在任何地方使用高果糖玉米糖漿。

果糖有極低的升糖指數，蔗糖與高果糖玉米糖漿含有約55％的果糖，升糖指數依然比葡萄糖低。果糖也是水果中主要的甜分來源，這讓果糖更受歡迎。「天然的水果甜味劑，不會使血糖上升！」聽起來是否非常健康？但這只是披著羊皮的狼。葡萄糖與果糖的差別，可能會使你喪命。

這個謎團在2004年由路易斯安那州大學彭寧頓醫學研究中心（Pennington Biomedical Research Center of Louisiana State University）的喬治‧布萊博士（Dr. George Bray）破解，他發現肥胖增加的情形與高果糖玉米糖漿的使用比例具高度相關性。（見圖14.1[15]）。在公眾意識的引導下，高果糖玉米糖漿成為健康議題的主角。

圖 14.1 肥胖比例與高果糖玉米糖漿的使用成比例增加。

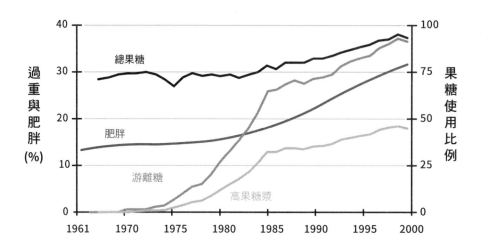

還有其他人指出，高果糖玉米糖漿的使用與蔗糖的減少成比例性上升。肥胖比例的增加，反應總果糖的消耗，但是這些果糖是來自蔗糖還是高果糖玉米糖漿？為何果糖這麼不好？

果糖代謝

由於膳食果糖的危害性，使果糖接受更詳細的審視，也使許多研究學者投入其中。葡萄糖與果糖有許多相異之處。身體中大部分的細胞可以使用葡萄糖作為能量來源，但是果糖卻無法；葡萄糖需要胰島素達到最高的吸收值，而果糖不需要；體內只有肝臟可以代謝果糖。葡萄糖可以分布於身體任何一處，提供細胞能量，但是果糖只能被運送到肝臟利用。過多的果糖會造成肝臟的負荷，因為它只能被肝臟代謝。

這些差別，如同使用重槌敲打，或者使用針尖向下壓，如果只作用在同一個點，少一點壓力會比較好。在肝臟，果糖能迅速被代謝為葡萄糖、乳糖及肝醣。透過明確的代謝途徑，身體可以藉由許多方式處理過多的葡萄糖，例如肝臟儲存和脂質新生，但是對於果糖卻沒有類似的機制。攝取愈多，則代謝就愈多。重點在於，**過多的果糖被代謝為脂肪並儲存於肝臟。然而過多的果糖會造成脂肪肝，脂肪肝對於胰島素阻抗在肝臟的形成是最主要的關鍵。**

圖 14.2 果糖造成胰島素阻抗的原因。

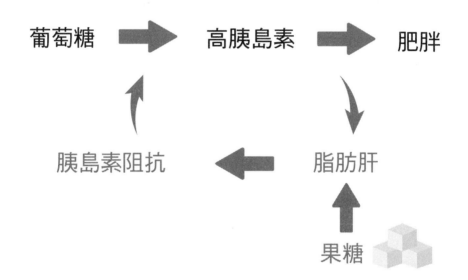

果糖直接造成胰島素阻抗在許多年前就被發現。遠在 1980 年，實驗證實果糖在人體產生胰島素阻抗[16]。為了驗證此項說法，我們找來一群健康受試者，每日給予由果糖或葡萄糖提供的額外 1000 卡路里的熱量。之後我們發現葡萄糖組，胰島素敏感性並沒有改變；但

是在短短的7天內，果糖組的胰島素敏感性下降了25％。在2009年的這項實驗證實，健康受試者可以在8週內被誘發出糖尿病。

健康受試者，每日攝取的膳食中有25％卡路里，由添加葡萄糖或含有果糖的水果飲料所提供。雖然比例似乎很高，但是這是大部分的人每日攝取的糖分比例[17]。由於低升糖指數使果糖不太會引起血糖上升。實驗結果顯示，在8週之內就能引發糖尿病前期症狀的，是果糖而非葡萄糖。之後我們發現胰島素濃度及胰島素阻抗在果糖組均有顯著上升。只需要長達6天皆攝取過多的果糖，就會導致胰島素阻抗，8週則會造成糖尿病前期。那麼在數十年都持續使用高果糖玉米糖漿者的身上，會造成怎樣的結果？

機轉

我們吃東西時會分泌胰島素，促使攝取到的一部分葡萄糖作為能量使用，另一部分則用來儲存。短期中，葡萄糖會以肝醣的形式，暫時儲存於肝臟，但是肝臟儲存肝醣的能力有限，一旦肝臟儲存肝醣的空間滿了，就會將過多的葡萄糖轉變為脂肪儲存，亦即肝臟開始藉由葡萄糖製造脂肪（脂質新生）。餐後，當胰島素濃度開始下降，沒有食物提供的能量進入身體，身體開始將儲存在肝臟的肝醣及脂質轉變為葡萄糖，以供給細胞能量。

肝臟如同一個氣球，當能量進入，則氣球充飽；當能量被提取消耗，氣球就會扁掉。在一天中，我們平衡進食與斷食的時間，以確保無淨脂肪的獲得或流失。但是如果肝臟已塞滿脂肪，會發生什麼事？胰島素會迫使脂肪及糖進入肝臟，即使肝臟已呈飽和的狀態。就如氣球無法再充氣膨脹，要將脂肪塞進脂肪肝也會愈來愈困

難，需要愈來愈高濃度的胰島素才能將同份量的能量送進充滿脂肪的肝臟。身體對於胰島素開始產生阻抗性，畢竟再塞下去，肝臟氣球就要爆了，因此，胰島素阻抗在肝臟產生。

肝臟如同一個過度填充的氣球，試著將糖驅趕入循環中，若是我們仍持續注入高濃度的胰島素，糖就會被封存於肝臟中無法釋放。如果胰島素濃度開始下降，儲存於肝臟的脂肪及糖會迅速釋出。代償效應會讓胰島素持續升高。

胰島素阻抗導致更高濃度的胰島素，高濃度的胰島素致使更多的脂肪及糖儲存於肝臟，讓脂肪肝中充滿更多的脂肪，造成更嚴重的胰島素阻抗，這是一個惡性循環。

蔗糖是含有50％葡萄糖及50％果糖的混和物質，在肥胖的起因中扮演雙重的角色。葡萄糖是精製碳水化合物，會直接刺激胰島素；果糖的過度攝取會造成脂肪肝，直接導致胰島素阻抗。長期下來，胰島素阻抗會產生更高的胰島素濃度，接著導致更嚴重的胰島素阻抗。蔗糖在短期及長期中刺激胰島素產生，因此比葡萄糖更不健康。葡萄糖的明顯效應在於升糖指數，但是果糖的效應卻隱藏在背後，誤導科學家對於果糖在肥胖上的認知。幸好糖類的致胖效應最終還是被瞭解了。

在所有減重的飲食控制中，減少糖類及甜食的攝取都是首要步驟。糖類比熱量及精製碳水化合物更危險，會刺激胰島素分泌及產生胰島素阻抗。糖的致胖效應在於果糖會產生胰島素阻抗，糖已成功激起大家的怨恨長達數十年。然而，根據最近的系統性分析顯示，短期的飲食研究完全忽略此效應。分析許多短期小於一週的研究，顯示果糖除了熱量之外，並無其他明顯副作用[18]。

這就如同分析抽菸的研究，持續數週後得到抽菸不會導致肺癌

的結論。糖所產生的肥胖效應，需要經過數十年才會成形，而非數天。這可以清楚地解釋在亞洲米食者的矛盾現象。在 1990 年，INTERMAP 研究發現亞洲人攝取許多白米，肥胖比例卻很低；重點在於他們的蔗糖攝取量非常低，使他們不易產生胰島素阻抗。一旦他們的蔗糖攝取量開始上升，也就開始產生胰島素阻抗。加上他們原本就攝取了高度的高碳水化合物（白米），這個組合導致現在所面臨的糖尿病災難。

該如何做？

如果想要避免體重增加，我們須從飲食中移除所有的添加糖。至少，每個人都同意這個觀點。但是，絕對不要用人工甜味劑來取代它，因為甜味劑一樣糟糕，關於這個觀點我們在下一個章節討論會更詳細的。雖然肥胖流行病令人感到挫敗，但是最近有一個非常令人感到振奮的新突破，並且，這項突破已經累積了一定的證據。不久之前肥胖比例在美國仍持續地增加，然而如今已開始趨緩，甚至在某些州，有首度下滑的趨勢[19]。根據疾病管制局的公告，第二型糖尿病也開始減緩[20]。我們可以得知減少膳食糖攝取，在這場勝利中，扮演不小的角色。

第15章

減重飲料帶給你的錯覺

在 1879 年六月，一個溫暖的晚上，俄羅斯化學家康斯坦丁·費爾柏格（Constantin Fhlberg）正坐在餐桌上，咬著很甜的麵包捲，重點是，這個麵包不含糖。稍早一些時間，他在煤焦衍生物的實驗室工作，一個超甜的實驗合成物質意外地灑在他的手上，因此造成麵包捲的異常甜度。趕回實驗室後，他開始審視先前實驗時的每一件事，而後發現了世界上第一個人工甜味劑——糖精（saccharin）。

甜味劑的研究

原本合成的目的是為了作為糖尿病患的飲品添加物——糖精，逐漸被普及[1]，最後其他的低卡甜味劑也相繼被合成。甜蜜素（Cyclamate）在 1937 年被發現，但是在 1970 年，因為擔心會導致膀胱癌而在美國被禁止使用。阿斯巴甜（Aspartame）在 1965 年被發現，甜度是蔗糖的 200 倍，因為在動物實驗具有產生癌症的可能性是最惡名昭彰的甜味劑。無論如何，它卻在 1981 年被核准適用。

隨著醋磺內酯鉀（Acesulfame potassium）及蔗糖素（sucralose）

的相繼發明之後，阿斯巴甜逐漸地黯然失色。如今只剩下低卡汽水是含有這項化學物質最多的產品，此外許多標示無糖產品，如優格、零食棒、早餐穀片，或許都含有這些物質。低卡汽水含非常低的卡路里，且無糖；因此，以低卡汽水取代一般汽水，是減少糖攝取的好方式，並且可以減少一些體重。對於使用過多糖的擔憂，隨著健康意識高漲，食品製造商發表將近6000項新的人工甜味劑產品。人工甜味劑的攝取在美國顯著增加，20至25％美國成人固定使用這些化學物質，特別是在飲料中。（圖15.1）[2]

圖 15.1 在 1965 至 2004 年之間，每人消耗人工甜味劑增加 12 倍左右。

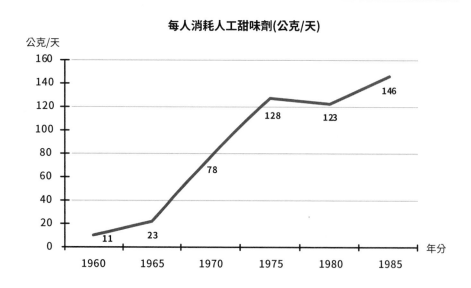

從1960年至2000年之間，低卡汽水消耗量增加400％。低卡可樂長期以來僅次於一般可口可樂，成為第二熱門飲品；在2010年，

低卡可樂在美國占了可口可樂公司41％的銷售額。雖然它在一開始十分熱門，卻因為安全性的考量，使人工甜味劑的使用有逐漸減緩的趨勢。調查顯示，64％的受訪者關於人工甜味劑的使用有一定程度的擔憂，44％的人會刻意減少人工甜味劑攝取，[3]因此開始產生其它尋找天然、低卡甜味劑的研究。龍舌蘭花蜜（Agave nectar），因此短暫地受到歡迎。龍舌蘭生長於美國西南方、墨西哥及部分南美洲，龍舌蘭花蜜由龍舌蘭所製造。因為低升糖指數，因此龍舌蘭被認為是比較健康的糖取代物。

美國電視熱門的心臟科醫師梅米特・歐日（Dr. Mehmet Oz），基於健康的好處，一開始極力鼓吹使用龍舌蘭，但是當他意識到龍舌蘭約含80％的果糖之後，他對此完全改觀，龍舌蘭的低升糖指數，是因為含高量果糖所致。接下來風靡市場的是由南美洲的甜菊葉所萃的取甜菊糖（Stevia）。

比一般甜味劑甜300倍，只具有少許葡萄糖的效應。自從1970年，在日本被廣泛使用，目前在北美已可取得。龍舌蘭與甜菊糖都是高度精製物質，基於此考量，最好的選擇還是由甜菜根製造而來的葡萄糖本身。

實驗結果證實

在2012年，美國糖尿病協會及美國心臟科協會共同發表了一項聯合聲明—在減重及促進健康方面建議添加低卡甜味劑，美國糖尿病協會在網站上聲明：「食物與飲品中的人工添加劑，可以幫助減少對於甜食的慾望。」[6]但是關於這項聲明的證據非常地少。

「人工甜味劑是有益的」這一個假設，迅速地產生立即且明顯

的問題。每人所消耗的低卡汽水在近十年驟然直升。

如果低卡飲料可以幫助我們減少肥胖及糖尿病的發生機率，為何這兩個流行病的發生機率持續不減？邏輯性的結論就是這些低卡飲料沒有幫助。持續的流行病學研究證實了這一件事。美國癌症學會對於78,694名婦女進行調查[7]，希望證實人工甜味劑對於減重有幫助。研究顯示卻是相反的結果。經過為期一年的體重校正，這些使用人工甜味劑的女性，雖然只有些微的增加，但是卻更容易增加體重（小於0.9公斤）。

聖安東尼奧德州大學健康科學中心的沙朗‧佛勒醫師（Dr. Sharon Fowler），在2008年發表了一項聖安東尼奧心臟前瞻性研究[8]，他花了8年來研究5158人後發現，人工甜味劑並無法幫助我們減重，反而會使我們增高體重上升的風險達47%。她寫著：「這些結果使我們開始質疑人工甜味劑的增加並不能對抗肥胖，反而是助長肥胖趨勢。」對於低卡汽水及人工甜味劑的壞消息源源不絕。經過10年的北美曼哈頓研究，邁阿密大學的漢娜‧嘉德勒醫師（Dr. Hannah Gardener）發現了低卡汽水會使心血管疾病增加43%的風險。

在2008年，社區動脈粥狀硬化研究（ARIC）發現，攝取低卡汽水會增加34%罹患代謝症候群的機率，與2007年佛雷明漢心臟研究一致（Framingham Heart study），顯示將提高50%的代謝症候群風險。在2014年，愛荷華附設大學及診所的安克爾‧維亞斯醫師（Dr. Ankur Vyas），在女性健康措施觀察研究中，追蹤59,614位女性，經過年8年7個月，發現每天攝取2～3次飲品的人，心血管疾病風險增加30%。

人工甜味劑對於心臟病、中風、糖尿病及代謝症候群的好處，並不明確。人工甜味劑不是不好，而是非常地糟糕。

雖然低卡汽水已經減少糖的攝取，卻仍然無法減少肥胖、代謝症候群、中風及心臟病的風險，為什麼呢？最終導致肥胖及代謝症候群的是胰島素，不是卡路里。重要的問題在於，人工甜味劑會導致胰島素增加嗎[13]？雖然不含糖、不含卡路里，但糖精會使胰島素增加達20％。

　　會使胰島素上升的效應，也在其他人工甜味劑中出現，包含天然甜味劑──甜菊糖。雖然對於血糖不太有影響，但是阿斯巴甜和甜菊糖使胰島素上升的能力均高於葡萄糖[14]。

　　人工甜味劑使胰島素上升，因此被認為是有害的。人工甜味劑或許可以減少卡路里及糖，卻使胰島素上升，而胰島素正是導致體重增加及糖尿病的主因。人工甜味劑的壞處還包含使食慾增加，只有甜味沒有卡路里，腦部接收到不完整的訊息，因此會引起代償機制，增加胃口及食慾[15]。

　　功能性核磁共振研究顯示，葡萄糖會完全活化腦部回饋中樞，但是糖精卻無法[16]。不完全的活化會刺激食慾。增加對甜食的慾望，直到回饋中樞得到完全的活化。換句話說，這會導致你產生吃甜食的習慣，並且過度進食。的確，大部分的對照研究顯示，使用人工甜味劑並無法幫助我們減少對於卡路里的攝取[17]。

　　對於人工甜味劑最強的反面證據，來自於兩個最近的隨機研究。哈佛大學的路德維希醫師（Dr. David Ludwig），將一群肥胖的青少年隨機分配為兩組[18]。一個組別給予水及低卡汽水，另一個對照組則攝取原本的飲料。

　　在2年結束後，我們發現低卡汽水組比起對照組攝取了較少的糖。這非常的好，但不是我們所要的答案。我們想知道攝取低卡汽水對於青少年肥胖是否能夠具有任何的改變？答案是沒有。兩個組

別的體重並無差異性。另一個短期的研究，163位肥胖的女性隨機分配攝取阿斯巴甜，在經過19週後，體重卻無任何改善[19]。但是另一個收錄了641位正常體重的孩童[20]，發現使用人工甜味劑會造成體重發生顯著地下降。然而，這與對照組的差別並無期望中的大。

經過18個月後，在使用人工甜味劑與對照組之間，體重只有0.45公斤的差距。衝突此項的研究結果，在營養科學界會製造混淆：一個研究顯示人工甜味劑能帶來好處，另一個卻顯示相反的結果，通常這些決定的因素在於由誰付錢做研究。研究學者搜尋17篇不同的回顧文獻，探討關於人工甜味劑的飲品及體重增加之間的關係[21]。將近83.3％的研究中，由食品公司贊助，研究結果均顯示人工甜味劑與體重增加無關。但是反觀，無廠商贊助者的獨立經費研究，卻發現相反的結果，其中又有83.3％的機率顯示人工甜味劑攝取與體重增加，具有強烈的關係。

可怕的事實

最後的仲裁者一定是普通常識，比如我們認為減少糖類的攝取一定是有益的；但是並不意味著，將醣類以具有安全疑慮的人工化學物質取代是一個好主意。有些除蟲劑、除草劑也標榜對人類安全，但不意味著我們需要攝取更多。幫助我們減少卡路里的攝取，是人工甜味劑主要的優點。但是，肥胖並非卡路里所導致，真正的凶手是胰島素。因為人工甜味劑會使胰島素增加，因此使用這些物質是沒有益處的。

攝取化學物質（例如阿斯巴甜、糖精、醋磺內酯鉀）並非一個好主意。這些物質在化學槽中被合成，因為它們具有甜味又無致命

性，因此被添加於食品中。適量的黏著劑也無致命性，但不意味著我們需要攝取這些物質。重要的是這些化學物質無法減輕體重，反而會提高體重增加的機率。人工甜味劑或許會引起食慾，容易導致過度攝取甜食。持續攝取甜食，即使無卡路里，也會使我們攝取其它甜食。這一個隨機分配實驗證實了我先前的個人的經驗及常識。

的確，攝取低卡汽水會減少糖的攝取，但是無法幫助減重。當然，或許你已經知道這一點，想一想你認識的曾攝取低卡汽水的人們，其中有任何人的體重因此減輕嗎？

第16章

碳水化合物及
具有保護功能的膳食纖維

　　許多爭議圍繞著不起眼的碳水化合物。然後碳水化合物究竟是好還是不好？從1950年代中期至1990年，它們被認為是有益處的。低脂，被認為是心臟病的救世主。接著，在1990年晚期，阿特金斯醫師的抨擊，使它再度被視為惡棍。許多人提倡避開所有的碳水化合物，包含蔬菜水果。所以，碳水化合物究竟是有益還是有害？我們已經知道，胰島素與胰島素阻抗會導致肥胖；然而，精製碳水化合物，如糖及白麵粉，引起胰島素上升最為劇烈。

　　這些食物具有一定程度的致胖性，但並不表示所有的碳水化合物都一樣糟糕。好的碳水化合物（蔬菜、水果）及不好的碳水化合物（糖及麵粉）具有很大的差異性。無論你攝取多少花椰菜，它都不會害你變胖；但是攝取中量的糖，則一定會讓你胖。兩者的差別何在？

升糖指數（Glycemic index）及
升糖負荷（Glycemic load）

多倫多大學的詹金斯博士（Dr. David Jenkins），在1981年，利用升糖指數處理升糖指數這項問題。食物依據升高葡萄糖的能力而被分門別類。由於膳食蛋白質及脂肪，無法評估使葡萄糖上升的能力，因此被排除在外。升糖指數只能測量含碳水化合物的食物。對於這些食物，升糖指數與刺激胰島素分泌的效應具相關性。接下來；我們使用50公克的碳水化合物代表升糖指數來做測量。

例如，你或許在生活中會攝取胡蘿蔔、西瓜、蘋果、麵包、鬆餅、糖果及麥片，我們將這些物質取出含有50克碳水化合物的份量，測量對於血糖上升的影響。接著再與標準值葡萄糖（升糖指數為100）相互比較。然而，一份標準份量的食物，竟然只含不到50公克碳水化合物。例如，西瓜含有非常高的升糖指數72，卻只含有5％碳水化合物，大部分西瓜的重量為水分。需要吃到1公斤的西瓜，才有50公克的碳水化合物，遠比一個人一次攝取的份量多出許多。

玉米餅雖然升糖指數只有52，但是卻含有48％的碳水化合物，我們只要攝取104克的玉米餅，就含有50克的碳水化合物。

升糖負荷即是希望藉由食物的份量，來校正這一個因素。西瓜具有非常低的升糖負荷，玉米餅的升糖指數則高達25。無論使用升糖指數或升糖負荷，你都會發現在精製碳水化合物和非精製碳水化合物之間，有一個顯著的差別。那就是西方精製碳水化合物具較高的升糖指數及升糖負荷。

傳統食物的整體上，雖然含相同的碳水化合物，卻有較低的升糖負荷，這是一個基本的區別。（見圖16.1[1]）

最後，我們發現碳水化合物天生並無致胖性，它們的毒性在於加工的過程。

圖 16.1 常見食物的升糖負荷

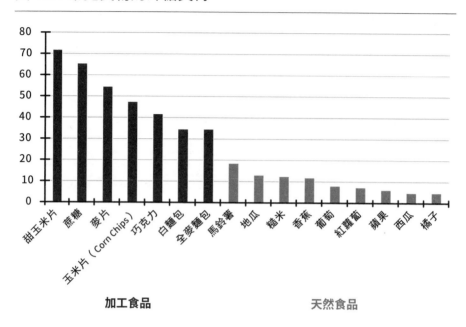

精製過程中，因為純化及濃縮碳水化合物的含量，使升糖指數上升。移除脂肪、纖維及蛋白質意味著碳水化合物的消化及吸收會更快速。以小麥為例，現代的機械磨麥不同於傳統磨石研磨，已將小麥純化為高度精製的粉末，也就是麵粉。使用過古柯鹼的人都知道，細粉末比粗粉末更容易快速地進入血液中，並造成興奮感，葡萄糖的作用與此相似。精製的小麥更容易造成血糖急遽上升，接著刺激胰島素分泌。

第二，精製碳水化合物容易過度進食。例如，製作一杯柳橙汁需要榨取四至五顆柳橙，我們想要喝一杯柳橙汁很簡單，但要實際吃上五顆柳橙並不容易。這就是藉由移除其他營養素，只保留碳水化合物來導致我們過度進食。此道理同樣適用於穀類及蔬菜。

我們的身體已經適應天然食物中均衡的營養素。若我們只攝取特定物質的精製食物，那麼身體的平衡將被破壞。人類已經攝取非精製碳水化合物長達數千年，而且過去並沒有產生肥胖或糖尿病的問題。近代卻開始出現大量的肥胖及糖尿病患者，原因就是我們攝取了太多的精製碳水化合物。

西方穀物的選擇：小麥

小麥、米飯及玉米，在人類歷史中是首先被栽培的作物。小麥長期以來也被認為是營養的象徵。近代小麥卻被發現容易引起麩質過敏及肥胖，造成愈來愈多的排斥，小麥真的如此糟糕嗎？

在第9章我們曾討論，小麥在遠古時代就已被栽種，但是到了1950年代，馬爾薩斯（Malthusian）開始擔心人口過多及世界飢荒。之後諾貝爾得主諾曼・博洛格（Norman Borlaug）開始實驗高產量的變種小麥，因此產生變種的矮種小麥。

今日，全球99％的小麥都是矮種小麥或半矮種小麥。博洛格博士所培養的小麥為天然品種，但是後代卻使用新科技進行基因改造，新的變種小麥完全沒有經過安全性測試，社會卻認為它是安全的。如今矮種小麥與50年前的品種已截然不同。博羅巴克小麥實驗（Broadbalk Wheat Experiment）記錄了過去半個世紀以來的小麥之營養成分變化。即使經過綠色革命，麥類產量飆升，其營養價值卻大幅減弱。很遺憾，今日的小麥已經不如前一個世代這般營養了。

另一個證實小麥已被改變的證據是，乳糜瀉（Celiac disease）盛行率的增加。乳糜瀉是一種對於麩質蛋白過敏造成小腸受損的疾病。小麥是西方飲食中主要的麩質來源，所以幾乎可以確定乳糜瀉

是小麥所引起。比較50年來的空軍血液資料，乳糜瀉的比例增加了四倍之多[3]。這會是新品種的變種小麥所導致的嗎？這個問題至今仍沒有完美的答案，但是不可否認其的確具有很大的可能性。

幾個世紀以來，加工的方式一直在改變。傳統的小麥粒是藉由動物或人力，經過石臼研磨而成。現代的麵粉磨坊已取代傳統的石臼研磨，麩質、小麥粗粉、小麥胚芽及胚芽油，有效率地被完全移除，只剩純的白澱粉。大部分的維他命、蛋白質、纖維及脂肪都隨著外層的麩皮被移除。麵粉接著被研磨為更細的粉末，可以被小腸迅速地吸收。然而，葡萄糖吸收的速度愈快，胰島素的作用也愈強。即使是保留一些麩皮及胚芽的全麥及全穀麵粉，仍然具有吸收過快的問題。

澱粉是由許多糖所串聯在一起：大部分（75％）為支鏈澱粉，其餘為直鏈澱粉。支鏈澱粉有A、B、C三種分類，豆類通常富含支鏈澱粉C，所以非常不好消化。當這些沒有消化的澱粉經過大腸時，在腸道裡的細菌會產出氣體，也就是為何在食用豆類後會產生脹氣作用。雖然豆類植物富含高度碳水化合物，但是大部分都不好消化。

支鏈澱粉B主要存在香蕉及馬鈴薯，他們的吸收速度中等。最易被吸收的是支鏈澱粉A，主要存在小麥；所以小麥轉化為葡萄糖的效率比其他澱粉高出很多。

雖然這一個章節討論許多令人憂心的問題，但是許多觀察性的研究還是顯示全穀類對於肥胖及糖尿病具保護作用，主要原因就在於纖維。

纖維的益處

　　纖維是食物無法被消化的部分，通常是碳水化合物。常見纖維包含纖維素、半纖維素、果膠、β-葡聚糖、果聚糖及膠類。基於溶水性的與否，纖維被分為可溶性與不可溶性。豆類、燕麥麩皮、酪梨及莓果類，是好的可溶性纖維來源；全穀、小麥胚芽、豆類、亞麻仁子、葉菜類及堅果，是好的不可溶纖維來源。纖維也可被分為可發酵及不可發酵。一般大腸中的細菌可以將特定未消化的纖維轉化為短鏈脂肪酸，如醋酸、丁酸及丙酸，並作為能量的來源。除此之外還具有類似荷爾蒙的效益，包括減少葡萄糖由肝臟釋放[4]。通常可溶性纖維比不溶性纖維較易發酵。

　　常常可以聽到纖維對健康很有幫助，但是詳細情況大部分仍不清楚。高纖食物需要較多的咀嚼，因此可能可以減少食物的攝取。賀瑞斯・佛萊契爾（Horace Fletcher, 1849-1919）相信每一口食物咀嚼100下，可以治癒肥胖及增加肌力。這使他減重18公斤，於是細嚼慢嚥成為20世紀早期的一個熱門減重方法。

　　纖維會減少食物的可口度，因此幫助我們減少食量。纖維占食物中很大部分的體積，因此可減少熱量密度。可溶性纖維吸收水分後會形成膠質，更可以增加體積、填滿胃部、增加飽足感（胃部的擴張可經由迷走神經傳遞飽足感）。而且增加體積意味著胃部需要花更多時間才能排空，因此在充滿纖維的一餐後，血糖和胰島素的上升會變得非常緩慢。在某些研究中，澱粉食物對於血糖的效應有一半取決於纖維的含量[5]。

　　在大腸增加糞便的體積可以增加卡路里的排泄。另一方面，大腸中的發酵物質會產生短鍊脂肪酸[6]。大約40%的膳食纖維以此方式

進行代謝。實驗證實，低纖維的飲食會多吸收8％的卡路里[7]。簡而言之，**纖維可以減少食物的攝取，在胃部及小腸減緩食物的吸收，幫助食物迅速地由大腸排出，這些對於治療肥胖都是有潛在益處的**。但在過去幾個世紀，纖維攝取量卻下降地非常多。

在舊石器時代飲食中，人類估計每天約攝取77至120克纖維[8]。傳統飲食中，我們每天的纖維攝取量估計約有50克[9]。相反地，現代美式飲食中，每日膳食纖維卻只含15克左右[10]。的確，即使在美國心臟協會為北美成人所制定的飲食指南中，也建議每日攝取25至30克膳食纖維[11]。然而移除食物的膳食纖維是食品加工過程的首要步驟，因為可以改善食物的口感、味道和方便直接攝取，還有最重要的是可以增加利潤。纖維在1970年逐漸受到公眾注意，直到1977年新的《飲食指南》建議我們要攝取澱粉及纖維。

從此之後，纖維被供奉於傳統飲食智慧的眾神殿中。大家都認為纖維對我們有好處，但是很難展示出如何對我們產生好處。一開始，高纖維被認為可以減少大腸癌，接下來的研究卻令人感到失望。1999年，為期16年的護士健康前瞻性研究[12]，追蹤了88,757位女性，卻發現纖維在減少大腸癌上並沒有顯著的效益。同樣地，2000年的一個隨機研究指出，高纖維的攝取無法證明可以減少癌前病變及腺瘤的產生[13]。

接下來我們將希望投注於心臟病，我們認為如果纖維對於減少癌症沒有幫助，或許有助於減少心臟病。1989年的飲食與再度梗塞的隨機研究（Diet and Reinfarction Trial），將2033位發生過一次心臟病的男性隨機分配至三種不同的飲食之中[14]。令研究者震驚的是，美國心臟協會的低脂飲食似乎完全無法降低肥胖的風險；高纖維飲食也是。另一方面，研究證實高脂的地中海飲食有益，正如吉斯博

士（Ancel Keys）多年前所猜想的。最近的研究[15]證實多攝取天然油脂，例如堅果及橄欖油對減肥大有益處，因此我們開始認知到，多攝取油脂對健康具有益處。

但是，我們就是無法甩掉這個感覺——纖維是有益的。許多相關性研究，包含皮馬人及加拿大原住民，發現低身體質量指數與高纖維攝取有關[16, 17, 18]。最近，CARDIA長達10年的觀察性研究[19]發現，攝取較多纖維者，體重較不易增加。短期的研究也顯示，纖維可以增加飽足感，減少飢餓並幫助我們減少卡路里的攝取[20]。纖維保健食品的隨機研究顯示，補充纖維具有相對中度的減重效果，12個月後平均可以幫助我們減重1.3至1.9公斤，但是目前並沒有長期實驗的證據。

抗營養素：纖維

談到營養，我們通常會想到維生素、礦物質及所含的營養素。我們會考慮食物中能給予身體營養的成分，但是纖維並不在考慮之內。瞭解纖維的關鍵在於，**它不是一種營養素，而是一種抗營養素**。纖維能夠幫助我們減少消化及吸收，對於葡萄糖及胰島素而言，這是有益處的。可溶性纖維能減少碳水化合物的吸收，因此可以減少血糖及胰島素濃度。

在一個實驗中[21]，第二型糖尿病的受試者被分為兩個組別，並給予標準的液態食物，而其中一組在飲食中額外加入纖維。雖然兩個組別攝取相同份量的碳水化合物及卡路里，但加入纖維的組別，他們的血糖及胰島素的高峰值均相對降低。因為胰島素是驅使肥胖及糖尿病的主因，減少胰島素對於抑制肥胖具有好處。基本上，**纖維**

被視為碳水化合物的解藥。

這並非偶然，幾乎所有的植物在天然未精製的狀態下，均含有纖維。大自然早就為毒藥備好解藥。因此傳統社會中，即使攝取高比例的碳水化合物，也不會產生肥胖及糖尿病。重點在於傳統飲食中攝取的碳水化合物為非精製、非加工，因此有較高的纖維攝取。西方飲食有一個特點，這項特點不是脂質、鹽、碳水化合物或蛋白質，而是高度的加工食品。

想一想充滿魚肉以及蔬菜的傳統飲食市場吧！亞洲文化習慣每天購買新鮮的食材，因此延長效期而將食物精製化的行為是不需要也不受歡迎的。相反地，北美超市則充滿了盒裝的加工食品；許多走道甚至專門用來放置加工冷凍食品。北美的人們習慣累積數星期或數月採購一次雜貨，比如大容量的零售商好市多。

重要的成分——纖維及脂肪在加工過程中被移除，移除纖維雖然能使食物更美味，卻也會改變食物的本質。因為脂肪容易腐敗，為了延長效期所以移除了膳食脂肪。結果我們吃進了更多毒藥（精製碳水化合物），卻沒有將解藥（纖維）一起服用。

完整、非精製碳水化合物，幾乎都含有纖維，膳食蛋白質以及脂肪卻並非如此。我們的身體已經進化成攝取這些食物不需要和纖維一起服用。大自然再度展現她無比的智慧。移除飲食中蛋白質和脂肪會導致過度進食。天然的飽足感荷爾蒙（胜肽YY、膽囊收縮素）只對蛋白質和脂肪有反應。吃純粹的碳水化合物將無法活化這些系統，因此將導致過度進食。

天然食物具有均衡的營養素及纖維，經過千年，我們已經演化至能夠消耗這些食物。我們已有清楚的認知，就是肥胖的問題不在於特定的營養成分，而在於整體的平衡。例如，我們烤一個蛋糕需

要奶油、蛋、麵粉及糖的均勻分配；假設我們今天將麵粉完全移除，把蛋加倍，蛋糕一定不好吃。添加蛋不一定不好，添加麵粉也不一定好，但是兩者之間可以平衡。

碳水化合物，具有同樣的道理，完整的碳水化合物，含纖維、脂肪、蛋白質，不一定不好。但是如果移除其他物質，只剩下碳水化合物，則會徹底破壞這一個平衡，並對健康產生危害。

纖維與第二型糖尿病

肥胖與第二型糖尿病都是胰島素過多所造成。胰島素阻抗需要經過一段時間才會形成，但卻會造成胰島素濃度持續升高的情形。如果纖維可以阻止胰島素升高，那麼對於第二型糖尿病應該也具有保護效應，對吧？這正是下述的實驗所證實的[22]。

在護士健康I及II的研究中，監測了數千名女性的飲食紀錄，經過數十年後，證實麥片纖維的攝取能對人體具有保護效應[23, 24]。攝取高升糖指數的飲食及大量麥片纖維者，對於第二型糖尿病同樣具有保護效益。這個飲食方式同時含有劇毒及高級解藥，兩者一起使用就能抵銷彼此的效應。對於攝取低升糖指數及低纖維的女性者，也同樣具有保護效應，因此兩者再次抵銷彼此的作用。

但是，如果結合高升糖指數及低纖維的飲食組合，則會增加罹患第二型糖尿病的機率至75％。這一個組合反映了精製碳水化合物的影響：增加升糖指數、減少纖維含量。

在1997年，一項巨型研究追蹤了42,759位男性醫療專業人員。經過六年的時間後，我們得到了幾乎相同的結果[25]。飲食中含高升糖負荷及低纖維者，會增加21％罹患第二型糖尿病機率。黑人女性健

康研究，證實高升糖指數飲食增加23％第二型糖尿病風險。而高纖維攝取會減少18％的風險。

碳水化合物在天然、無加工的形式下總是含有纖維，只有蜂蜜例外，這也是為何垃圾食物及速食是如此地可怕。

食物中繁複的加工過程及化學物質的添加，使我們的身體無法處理，這也是為何這一類食物如此具有毒性。其他的傳統食物——醋或許可以保護我們對抗這個現代惡魔。

神奇的醋

「醋」（Vinegar）這一個字源自於拉丁文，是酸酒的意思，酒如果久置不理，最後會轉變為醋。古代人迅速發現醋的多功能特性。現今醋仍然廣泛地用於清潔，過去尚未發明抗生素時，傳統的治療師會利用醋的抗菌效果來清潔傷口。但是，沒有過濾的醋仍然含有蛋白質、酵素及細菌。醋也被用來醃製及保存食物。作為飲品，醋強烈的酸味或許無法受到強烈歡迎；雖然克麗奧佩托（Cleopatra）曾謠傳喝醋會使珍珠溶解。然而，醋仍然被用在薯條的調味品中（巴薩米可醋，Balsamic Vinegar）和製作壽司飯（米醋）。

稀釋的醋還可作為減重的滋補品，這個傳統的處方在1825年被發現。英國詩人拜倫勳爵（Lord Byron）讓醋成為減重的熱門飲品，甚至連續幾天將餅乾及馬鈴薯浸泡在醋中食用[26]。其他食用方式則包括在餐前飲用幾湯匙，或在睡前以開水稀釋後飲用。蘋果酒醋是其中最熱門的，因為含有醋酸和果膠（一種可溶性纖維）。

可惜我們沒有長期使用醋減重的資料。然而小型短期人體試驗

顯示，醋可以減少胰島素阻抗[27]。以2茶匙的醋與高碳水化合物一起食用，可以降低血糖及胰島素達34％，用餐前使用的效果比餐前五小時使用的效果更好[28]。在壽司米中添加醋，可以降低白米的升糖指數達40％[29]。加入醃製的蔬菜或是發酵的黃豆（納豆），也可以降低白米的升糖指數。同樣地，一起食用白米與醃黃瓜可以降低升糖指數達35％[30]。我們也發現將馬鈴薯沙拉加醋冷藏食用，與一般的馬鈴薯相比有較低的升糖指數。因為低溫的環境容易產生抗性澱粉，再加上醋的作用，升糖指數和胰島素指數，分別下降43％及31％[31]。以上這些例子，碳水化合物的份量都相等。

醋並沒有將澱粉移除，只是對於胰島素的反應產生保護作用。第二型糖尿病患者，在睡前喝2茶匙醋，可以減少早晨空腹所提高的血糖[32]。我們甚至發現，濃度高一點的醋似乎可以增加飽足感，使整天攝取的卡路里稍微下降（約200～275卡路里）。這一個效應也發生在花生製品。有趣的是，花生似乎也使升糖指數減少55％[33]。

醋酸如何產生好處，目前仍未知。或許是醋有干擾唾液澱粉酶的作用，進而影響澱粉的消化，又或許會減少胃排空的速度，但是這與某些資料的敘述衝突。目前有一個研究顯示，醋可以降低升糖指數達31％，但是對於胃排空毫無影響[34]。

我們發現使用油與醋作為調味料，可以減少罹患心血管疾病的機率，這或許與 α-亞麻酸（α-Linolenic acid）相關。哈佛大學的胡博士（Dr. F. Hu）指出，美乃滋也具有 α-亞麻酸，但卻無法提供相同的保護作用[35]。這之間的差別或許就在於醋的添加。

雖然這些離結論仍有一段差距，但都是一個好的開始。只是別期望使用醋能使體重快速地減少，即使是醋的支持者，也說明只有些微的減重效果。

升糖指數的問題

使用升糖指數將碳水化合物分類,是十分具有邏輯並成功的方式。升糖指數原本是為糖尿病患者設計,以幫助他們選擇食物。對於治療肥胖,低升糖指數的食物成功及失敗的例子都有。原因在於低升糖指數飲食有一個特別難以克服的問題:血糖不會增加體重,但是荷爾蒙會,尤其是胰島素及皮質醇。

因此我們的終極目標是降低胰島素,而非葡萄糖。低升糖指數飲食的中心思想在於,葡萄糖是唯一能使胰島素上升的物質,但這並非完全正確。**有許多的因素會升高及降低胰島素,尤其是蛋白質。**

第17章

蛋白質

在1990年中期，人心開始傾向原本被視為可憐、不受喜愛的碳水化合物，原因來自於醫學界的反彈。他們大聲疾呼著「低碳水化合物飲食不均衡」，這聽起來似乎沒有錯。營養素具有三大類：蛋白質、脂質以及碳水化合物，若是嚴重限制任何一種都會導致營養不均衡。當然，營養權威不會責備嚴格的脂肪限制。然而，這些都不是重點。很多飲食方式都不是均衡飲食，更重要的是考量這些飲食健不健康。

基於這些爭論的緣故，我們常怪罪著低碳水化合物飲食會導致營養不均衡，但是這意味著碳水化合物所含的營養素是人體所必需的嗎？某些營養素被認為是人體所必需的，是因為這些必須營養素乃是身體無法自行合成的，若缺乏將導致疾病產生。如必需性脂肪酸，ω-3、ω-6及必需性胺基酸，苯丙氨酸（Phenylalanine）、纈氨酸（Valine）、蘇胺酸（Threonine）。但卻不存在必需碳水化合物，因此可知這些對於人體的生存不一定需要。

碳水化合物只是長鏈的糖所組成。低碳水化合物飲食的重點在於移除精製穀物及糖，但它們的本質上是健康的，或許它不是均衡

的飲食，但並非是不健康的。另一個低碳水化合物飲食的批評在於，一開始體重的減少是因為水分的流失，這是事實。高碳水化合物會增加胰島素分泌，胰島素會刺激腎臟吸收水分，降低胰島素會造成水分排除，這有什麼不好嗎？非常不好！因為沒有人會希望自己有一個腫脹的腳踝。

到了 1990 年晚期，當新的低碳水化合物飲食遇上低脂飲食，產生了阿特金斯飲食第二版，訴求是低碳、低脂、高蛋白飲食。

原始的阿特金斯飲食是高脂，新的混和式飲食是強調高蛋白，大部分高蛋白飲食也都是高脂飲食。但是這種新的飲食訴求為攝取許多無骨、無皮雞胸肉，蛋白蛋捲，此外還有許多高蛋白奶昔和蛋白質棒。高蛋白飲食造成許多隱憂，其中主要為擔心腎臟因此而受到傷害。高蛋白飲食在慢性腎臟病患者身上不建議使用，因為將會使我們處理蛋白質代謝產物的功能受損。

但是對於腎臟健康的人則不需要特別擔心。最近許多關於高蛋白飲食的研究，發現並無對腎臟造成傷害的明顯證據[1]，我們才發現自己對於腎臟傷害的隱憂是過度了。高蛋白飲食最大的問題在於對減重毫無幫助，為何如此？原因似乎是可靠的──胰島素使體重增加，減少精製碳水化合物能降低血糖及胰島素。但是事實是**所有食物均會造成胰島素上升**。阿特金斯飲食第二版假設蛋白質不會使胰島素上升，因為它們不會使血糖上升，這項假設明顯是錯誤的。

胰島素對於不同食物所造成的反應是可以被測量及分級的。升糖指數測量固定份量的碳水化合物對於血糖上升的反應。胰島素指數（insulin index）是在 1997 年由蘇珊‧霍爾特（Susanne Holt）所創造的，測量固定份量的食物造成胰島素的上升，與升糖指數非常不同。不意外地，精製碳水化合物使胰島素急遽上升。令人震驚的

是，蛋白質也會造成類似急遽上升的情形。升糖指數不考慮蛋白質與脂質是因為它們不使血糖上升。但這一個方式基本上忽略了三大營養素之一——蛋白質的致胖性。

在血糖沒有上升的情形下，胰島素可單獨上升。就碳水化合物而言，促使血糖與胰島素上升，它們兩者之間具有密切的相關性（血糖與胰島素間具有密切的相關性）；就整體而言，血糖對於胰島素的變化，只貢獻23％。大部分胰島素的反應（77％），與血糖變化無關。是胰島素造成肥胖，而不是血糖。這個觀點，精確地指出為何使用升糖指數的減重方法會失敗；因為我們假設血糖變化能反映胰島素上升情形，並因此只專注於血糖的反應。但事實並非如此。我們可以降低血糖的反應，但卻不需要降低胰島素的反應。

最終，胰島素的反應才是關鍵。什麼因素造成胰島素（除了葡萄糖）的反應？思考一下腸泌素及進食腦部調節期的作用吧！

腸泌素及腦部進食調節期

血糖上升，通常被認為是刺激胰島素分泌的唯一因素，但是我們知道這是錯誤的。在1966年的研究中證實，口服或靜脈注射胺基酸（白胺酸）會引起胰島素分泌[3]。這一個絕望的真相迅速被遺忘，直到數十年後再度被發現[4]。

在1986年，麥克‧瑙克醫師（Dr. Michael Nauck）發現非常不尋常的一件事——無論給予受試者口服還是靜脈注射的葡萄糖，儘管他們的血糖反應相同，但是胰島素上升幅度卻仍然擁有很大的差異性。

顯然地，胰島素對於口服血糖的受試者的反應較大。通常口服

藥物的效果不會比靜脈注射強；靜脈注射有100％的生體可用率，亦即所有藥物都會直接進入到血液中進行作用。當給予口服藥物時，在進入血液前許多藥物的吸收都不完全，或是在肝臟中即被分解為不活化物質。基於這一個理由，靜脈注射會比較有效。但是，在這一個實驗中的結果卻是相反的。口服葡萄糖在刺激胰島素的方面具有更好的效果，但這一個機轉與血糖濃度無關。

　　這一個現象在以前不曾被描述。在密集式研究的努力下，我們發現胃部會製造稱為腸泌素的荷爾蒙，會促進胰島素分泌。因為靜脈注射的葡萄糖不經過胃，所以沒有腸泌素的作用。腸泌素占了胰島素的分泌作用約50至70％。腸胃道，不只單純負責食物的吸收和排泄，它還具有神經細胞的接受器及荷爾蒙，可稱之為第二個腦。目前人體所發現的腸泌素有兩種，分別為類升糖素胜肽-I（GLP-I）及葡萄糖依賴促胰島素分泌多胜肽（GIP）。

　　上述兩種荷爾蒙都會被二肽基肽酶-4（Dipeptidyl peptidase-4）所分解。當食物進入後，腸胃道開始受到刺激，胃及小腸就會開始分泌腸泌素。GLP-I和GIP都會使胰臟分泌胰島素。而脂肪、胺基酸和葡萄糖則都會刺激腸泌素分泌，增加胰島素濃度，即使是不具營養及熱量的甜味劑，也會刺激胰島素的反應，例如糖精，能夠使人體的胰島素含量增加22％[6]。

　　腸泌素在食物進入胃後的數分內就鐘開始產生作用，約6分鐘達作用高峰。腸泌素有另一個重要的作用，就是可以延遲胃排空，並減緩食物進入小腸的速度，減緩葡萄糖的吸收。進食腦部調節期（Cephalic phase），是另一個與葡萄糖無關的胰島素分泌機制。指的是身體會預期食物將進入嘴巴，接著抵達胃這項預期能促使胰島素分泌。例如將蔗糖或糖精溶液在嘴巴漱過再吐掉，也會增加胰島

素濃度。雖然進食腦部調節期的重要性不明，但是呈現了一個重要的事實——許多與葡萄糖無關的機制，都有可能促使胰島素分泌。

發現新的機制總是令人興奮。這一個機制解釋為何脂肪酸以及胺基酸也會刺激胰島素分泌；我們發現所有的食物，不只是碳水化合物，都會刺激胰島素分泌。因此，我們得到一個結論，就是所有的食物都會使體重增加。從前，我們都誤以為肥胖都是卡路里的作用。高蛋白飲食會使體重增加，不是因為卡路里，而是因為刺激胰島素分泌。如果碳水化合物不是主要刺激胰島素上升的唯一物質，那麼限制碳水化合物的攝取，就不如我們所深信的那麼具有好處。

奶製品、肉類及胰島素指數

含有蛋白質的食品對於使胰島素上升的能力，具有很大的差異性[8]，尤其是乳製品，具有特別強的刺激能力[9]。

乳品，在刺激血糖上升的方面與胰島素之間具有很大的差異性，升糖指數似乎非常低（15至30），但是胰島素指數卻非常高（90至98）。牛奶的醣類成分主要是乳糖。如果單獨測量乳糖，可以發現它的升糖指數和升胰島素指數都不高。牛奶含有兩種主要的蛋白質—酪蛋白（80％）及乳清蛋白（20％）。

起司的主要成分為酪蛋白。乳清蛋白是起司製作過程中，凝乳所產生的副產品。健身者主要使用乳清蛋白，因為它含有豐富的支鏈胺基酸，被認為是製造肌肉的重要原料。乳製品的蛋白質中，尤其是乳清蛋白，使胰島素上升的能力甚至高於全麥麵包，原因多為腸泌素的關係[10]。乳清蛋白可以增加GLP-1（一號類升糖素胜肽）達到298％[11]。

胰島素指數具有非常大的變化性，幸好還是有一些準則存在。比如只要增加碳水化合物的攝取，就能使胰島素分泌增加。這個關係形成低碳水化合物及低升糖指數飲食的基礎，也解釋了澱粉及糖為何具有致胖的傾向。

　　脂肪也會刺激胰島素的分泌，但是純的脂肪，例如橄欖油，不會刺激胰島素或葡萄糖。不過很少有食物能夠以純脂肪的方式被人體攝取。因此，或許是含蛋白質的脂肪食物造成胰島素的反應。有趣的是，脂肪也具有較緩和的反應，愈高的脂肪並不會使胰島素上升愈高。雖然脂肪具有高卡路里，但是對胰島素的刺激低於碳水化合物和蛋白質。

　　簡言之，還是蛋白質對胰島素有較大的影響力。雖然植物性蛋白只會造成些微的胰島素反應，但是乳清蛋白及肉類（包含海鮮）卻會明顯地造成胰島素的快速分泌。所以乳製品和肉類會導致肥胖嗎？這一個問題非常地複雜。腸泌素有許多的作用，除了刺激胰島素上升，另一個主要的作用為增加飽足感。

排空與飽足：腸泌素

　　腸泌素在控制胃排空的方面上扮演一個非常重要的角色。在食物排空之前，胃通常會讓食物與胃酸產生均勻的混和。GLP-1使胃排空變得非常地緩慢，營養素吸收緩慢，造成較低的血糖及胰島素濃度，此外，腸泌素能夠產生飽足感。

　　在2010年的一個研究中，試著[12]比較四種不同蛋白質所產生的效果：蛋、火雞肉、鮪魚和乳清蛋白，並測量受試者的胰島素濃度。如預期中，乳清蛋白造成胰島素濃度上升最高。4個小時後，我

們讓受試者到吃到飽餐廳享用午餐。攝取乳清蛋白的組別,它們的進食量遠比其他組別少;我們得知乳清蛋白能抑制食慾,增加飽足感。因而使這些受試者覺得飽。見圖17.1[13]。

圖 17.1 攝取蛋白質 4 小時之後的能量攝取。

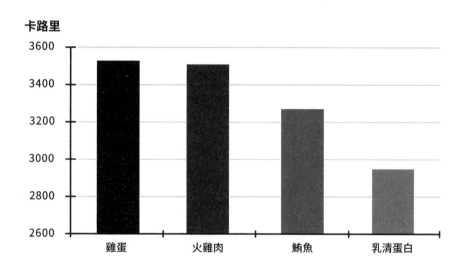

所以,腸泌素會產生兩種相反的效果:增加胰島素使體重增加,但又增加飽足感去抑制。這與個人經驗相符。動物蛋白會使你產生較久的飽足感,比如乳清蛋白的效果最明顯。比較兩種卡路里相同的食物;小份量的牛排和一大瓶含糖汽水,哪一個能保持較久的飽足感?我們可以非常清楚地知道答案絕對是牛排。因為腸泌素的作用能使牛排在胃停留較長的時間;相反地,蘇打汽水不會長時間停留在胃,所以我們很快就會覺得餓。

腸泌素所擁有的這兩種相反的效果:胰島素使體重增加,但飽足感使體重減輕,造成醫學界對於肉類及乳製品的瘋狂爭論。關鍵

問題在於，哪一個影響比較大？答案可能是可以決定體重增加或減少的特定腸泌素較為重要。例如糖尿病藥物exenatide可以選擇性地刺激GLP-1，產生減重效果，飽足感的效果比體重增加來得大。

　　因為對於體重影響的效果不一，因此，我們須將每一種蛋白質單獨考量，主要的膳食蛋白研究乳製品及肉類，我們有兩個主要的考量─腸泌素的效果及蛋白質的份量。

肉類

　　傳統上認為，肉類的攝取會使體重增加，因為含有高蛋白、脂質及卡路里[14]。然而，最近許多人卻開始認為攝取肉類具有減重效果，因為可以減少低碳水化合物的攝取。那麼究竟何者正確？這是一個困難的問題。目前只有許多相關性研究提供解釋，但仍尚未建立因果關係。歐洲癌症與營養前瞻性研究，從1992年開始進行大量的世代性分析研究，由10個國家中，收錄了521,448位受試者。

　　經過5年的追蹤後，我們發現即使經過卡路里校正，總肉量、家禽、加工肉類的攝取與體重增加仍具密切相關性。[15, 16]每天攝取額外的三份肉類，經過一年的時間後，我們發現即使限制卡路里的攝取，高肉類的攝取與體重增加有關。

　　由追蹤醫療專業人員的北美護士健康研究 I、II 中，我們取得了一項綜合研究資料[17]明確地顯示，無論是加工或非加工的紅肉都會使體重上升。若每天額外攝取一份肉類，體重會增加約0.45公斤。

　　這項增重的效果甚至超過甜食和點心。因此，體重增加的效果，在這一個實驗中成為主角。其中因素可能是因為現在大部分的牛都被飼養在飼育場，並且被餵食穀物；大自然中，牛吃草會反

芻。這一個餵養方式的改變，或許會影響肉的品質。[18]野生動物的肉與草飼牛相似，並非穀飼牛。養飼場的牛，需要大劑量的抗生素。魚塭養殖的魚，與野生魚完全不同，魚塭養殖的魚飼料，通常含有穀物及一些便宜的替代物。此外，我們瞭解吃全食物的好處，但我們並沒有將其應用於肉類。

我們只吃肌肉的部分，而非全部，因此會有過度攝取肌肉的風險。我們通常會丟掉大部分的器官、軟骨及骨頭，這如同喝果汁把果肉的丟掉意思相同。骨頭湯、肝臟、腎臟和血液，都是人類傳統飲食中的一部分。傳統餐桌上的牛排——腎臟派、血腸及肝臟，都消失了。民族風味餐，如內臟、豬腸衣、凝固的豬血、豬尾巴及牛舌，都還存在。動物的器官通常是動物組織中最為油膩的部分。我們若只單獨食用動物肌肉部分，如同只攝取蛋白質卻不攝取脂肪。

乳製品

乳製品的情形卻完全不同。雖然攝取乳製品會造成胰島素大量分泌，但是多觀察性的研究卻發現乳製品與體重的增加無關。蘇格蘭乳房攝影世代研究指出，[19]乳製品可以預防體重增加。特別是攝取全脂牛奶、酸奶、起司、奶油，體重反而較不會增加，但是低脂牛奶例外。為期10年CARDIA前瞻性研究中，[20]發現攝取大量乳製品，有較低的肥胖及第二型糖尿病盛行率。另一個大型的研究[21, 22]，也證實這一關聯性。

長達四年的護士健康研究及醫療專業人員追蹤研究發現受試者的總平均體重增加1.5公斤[23]，相當於一年0.4公斤。牛奶與起司基本上與體重無相關性。

或許是因為發酵作用的關係，優格似乎能體重減輕。而奶油會使體重產生輕微上升。這些觀念十分具有邏輯性，然而為何乳製品與肉類在肥胖的影響上有如此大的差別？造成這項原因的其中一個差異性是份量不同。攝取較多的肉類很容易，我們可以一次吃一大塊牛排、一半烤雞或是一大碗肉醬，但是要一次吃這麼多乳製品卻很難。

　　試著想想看你可以吃一大塊起司當晚餐嗎？或者一次喝幾加崙的牛奶？吃兩大桶優格當午餐？很難。每日一杯額外的牛奶不算，如果不是藉由攝取乳清蛋白奶昔或加工食品，很難特別增加乳製品的攝取。即使乳製品會大量刺激胰島素，但小份量的攝取，整體而言不會有太大的差異性。阿特金斯飲食的狂熱者，藉由攝取大量的脫脂牛奶、瘦肉及蛋白棒來而刺激他們的胰島素，最後的結果是它們的體重和飲食改變之前是相當的。利用瘦肉及加工肉品取代碳水化合物，並不是一個必勝法則。[24]

　　藉由乳製品來減少糖及白麵包的攝取是一個好主意。但是若要利用乳製品來取代午餐，則非常不建議。此外，隨著進餐頻率的增加，腸泌素的保護效果也開始下降。

荷爾蒙肥胖理論

　　現在，我們可以將腸泌素的觀念加入荷爾蒙肥胖理論中，使肥胖真相的全貌變得更完整。（圖17.2）

圖 17.2 荷爾蒙肥胖理論。

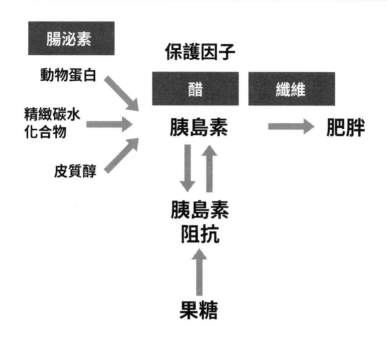

　　動物蛋白之間的差異性非常大，但是同樣具有飽足感的效應。我們不應該忽略腸泌素的保護效果——減緩胃排空、增加飽足感，這項效果使我們覺得飽，下一餐不會吃這麼多，或者是跳過一餐讓我們有時間消化。這種行為是本能的，當小孩子肚子不餓時，他們就不吃東西。野生動物也是具有相同的特性。

　　但是我們訓練自己忽略飽足感，當用餐時間到了，不管飢餓與否我們都會進食。有一個減重的小技巧——餓了就吃，不餓就不要吃。身體會自動告訴你要不要吃東西。例如在感恩節，縱情地飽餐一頓之後，我們會開始焦慮是否要跳過一餐，因為擔心若是錯過一餐會影響新陳代謝。因此我們規避腸泌素造成飽足的保護效益，無

論遇到任何困難，仍舊堅持每日三餐規則進食。

但是還有很多需要學習的。血糖只影響胰島素分泌23％的效果。膳食蛋白質及脂質占了10％。將近67％，造成胰島素上升的原因未明，而在第2章曾經提過，導致肥胖的原因，有將近70％是來自遺傳。

其中，我們懷疑的因子包含膳食纖維、澱粉及澱粉酶的比例、有機酸的存在（發酵）、醋的添加（醋酸）及辣椒的添加（辣椒素）、保存植物的完整性（全食物）。若是將中心都放在一些簡單的爭論，如碳水化合物使你更肥、紅肉使你更肥、糖使你更肥，這些症狀都無法完全解釋複雜的人類肥胖問題。荷爾蒙肥胖理論提供了一個完整的架構，可以瞭解疾病之間的關聯性。

所有的食物都會刺激胰島素增加，因此所有的食物都有致胖性，這項論點是卡路里理論混淆之處。因為真相是所有食物都會導致肥胖，所以我們想像所有的食物都能使用單一卡路里單位被測量，但是卡路里是一個錯誤的單位。卡路里不會引起肥胖，但是胰島素會。如果我們對於胰島素沒有一個架構性的瞭解，就更不可能去瞭解這一個流行病學矛盾之處。低脂卡路里限制飲食是一個失敗者；接著，高蛋白飲食也被證明失敗。因此許多人又回到失敗的卡路里限制方式。

但是有個新的方式獲得優勢──舊石器時代飲食，又稱為穴人飲食、原始人飲食。只有在舊石器時代古早時期，可以取得的飲食被世人認為是允許被攝取的。節食者，避免所有的加工食品、加工糖、乳製品、穀類、蔬菜油、甜食及酒精。然而，水果、蔬菜、堅果、種子、香料、香草、肉類、海鮮及蛋，都可以被攝取。舊石器時代飲食，不限制碳水化合物、蛋白質或脂質攝取；相反地，加工

食品是完全被禁止的。還記得西方食物的特點仍是，我們都在攝取加工食品而非營養素，這與舊石器時代飲食是一個很大的差距。

我們致胖的因素不在食物本身，而在於加工的過程。低碳高脂飲食，或是低碳優脂飲食，也類似這道理——強調天然食物的攝取。主要的差別在於，低碳高脂飲食不限制乳製品的攝取，但是限制水果的攝取，因為水果被認為含有碳水化合物。低碳高脂的方法是合理的，因為乳製品通常與體重增加無關，這一個因素使人們有更多選擇，也可以有較好的長期遵從性。舊石器時代飲食與低碳高脂飲食，主要是基於觀察，發現人們可以攝取多樣化的食物，而不會導致肥胖或第二型糖尿病。

攝取這些食物可以不需要計算卡路里、碳水化合物，或是使用飲食日誌、計步器及任何的人工方式。你所需要做的是餓了就吃，不餓就不要吃。這些食物都是全天然、無加工，已經被人類食用數千年，經過時間的考驗，仍不曾引起疾病，並且可以作為我們日常飲食的基礎。沒有食物本身是壞的，除了加工食品。愈遠離天然食物，就愈處於危險的環境。我們應該吃蛋白質能量棒嗎？不，我們應該吃代餐嗎？不，我們應該吃代餐奶昔嗎？絕不是，那麼我們應該吃加工肉品、加工脂肪或是加工碳水化合物嗎？不，不，不！都不是。

雖然理想中，應該要攝取草飼牛以及野生藍莓，但當我們面對現實時，我們還是會攝取加工食品，因為便宜、方便及美味。但是，經過好幾世紀以來，我們已發展出飲食策略，例如斷食可以讓身體解毒或排毒。然而這些策略，卻隨著時間被人們所淡忘。但很快地，我們會重新發現古老的秘密，卻不是現在。我們應該堅持食用天然食物。因為天然食物中，含有一定量的飽和脂肪。

但在我們的心中仍然會產生這一個問題：比如我們會擔憂這些脂肪會不會塞住我的血管？會不會造成心臟病？答案是不會。為何如此？在下一個章節，我們會一同討論這一個主題。

第18章

脂肪恐懼

現在我們逐漸地發現，低脂飲食是沒有科學根據的，且可能會造成健康的危害。

哈佛大學研究學者
法蘭克·胡醫師及沃爾特·威廉特醫師
（*Drs. Frank Hu & Walter Willet*），*2001*

安瑟爾·凱斯博士（Dr. Ancel Keys, 1904-2004）是現代營養科學的權威之一，他的第一個博士學位是海洋及生物學，第二個博士學位是劍橋大學的生理學。他的餘生都花費在明尼蘇達大學，並且在這裡扮演者十分重要的角色，為目前的營養學建立一塊藍圖。

在第二次世界大戰時，吉斯博士發明了口糧，後來成為美國軍隊的營養基礎。他研讀許多明尼蘇達飢餓實驗中嚴重卡路里限制效應（第3章節中）。然而，他最榮耀的成就在於著名的七國研究，這是一項長期對於飲食與心臟病的觀察研究。

在第二次世界大戰過後，我們都認為飢餓及營養不良是健康主要的挑戰。但吉斯博士卻被困在一個奇怪的矛盾中。

雖然美國營養狀況較好，但卻遭受逐漸上升的心臟病及中風之

苦，但在戰爭肆虐的歐洲，這些疾病的發生機率卻十分的低。[1]在1951年，安瑟爾‧凱斯博士發現義大利勞工階層有較低的心臟病發生率。他在拿坡里觀察到的地中海飲食（20％的卡路里）與美國當時的飲食相比（45％卡路里），脂肪含量大幅地低於美國。驚人的是，他們對於動物及飽和脂肪的攝取也很低。他因此假設，我們的血液中，高膽固醇會引發心臟病，而低脂飲食具有保護力。

在1959年，他發表了一篇心臟血管預防飲食建議。[3]他主要的建議如下：

▶ 不要變胖。如果肥胖，就需要減重。
▶ 限制飽和脂肪：牛肉、豬肉、羊肉、香腸、乳瑪琳、酥油及乳製品。
▶ 蔬菜油比固態飽和油脂好，每日攝取的脂肪在30％以下。

在1977年，這些建議已成為《美國飲食指南》所供奉的信仰。[4]主要的訊息在於，所有的脂肪都是不好的，特別是飽和脂肪。膳食脂肪被認為會堵住血管，引發心臟病。具有野心的7國研究，探討不同國家，不同的飲食及生活習慣，產生冠狀動脈疾病的比例。到了1970年，有5年寶貴的資料，發現許多關於脂肪主要的結論：

▶ 膽固醇可以預測心臟病的風險。
▶ 飲食中飽和脂肪酸的量，可以預測膽固醇的數值。
▶ 單元不飽和脂肪酸，對於心臟具有保護力。
▶ 地中海飲食對於心臟具有保護力。

很明顯地，總膳食脂肪與心臟病發生的機率無關；相反地，飽和脂肪酸是危險的，單元不飽和脂肪酸具有保護作用，飲食中的膽

固醇也不是心臟病的危險因子。心臟病是動脈粥狀硬化所引起，是沉積的斑塊窄化。造成心臟血管動脈粥狀硬化也不單純是高膽固醇堵住血管所造成的。

我們目前的結論是認為，血管受損會導致斑塊形成；血管壁受損會造成發炎，導致膽固醇及發炎細胞浸潤到血管壁，此外還有血管平滑肌的增生。血管壁的狹窄或許會造成胸痛（心絞痛），起因是當斑塊破裂後，血塊形成並堵住血管，導致缺氧，造成心臟病。心臟病和中風，主要是發炎性的疾病，而非單純膽固醇過高所造成。這些是後來才被瞭解的。

在1950年，假設膽固醇在血液中循環，堆積在血管壁，如同水管中的泥濘（形成一般人認為脂肪堵住血管的印象）。攝取大量飽和脂肪會造成膽固醇過高，高膽固醇會引發心臟病。這一連串的推測，形成著名的飲食心臟病假說——高飽和脂肪會造成高膽固醇，接著引發心臟病。肝臟負責製造大部分血液的脂肪（80％），只有20％脂肪來自飲食。膽固醇被描述為有害的物質，需要從飲食中避免，但真相絕不能被這項錯誤的推論所掩蓋。

膽固醇是建造細胞膜的主要原料，細胞膜存在身體每一個細胞。事實上，除了腦部之外，每一個細胞都可以合成膽固醇。如果減少飲食中的膽固醇，身體只會製造得更多。在七國研究中，有兩個在當時卻不顯著的主要問題。首先，這是一個相關性研究，研究中的發現無法證實因果關係。相關性研究非常危險，很容易陷入因果關係的結論，然而，這些卻可能是唯一可獲得的長期資料。很需要記住的是，這些資料可以形成假說，但需要更嚴密的研究去證實。

低脂飲食對於心臟的好處，直到2006年女性健康飲食調整措

施——低脂飲食與心臟病的風險研究中，才被證實是錯誤的。在當時，低脂飲食如同一個偉大的巨人般，使得趨勢很難被扭轉。[6] 心臟病與飽和脂肪攝取的相關性，並無法證明飽和脂肪引起心臟病。有些人立即注意到這一個致命的缺陷，反對我們竟基於如此薄弱的證據，就輕易地做出如此劇烈的飲食建議改變。

心臟病與飽和脂肪酸之間強烈的關聯性是假的，只是藉由一再的重複引述，而非基於科學證據。[7] 但這此錯誤的結論卻存在於許多對於七國研究的解釋。動物蛋白、飽和脂肪及糖，都與心臟病有關。如同吉斯博士本身所知，大量的蔗糖攝取也可以解釋與心臟病之間的關聯性。或許高度攝取動物蛋白、飽和脂肪及糖，是工業化社會的一個指標。

高度工業化的國家，傾向攝取較多的動物蛋白（肉類與乳製品），或許是加工食品所造成，他們具有較高比例的心臟病。相同的資料，可以衍生出這些不同的假說。第二個主要的問題在於營養主義者不經意的勝利，這一項主義是藉由記者與作家邁克爾·波蘭（Michael Pollan）而變得熱門。[8] 不討論個別的食物（波菜、肉類、冰淇淋），營養主義將食物分為三大營養素：碳水化合物、蛋白質與脂肪。接著再將其細分為飽和、不飽和脂肪酸、反式脂肪酸、簡單及複雜的碳水化合物等等。

這一個方式只是分析，並不包含數百種會影響我們代謝的營養素及化學物質。營養主義忽略複雜的食物科學及人體生物學，例如酪梨，成分是88％脂肪、16％碳水化合物、5％蛋白質和4.9克纖維。這種營養刪減主義，使酪梨只因為高脂肪含量，就被歸類為不好的食物好幾十年，直到最近，才被重新定位為超級健康食物。這就好比一片奶油糖，不可以因為和羽衣甘藍都含有相同含量的碳水

化合物，被視為同一類物質。也不可以因為脂肪含量和酪梨相同，一湯匙含反式脂肪的美乃滋，就將兩者歸類為同一種物質。

安瑟爾・凱斯博士非蓄意的宣稱所有飽和脂肪、不飽和脂肪、膳食膽固醇等等都相同的這項言論，是一個非常重大錯誤，導致好幾十年錯誤的研究和誤解，營養主義忘了考慮所有的食物都有其好與不好的特性。我們早知道，羽衣甘藍的營養和白麵包不同，即使兩者都含有碳水化合物。

這兩個重要及微妙的錯誤，導致大家普遍接受飲食心臟病假說，即使支持的證據非常不可靠。大部分的動物脂肪主要含飽和脂肪酸；相反地，大部分的植物油，例如玉米，是含 ω-6 多元不飽和脂肪酸。在1900至1950年間，動物脂肪消耗量相對穩定，但之後卻呈現逐漸下滑的趨勢。這一個局勢在1990年代末期因為高脂飲食的盛行開始逆轉。飽和脂肪酸減少的結果，使 ω-6 的攝取意外地呈現顯著性增加。碳水化合物，卡路里的一部分，開始上升。（更精確的說，這些是蓄意的結果，造成對人類健康的意外性傷害。）

ω-6 為多元物飽和脂肪酸的成員之一，會轉變為高度發炎物質，稱為類花生酸。1900年，由於科技進步，產生更多現代化的製造方式造成大量蔬菜油的使用。因為玉米本身不產高量油脂，使得正常人類消耗的 ω-6 相當低。現在我們可以使用好幾噸玉米來產生需要的產量。

ω-3 是另一個多元不飽和脂肪酸的成員之一，主要為抗發炎作用。比如亞麻仁籽、核桃及魚油（沙丁魚或鮭魚）都是好的來源。ω-3 脂肪酸可以減少血栓，被相信對於心臟病具有保護作用。因紐特人最早被描述低心臟病發生率，接下來也在以魚為飲食的族群，看到相同的結果。

飲食中高比例的 ω6：3，會增加發炎的機率，具有惡化心臟病的潛在風險。從人類進化過程中的飲食，我們發現 ω-6 與 ω-3 的比例相當接近[9]。然而，現在西方飲食中接近 15：1 到 30：1。可以發現我們攝取了太少的 ω-3 及太多的 ω-6。

1990 年的加拿大營養學指引中，意識到這一個差別的重要性，對於兩種不飽和脂肪酸，列出特別的建議。動物脂肪被具高度發炎性的 ω-6 蔬菜油所取代，因為 ω-6 被廣泛認為對心臟有益。這是非常荒謬的，因為動脈粥狀硬化目前被認為是一個發炎性的疾病。

為了取代奶油，美國人使用可食用的塑膠——瑪琪琳（Margarin）作為替代品。藉由大量的廣告宣傳其全植物來源、反式脂肪的瑪琪琳在合適的時機全面登場。

在1869年瑪琪琳作為廉價奶油的替代物而被設計出來，一開始從牛油及脫脂牛奶製造而來。瑪琪琳製造出來時是白色的，後來被染成黃色。因為它的壯大，使奶油的銷量大幅減少，因此奶油製造商透過關稅及法律，將瑪琪琳邊緣化數十年。之後，瑪琪琳的大突破在第二次世界大戰時的奶油短缺。因為奶油無法取得，禁止瑪琪琳的關稅及法律大部分都被廢止。此項舉動，為瑪琪琳在1960年的復興鋪好了路，並且幫助它在1970年飽和脂肪的戰爭中，贏得一場勝仗。諷刺的是，這一個健康的替代物——全反式脂肪，幾乎危害所有的人類。

幸運的是，在消費著的倡導下，迫使所有的反式脂肪從商店中下架。其實反式脂肪能被打敗的機率很小，但是蔬菜油開始被眾人認為是健康的。我們將非產油的蔬菜中，壓榨出油脂，需要一個大量的工業製程，包含壓榨、容易萃取、精製、脫膠、漂白、去色。瑪琪琳中沒有任何成分是天然的，只會在人工食品盛行的時代變得

熱門。我們喝人工柳橙汁、我們給小孩人工嬰兒配方、我們喝人工甜汽水、我們製造人工果凍。

我們總是認為自己比大自然聰明。無論大自然製造出什麼，我們都認為自己可以做出更好的東西。排除全天然奶油，我們使用加工人造脂肪瑪琪琳，使用溶劑萃取、漂白、去色蔬菜油。還有什麼能比這些更糟糕？

心臟飲食假說：脂肪

1948 年，哈佛大學在麻州的弗雷明翰城（Framingham）開始了一項長達數十年的飲食習慣的社區前瞻性研究。研究中的每兩年，所有的居民會進行抽血篩檢及問卷調查。高膽固醇血症，在過去被認為與心臟病相關。但若是如此，又究竟是什麼原因造成心臟病比例上升？主要的假說認為是高膳食脂肪所造成的。到了 1960 年早期，研究結果終於出爐，我們原本希望可以在飽和脂肪的攝取及血中膽固醇與心臟病之間取得關聯性，但結果卻是什麼也沒發現。

飽和脂肪攝取不會增加血中膽固醇。研究結論指出，脂肪攝取與膽固醇濃度毫無相關性；植物脂肪與動物脂肪之間的比例，與膽固醇也無相關性。那麼，攝取飽和脂肪會增加心臟病嗎？答案是並不會。這是研究最後的結論如同被遺忘的寶石：「簡而言之在研究中，飲食與冠狀血管心臟病毫無相關性。」[10]

這一個結論將在接下來的半個世紀，不斷被證實。不管我們多認真的觀察[11]膳食脂肪與血膽固醇，我們都會發現這兩者之間並無相關性。某些研究，例如波多黎各心臟健康計畫（Puerto Rico Heart Health Program），是一個號稱超過 10,000 受試者的巨型研究。就算

是其他研究也有超過20年的觀察時間。但得到的結果卻總是相同：飽和脂肪的攝取與心臟病無相關性。但是這些研究學家好像被洗腦一樣；他們完全相信這一個假說，寧願去忽略這些研究的結果。例如，在廣泛引用的西方電子期刊研究中[13]，作者就曾提到飽和脂肪酸的攝取與心臟血管疾病風險無相關性。

這一個無關聯性的結論，卻無法阻止其他研究的作者做出以下的結論：「研究結果支持結論，脂肪的攝取會增加血中膽固醇，並且增加心臟死亡風險。」

即使所有這些結果都可以推翻心臟飲食假說，但是並無資料可以阻止飲食脂肪造成心臟病這一個結論。研究學者看見他們想看見的；相反地，他們保留假說，忽略結果。雖然花費眾多的時間精力，但弗雷明翰城飲食研究卻不曾發表在正式期刊中。

相反地，真正的結果在被列表之後，再次安靜地放在充滿灰塵的角落，這一切使我們承受50年的低脂飲食，且包含糖尿病及肥胖流行病，同時伴隨人造反式脂肪的問題。

反式脂肪

飽和脂肪之所以會如此命名，是因為碳鍊上充滿氫原子，這一項特徵使其非常穩定。多元不飽和脂肪酸，例如蔬菜油，在碳鍊上沒有完全充滿氫原子，因此它相對較不穩定，且容易酸化，效期也比較短。而解決方法則是製造人工反式脂肪。天然反式脂肪是存在的，乳製品中含約3至6％天然反式脂肪[14]；牛肉與羊肉中含小於10％反式脂肪。這些天然反式脂肪酸，對健康並無危害性。

在1902年，威廉‧諾曼（Wilhelm Normann）發現將泡沫氫加

入蔬菜油中，可以成為飽和脂肪。食品標籤中將此稱為部分氫化植物油。反式脂肪酸較不易酸化，在室溫下為半固體，容易分離且口感佳，適合油炸，可以不須更換地一直使用。它最大的好處是便宜，製造商可以將飼養動物的黃豆廚餘，經過加工過程後產生來蔬菜油。一點氫化和一點化學，反式脂肪就此誕生。好幾年之後我們才知道它是如何造成心臟病，並且危害了數百萬人。

在1960年，當飽和脂肪被塑造為引起心臟病主因，反式脂肪開始大舉進攻。反式脂肪製造商開始標榜，這些脂肪是由對於心臟健康的多元不飽和脂肪所製造而來。反式脂肪獲取健康的表象，即使它們危害許多人。瑪琪琳，另一個完全人造食物，和反式脂肪如同失散多年的愛人。飽和脂肪如奶油、牛肉、豬肉的消耗，逐漸緩慢下降。

從此之後，麥當勞將油炸用油從牛油改為較健康的反式脂肪蔬菜油。電影院將椰子油改為人工的反式脂肪。其他反式脂肪的主要來源包含油炸、冷凍食品、麵包、脆片、蔬菜油及瑪琪琳。1990年是反式脂肪被宣告結束的一年，當時的荷蘭研究學者發現，攝取反式脂肪會增加低密度膽固醇（LDL），同時降低高密度膽固醇（HDL）[15]。

更進一步審視反式脂肪對健康的影響，使我們發現增加2%反式脂肪的攝取，會增加心臟病風險高達23%[16]。到了2000年，時勢已成定局，大部分消費者主動避開反式脂肪，比如丹麥、瑞士及冰島開始禁止反式脂肪。意識到反式脂肪的危害後，大家開始重新評估先前關於飽和脂肪的研究，以前的研究總是將飽和脂肪與反式脂肪歸為同一類，研究學者將飽和脂肪與反式脂肪分開，結果改變我們對於飽和脂肪的看法。

心臟病及中風的保護效應

　　研究中將反式脂肪所帶來的偏差效應移除，我們開始一致性地認為飽和脂肪對於健康並無傷害性。[17]在護士健康大型研究中，追蹤了80,082位護士常達14年。移除反式脂肪的效應之後，研究結論發現，總脂肪攝取與冠狀心臟病風險無相關性。飲食中的膽固醇是安全的。蘇格蘭瑪爾默飲食與癌症研究（Malmo Diet and Cancer Study），及2014年發表在內科醫學年鑑（Anals of Internal Medicine）[20]的統合分析研究也得到類似的結論。一個又一個關於飽和脂肪酸的好消息接踵而來。

　　克勞斯醫師（Dr. R. Krause）詳細地分析了21個研究，其中包含了347,747位受試者，證實攝取飽和脂肪與心臟血管疾病並無相關性。[21]事實上對於中風甚至有些微的保護力。這一個保護的效果，在追蹤了43,757位男性的日本癌症評估合作世代研究（Japan Collaborative Cohort Study for Evaluation of Cancer）及10年的醫療專業人員追蹤研究中，都有發現[22,23,24]。諷刺的是，充滿反式脂肪的瑪琪琳，因含低飽和脂肪，總是號稱它們具有心臟保護作用。

　　佛雷明漢城，經過20年的追蹤資料，發現使用瑪琪琳具有更高罹患心臟病的風險。相反地，攝取較多的奶油則具有較低的心臟病風險[25,26]。在夏威夷奧胡島[27]，我們發現飽和脂肪的攝取對於中風具有保護效應。佛雷明漢城，經過20年的追蹤資料，也證實這項好處[28]。攝取愈多飽和脂肪的人，愈不易罹患中風；但是多元不飽和脂肪酸（蔬菜油）是沒有益處的。單元不飽和脂肪酸（橄欖油）對於中風也具有保護效果，與先前長達數十年的發現具一致性。

膳食脂肪與肥胖

證據顯示，膳食脂肪與肥胖之間並無關聯性。對於膳食脂肪最主要的考量，永遠是心臟病，當然，肥胖也被考慮其中。當膳食脂肪被認為是惡棍時，產生了認知不協調。飲食中的碳水化合物，不可能同時是好的（低脂肪）及不好的（致胖性）。甚至沒有人發現，碳水化合物已經不再被認為具致胖性，卻將錯全推卸給卡路里。我們同時認為膳食脂肪含有高卡路里，一定是不好的，會使體重增加。

但是這一個假設不曾有資料證實。即使是國家膽固醇教育計畫都承認：「飲食中所攝取脂肪的比例，與卡路里無關，不會造成體重增加。」[29]意即：即使這50多年來，我們試著去證實飲食脂肪會造成肥胖，但是我們仍然找不到任何證據。我們從不曾承認證據之所以沒找到，是因為它根本不存在。一個關於高脂飲食全面性的回顧，發現卡路里與肥胖無相關性，[30]我們發現全脂牛奶、酸奶、起司，比低脂飲食更具有好處。[31]攝取脂肪不會使你變胖，且具有保護效果。

若將脂肪與其他食物合併食用，可以減少血糖及胰島素的驟升。[32]膳食脂肪被認為對肥胖具有保護效果。數千篇文獻回顧這一個資料，或許哈佛大學公共衛生學院的瓦特·威利醫師（Dr. Walter Willett）在2002年的回顧文章中對於脂肪得描述最為實際：「膳食脂肪在肥胖起因中所扮演的角色並沒有如你想像得這般重要。」[33]

思考一下世界上最著名的營養學家，寫到：

高脂飲食在西方國家，並不會造成體脂過高；即使減少飲食中脂肪的攝取，也不會有任何好處，甚至會惡化這一個問題。過度強調減少脂肪的攝取，在控制肥胖及改善健康方面，已經偏離正道。

低脂飲食的失敗範例，在女性飲食調節健康措施研究中一覽無遺。[34]此項研究將近50,000位女性隨機分配至低脂或一般飲食。超過7年後我們發現，低脂、低熱量飲食，對於減重完全沒有好處，也無任何的心臟保護效果，甚至癌症、心臟病、中風的比例也沒有下降，這項方法無法帶來對無心臟血管的好處，更沒有減產的好處。低脂飲食如同國王的新衣一般徹底的失敗。

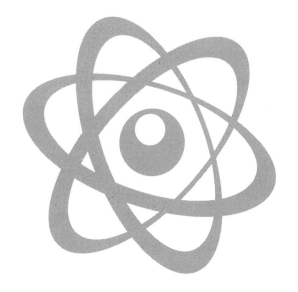

Part **6**

解決方法

第19章

該吃什麼

經過多年來的飲食研究，有兩個主要的發現：首先，所有的飲食都有效；第二，所有的飲食也都無效。

這是什麼意思？在所有節食者中，體重下降遵循相似的曲線。不論地中海飲食、阿特金斯飲食或傳統的低脂、低卡路里飲食，所有飲食在短時間內都會使體重減輕。當然，體重減輕的數值不同，有些多一點，有些少一點，但是似乎都有效。但是，經過6～12個月，體重減少停滯，接著體重開始增加，即使繼續飲食計畫也一樣如此。

在十年的糖尿病預防計畫[1]，經過一年後，體重下降7公斤，接著體重遲滯，體重增加隨之而來。因此，所有的飲食方式都失敗。問題在於什麼？恆久的減重效果實際上有兩個步驟。一個是短期問題，一個是長期的問題。腦部的下視丘，決定體重設定的基準點，而基準點則是脂肪的恆溫計。（體重設定，詳見第6章及第10章）。胰島素在此扮演著調高體重設定基準值的角色。因此在短期中使我們以藉由各種的飲食方式，使體重下降。

但是，一旦體重下降低於身體設定的基準值，身體開始啟動遲

滯機制使體重增加，這是長期的問題。

對於減重的抗性，已被科學及經驗證實。肥胖的人體重下降，需要較少的卡路里，因為若減少進食，將會導致新陳代謝急遽下降，且會引起進食的慾望。這是身體對抗長期體重減少的方式。

疾病的多因素特性

肥胖的多因素特性是一個重要遺失的環節。沒有任何一個單一因素會引起肥胖。卡路里會造成肥胖嗎？會，但只是一部分。碳水化合物會造成肥胖嗎？會，但也只是一部分。纖維對肥胖具有保護作用嗎？會，但仍然是只有一部分。胰島素阻抗會造成肥胖嗎？會，仍然只有一部分。糖會造成肥胖嗎？會，都只占真正起因的一部分。（見圖17.2）

只有在我們將上述所有因素結合後，作用於許多荷爾蒙途徑，才會導致體重增加，其中，胰島素是最重要的。碳水化合物飲食能夠減少胰島素分泌；低卡路里飲食，限制所有的食物，因此減少胰島素。

舊石器時代飲食及低碳高脂飲食都能減少胰島素；包心菜湯能減少胰島素；減少食物回饋飲食也能減少胰島素。幾乎人類的所有疾病都是多因素的。思考一下心臟血管疾病，家族史、年齡、性別、抽菸、高血壓、身體活動度，都會對此產生影響，或許影響性不一致，但都會導致心臟病。癌症、中風、阿茲海默症、慢性腎臟病，都是多因素疾病。肥胖也是一個多因素疾病。我們需要的是一個架構、組織、一致性的理論，去瞭解如何將所有因素放在一起解釋。

我們目前總是太常將肥胖的理論都歸咎於單一因子，卻忽略其他因素，最後產生無止盡的爭論。太多卡路里造成肥胖嗎？不是；太多碳水化合物造成肥胖嗎？不是；太多飽和脂肪造成肥胖嗎？不是；太多紅肉嗎？不是；太多加工食品嗎？不是；太多高脂飲食嗎？不是；太多糖嗎？不是；太多美味的食物嗎？不是；太常外食嗎？更不是。這些錯誤的觀念不斷循環在我們的生活中，這些都只是部分正確。因此低卡路里信徒貶損低碳高脂的人；低碳高脂者會去諷刺素食者；素食者嘲笑舊石器時代飲食支持者；舊石器時代飲食遵循者也會嘲弄低脂熱愛者。

我們必須認知所有的飲食都是有用的，因為它們都提出肥胖疾病的不同面貌。但是其中卻沒有任何一個可長期有效，因為沒有一種飲食提出肥胖疾病的所有面向。缺乏對於肥胖因素的特性及瞭解，我們注定陷於無止盡的譴責中。由於目光短淺，使我們得知許多飲食皆具有缺陷。研究比較低碳與低卡路里飲食，都將問題定位錯誤的面向。上述這兩種飲食並不互相排斥，但如果兩者都有效呢？他們將會有類似的減重效果。低碳飲食降低胰島素，同時也會降低胰島素減少肥胖。但是所有食物都會使體重某種程度上升。

因為精製碳水化合物在美國標準飲食中占超過50％；低卡路里飲食通常會減少碳水化合物的攝取。因此，低卡路里飲食，藉由限制所有食物的攝取仍然可以降低胰島素。兩者在短期內都有效。這也正是哈佛法蘭克‧薩克斯博士（Dr. Frank Sacks）[3]在他四種不同飲食的隨機研究中所證實的。雖然碳水化合物、脂肪、蛋白質的含量的差異較小，但減重效果卻十分類似。最大的減重效果在第六個月發生，接著體重便逐漸上升。

在2014年飲食研究的統合分析中，也得到相同的結論。[4]在不同

飲食中，體重減少的差異性不大。

當然，有時候某種飲食比另一種來的稍為有效；其中差別大約1公斤，且差異性約一年之後消失。我們已經試過低脂、低卡路里飲食，但卻是失敗的，也並沒有產生期望中減重效果。有時候這些結果會被解釋為每一種食物均可適量攝取，這甚至無法解釋人類體重增加的複雜性。

適量是一個總是被我們所逃避的答案，大家都蓄意避開尋找飲食的真相。例如，我們應吃相同適量的花椰菜和冰淇淋嗎？顯然不是。我們應該喝相同適量的牛奶與含糖飲料嗎？當然更不是。長期認知的事實是，我們應該嚴格限制特定種類的食物，例如含糖飲料及糖果。其他食物不需要被限制，例如羽衣甘藍、花椰菜。

其他錯誤的結論是，一切都跟卡路里有關。然而事實上並非如此。讓我們面對事實：卡路里只是導致肥胖的諸多因子之一。

低卡飲食已被嘗試無數次，但每一次都失敗。其他答案都不算真正的答案，包含「沒有最好的飲食」、「選擇適合你的飲食」、「選擇你可以遵循的飲食」。如果連營養學界的專家，都不知道什麼是正確的飲食，你如何會知道？美國的標準飲食最適合我嗎？因為我可以遵循？或者是含糖麥片或披薩？當然不是。例如，對於心臟血管的疾病，總是告訴你要選擇適合你的治療方式，但永遠不會被視為最滿意的建議。

如果停止抽菸及增加活動可以減少心臟病，我們應該試著達成兩者，而不是只選擇其中一者。我們不會說最好的防止心臟病的生活習慣是你可以遵循的。不幸地是，許多肥胖學的專家都表達同樣的觀點。事實上許多重疊的途徑會產生肥胖。最常見的共同原因是荷爾蒙不平衡的高胰島素。對於某些病人而言，糖和精製碳水化合

物是主要的問題，低碳飲食的效果是最好。對於另一些人，主要問題是胰島素阻抗性，改變進餐時間會產生間歇性斷食，對於減肥具有最大的好處。

有部分人，皮質醇是主要的問題，壓力減少或矯正睡眠剝奪是重要的。缺乏膳食纖維可能是其他一部分人的問題。許多飲食法，一次只解決一個問題，為甚麼呢？例如，對於癌症的治療，不同種的化療及放射線治療會合併使用，提高成功的治癒率。在心臟血管疾病中，許多的藥物治療會合併使用，我們同時治療高血壓、高膽固醇血症、糖尿病和菸癮。

治療高血壓的同時，並不意味著我們可以忽略戒菸的重要性。例如愛滋病等具困難性的感染疾病，我們使用雞尾酒療法，並合併不同的抗病毒藥物來達到最大的療效。這一個方式，對於多面向的肥胖問題，也是需要被考慮的。針對肥胖的機轉，我們不需要選邊站，我們應該一次針對多個目標，而非針對單一目標，與其在低碳與低卡路里之間做選擇，不如將兩種方式合併，沒有任何的理由不能這樣做？另一點是要針對個人問題解決，找出使胰島素升高的原因。

例如，如果長期睡眠剝奪是引起肥胖的主要原因，減少精製碳水化合物的幫助可能不大。如果攝取過多的糖是主要的問題，正念冥想可能不會特別有用。肥胖是荷爾蒙對於脂肪的失調問題。胰島素是主要引起體重增加的荷爾蒙，所以合理的方式是減少胰島素濃度。有許多方式可以達成，我們應該採取每一個方法的優點。在接下來的章節，我會一步一步地告訴大家如何達成這個目標。

步驟 1：減少添加糖的攝取

糖會刺激胰島素分泌，但是還有更險惡之處。糖最容易有致胖性，因為增加胰島素的效果具立即性和長期性。蔗糖含有相同比例的葡萄糖和果糖，在14章我們曾提過，果糖會直接造成肝臟的胰島素阻抗，經過一段時間，胰島素阻抗產生更高的胰島素。因此，蔗糖及高果糖玉米糖精後與其他食物相比，具有特別高的致胖性。

首先，我們來看看無任何營養價值的人工添加糖，它是在任何飲食中都應該第一個被移除的。許多天然、非精製全穀類中皆含糖。例如，水果含果糖、牛奶含乳糖，這些是天然的，而人工添加糖不一樣，主要差別在於含量及濃度。顯然地，你應該將糖罐子由餐桌上移除，將沒有任何的理由在食物或飲料中添加糖。但是糖通常隱藏在食物的準備過程中，意即要避開糖非常困難，如果不知道，可能會不小心吃進一大堆。

糖通常在準備或烹煮的過程中添加，因而增加許多飲食中的陷阱。糖在加工食物中的濃度會遠高於天然食物，某些加工食物中幾乎含100％的糖。這個現象，在自然界中幾乎不會存在，除了蜂蜜之外。糖果只是添加風味的糖。第三，糖會被自己消化，所以可能會導致過度進食甜點，因為沒有其他食物讓你增加飽足感。通常沒有纖維幫助將無法遏止糖對我們的健康所產生的傷害的效應。基於這些原因，我們應該盡力減少人工添加糖，而非飲食中的天然糖。

閱讀標籤

幾乎在所有的精製、加工食品中，糖不會總是以糖的名稱出現。其他名稱包含：蔗糖、葡萄糖、果糖、麥芽糖、右旋糖、糖

蜜、水解澱粉、蜂蜜、高果糖玉米糖漿、焦糖、玉米甜味劑、米、玉米、甘蔗、楓葉糖、麥芽、黃金糖、棕櫚糖漿以及龍舌蘭糖漿。這些不同的名稱，隱瞞大量添加糖的事實。

另一個方式是使用許多不同的匿名在食品標籤上，使糖不會出現在標籤中的第一個成分。在加工食品中額外添加的糖，能增加神奇的風味，卻幾乎不需任何花費。**醬汁是其中一個嚴重的問題。**烤肉醬、李子、蜜蒜、海鮮醬、酸甜醬及其他沾醬，都含有大量的糖。義大利麵醬汁含有約10克的糖（3～4茶匙）。這可以中和番茄的酸，所以不會立即被味蕾察覺。販售的沙拉沾醬及調味料，例如番茄醬和調味品，通常含有許多糖。

重點在於：只要是包裝好的產品，或許都含有額外添加糖。詢問可以攝取多少糖，如同詢問可以抽多少菸一樣。理想上，不添加任何的糖最好，但是事實上幾乎不能。所以，接下來會提供一些可行的建議。

關於甜點該如何攝取？

大部分的甜點都很容易被認出，且從飲食中被移除。甜點中大部分是糖，用糖來加上一些甜美的風味，例如蛋糕、布丁、餅乾、派、慕斯、冰淇淋、雪酪、糖果及糖果棒。我們應該如何面對這些甜點？

遵循傳統社會習慣。最好的甜點莫過於當季新鮮當地水果。一碗當季的藍莓、櫻桃加上鮮奶油，是一個完美的餐後甜點。或者，一小碟的堅果起司，也是一個不錯的選擇，沒有額外添加糖的負擔。適量食用純度大於70％的黑巧克力，對於健康具有益處。巧克力由可可豆製成，天然中不含糖。（但是大部分的牛奶巧克中含大

量的糖），黑巧克力或半甜巧克力，比牛奶巧克力或白巧克力含較少的糖。

黑巧克力含一定量的纖維、抗氧化物，如多酚類及黃烷醇。黑巧克力攝取的相關研究中，顯示可以幫助降低血壓、[5]降低胰島素阻抗[6]及預防心臟病[7]。大部分的牛奶巧克力，只是糖果而已，它的可可含量太少，幾乎測不到。適量的堅果，是餐後的一個享受，大部分的堅果富含健康的單元不飽和脂肪酸、少量碳水化合物、高纖，具有潛在的益處。例如夏威夷果、腰果、核桃都是可以享受的。許多研究顯示，增加堅果的攝取與健康具相關性，包含減少心臟病[8]及糖尿病。[9]

開心果含有高含量抗氧化物，γ-生育酚，及維他命，礦物質如錳、鈣、鎂、及硒，在地中海飲食中廣泛食用。在最近一個西班牙的研究中，發現每天攝取100顆開心果，可以改善空腹血糖、胰島素及胰島素阻抗。[10]當然，偶爾攝取糖還是被允許的，在慶祝的節日中，食物總是扮演重要的角色，例如生日、婚禮、畢業典禮、聖誕節、感恩節等。重點在於偶爾享受，點心不是每天吃的。

要注意的是，雖然目標是減重，但第一個主要步驟是嚴格限制糖類的攝取。不要使用人工代糖取代糖，因為它們跟糖一樣，仍會使胰島素上升，造成肥胖。（詳見第15章）

不要吃零食

健康零食是減重最大的騙局。少量多餐有益健康，這個迷思已獲得傳奇性的地位。如果我們需要少量多餐，我們應該是牛。少量多餐與許多傳統的飲食相違背，即使在1960年，大部分的人每天都吃三餐，經常刺激胰島素分泌，最後會導致胰島素阻抗。（與零食

相關的危害請見10及11章）

解決的方法到底是什麼？那就是停止無時無刻吃東西。零食只不過是讓人誤以為會變瘦的點心，大部分含有驚人的澱粉及糖。這些包裝好、具方便性的食品，在超市架上隨手可得。餅乾、馬芬、布丁、果凍、水果捲、水果乾、巧克力棒、麥片棒、穀麥棒和司康，都是隨手可得。米餅標榜低脂、但是添加許多糖增加風味。罐裝或加工水果，在健康的外表下隱含大量的糖。

一份蘋果醬含有5.5茶匙（22公克）的糖。一份罐裝水蜜桃，含有4.5茶匙的糖（18公克）。在我們的生活中零食是必要的嗎？不是。簡單問自己一個問題，你吃零食的目的究竟是餓了還是壞習慣？讓所有零食在視野中消失。如果真的有吃零食的習慣，儘量減少這一個習慣，因為它將會影響你的健康。或許將下午茶的點心轉換成一杯綠茶可以成為新的習慣。在點心時間該吃什麼？簡單的回答是什麼都不應該吃。不要吃零食，讓生活更簡單。

讓早餐成為一種選擇

早餐無疑是一天中最具爭議的一餐。早上一起床儘快吃東西，這是最常聽到的建議。但真相是早餐的重要性，需要被降低為與其他餐相同。不同國家有不同的早餐傳統。美式早餐與法國明顯不同，法式早餐是小份量的一餐，關鍵在於少量。

最大的問題在於，早餐通如同零食般常含有大量高度精製碳水化合物及糖，特別是早餐麥片，乃是為了迎合小朋友而產生的食品，這是最糟糕的一種。

小朋友食用的麥片與成人的相比較，平均多40％的糖。相信這並不令人意外，大部分兒童食用麥片含糖，每10克超過50％的糖；

其中只有5.5%的產品符合標準的低糖。在8歲以下兒童的飲食中，早餐麥片的含糖量僅次於糖果、餅乾、冰淇淋及含糖飲料。一個簡單的原則：不要攝取含糖早餐麥片。如果要攝取麥片，請食用每份含糖量小於0.8茶匙（4公克）。許多烘焙坊的早餐，例如：馬芬、丹麥麵包及香蕉麵包仍存在許多的問題。

這些麵包不只含有精製碳水化合物，通常也含有糖及果醬。麵包通常含有糖，也通常和含糖的果醬一起食用，花生醬也常含額外的添加糖。

傳統希臘優格是有營養的食物，但是大部分販售的優格都添加大量的糖及水果調味料。一份優沛雷水果優格，含將近8茶匙的糖（31公克）。燕麥也是一個傳統的健康食物，全穀燕麥及燕麥粒都對健康非常好，需要長時間烹煮，因為含有特定含量的纖維，需要時間加熱破壞。

我們需要在飲食中避免即食燕麥，因為它是高度加工、精製的，所以可以快速煮熟，但是通常含有大量的糖及調味劑，大部分的營養都流失掉了。桂格加味即溶麥片，每份或許含3.25茶匙的糖（13公克）；即食燕麥醬也具有相同的問題，一份含4茶匙糖（16公克）。燕麥捲、水果乾、穀麥、穀麥棒，他們都試圖將自己偽裝為健康的形象，但事實上它們都含有大量的糖、巧克力脆片或是棉花糖。

曾因為膽固醇的問題而被避免食用的雞蛋，不只烹煮的方式多變，比如炒蛋、雙面半生荷包蛋、荷包蛋、水煮蛋、溏心蛋、水波蛋等，還擁有豐富的營養素，如蛋白含有豐富的蛋白質，蛋黃含有許多維生素、礦物質，例如膽鹼、硒、葉黃素及玉米黃素；葉黃素與玉米黃素可以預防眼睛疾病，如黃斑部病變及白內障[12]。而蛋所含

的膽固醇，實際上會改變膽固醇的組成，使膽固醇分子變成較大、較不具動脈粥狀硬化的特性[13]。而且許多大規模的流行病研究中發現雞蛋與心臟病之間並無相關性。[14,15]所以放心吃雞蛋吧！因為它們是美味、無添加的全食物。

最後，早餐該怎麼吃，你可以如此考量：如果不餓，就什麼都不要吃。輕斷食後，中午在來一盤烤鮭魚佐沙拉堪稱完美。

當然如果你想吃早餐也沒什麼錯，但是通常大家早上都比較忙，無法像午、晚餐一樣準備，而是傾向方便、高精製和高糖的加工食品。所以如果你沒有時間準備和吃非加工品的全食物，那不如選擇不要吃早餐，讓生活更簡單。

喝飲料但是不要加糖

含糖飲料是添加糖的主要來源，包含所有的汽水、含糖茶、果汁、水果酒、維他命水、果昔、奶昔、檸檬汁、巧克力、調味乳、冰咖啡和能量飲；熱飲包含熱可可、摩卡奇諾、摩卡咖啡、甜咖啡及茶。含酒精的飲品也都含有一定量的添加糖，包含烈檸檬調酒、調味冰酒、蘋果酒、啤酒及傳統調酒，如愛爾蘭貝里甜酒、瑪格麗特、鳳梨可樂達、甜點酒、冰酒、甜櫻桃利口酒等。

酒精本身是好還是壞？酒精是由許多不同的糖及澱粉發酵製成；酵母將一部分的糖轉變為酒精，剩下的糖則成為飲品的甜味。甜點酒含有許多糖分，所以不建議飲用。然而適量地攝取紅酒不會使胰島素上升或傷害胰島素敏感性，所以可以放心享用[16]，一天兩杯紅酒不會增加體重[17]，或許還有助於改善胰島素阻抗[18]。

酒精本身對胰島素分泌或阻抗的影響其實似乎很微小，啤酒的酒精也一樣。有些人說我們會變胖是因為攝取其他伴隨酒的食物，

而非酒精本身。雖然證據還不夠充分，但其中應該也有可以相信的地方。

所以可以怎麼喝呢？最棒的飲品莫過於在純水或氣泡水中加入幾片新鮮檸檬、柳橙或小黃瓜片。接下來會提到的幾種傳統又美味的飲品也是很好的選擇。

咖啡其實比我們想像中健康

因為高咖啡因含量，咖啡有時被認為不健康。然而，最近的研究得到相反的結論[19]，或許是因為咖啡含有大量的抗氧化物[20]、鎂、木質酚[21]和綠原酸[22]。

即使是無咖啡因的咖啡，對於第二型糖尿病似乎也具有保護力。在2009年的回顧文獻中，每天一杯咖啡，可以降低7％糖尿病風險，甚至可以每天飲用至六杯。歐洲癌症及營養前瞻性調查研究，估計每天至少喝三杯咖啡或茶可以降低糖尿病風險達42％[24]；新加坡中國健康研究調查中顯示[25]，咖啡可降低30％風險。攝取咖啡因與減少10~15％死亡率[26]具相關性。

大規模研究中發現[27]，咖啡可以降低大部分的死因，包含心臟病。咖啡因或許可以保護神經性疾病，如阿茲海默症[28, 29]、帕金森氏症[30, 31]、肝臟硬化[32]及肝腫瘤。[33]

需要注意的是，這些相關性研究並不能證明咖啡有益，只是說明咖啡不像我們想像中壞處這麼多。咖啡豆須儲存在密封、隔絕濕氣、熱及光的環境下，而且一經研磨，氣味很快就會流失，所以投資一台好的磨豆機是值得的。烹煮前，再把豆子磨好。在炎熱的天氣中，一杯冰咖啡是一種簡單又便宜的享受。

只需要煮好一壺咖啡再放進冰箱至隔夜。我們可以使用肉桂、

椰子油、香草萃取物、杏仁萃取物及鮮奶油來增添咖啡的風味，卻不破壞健康的效益。但要記得，一定要避免添加糖及人工甜味劑。

下午茶時間

除了開水之外，茶是世界上最普及的飲品。茶有許多的種類，比如紅茶是最常見的，它占了全世界75％的茶葉消耗量。茶葉採收之後，經過充分的發酵會變成黑色。紅茶比起其他茶，咖啡因含量較高。

烏龍茶是半發酵茶，意即發酵的時間較短；綠茶是無發酵茶，在採收之後，立即進行煎煮的過程，使其停止發酵，因此綠茶較具有植物的香味。綠茶的咖啡因比咖啡來得少，因此適合對咖啡因極為敏感的人。綠茶含有大量的抗氧化物質，稱為兒茶素，其中最值得注意的是表沒食子兒茶素-3-沒食子酸脂，又稱表沒食子兒茶素沒食子酸脂（Epigallocatechin-3-gallate）。兒茶素或許可以抑制碳化合物消化酵素，產生降血糖功能[34]及保護胰臟beta細胞[35]。

發酵（紅茶）使兒茶素轉變為茶黃素（theaflavins）[36]，使紅茶與綠茶的抗氧化能力旗鼓相當。綠茶所含的多酚也被認為可促進新陳代謝[37]，幫助脂肪燃燒[38]。許多在綠茶中健康的效應源自於綠茶中的許多成分，包含運動中促進脂肪氧化[39]、增加基礎能量消耗[40]、降低許多癌症的風險[41]。一個統合性分析已證實，綠茶可以幫助減重，雖然只是中度的效果，約1～2公斤。

新加坡中國健康研究顯示，飲用茶可以降低第二型糖病風險達14～18％[43, 44]。所有的茶都可以用冷飲或熱飲的方式食用。茶具有無限的變化，因此適合不同的口味，可以添加檸檬片、柳橙片、肉桂、荳蔻、香草莢、薄荷和薑。花草茶是混和香草、香料和其他植

物成分，加在熱水中，並非真正的茶，因為不含茶葉。這也是很好的飲品，它沒有額外添加糖，可以冷熱飲使用，變化無限。

許多熱門的花草茶，例如薄荷、洋甘菊、薑、薰衣草、檸檬香蜂草、芙蓉茶、玫瑰茶等，都有添加肉桂或其他香料來增添風味。

骨頭湯

幾乎所有的文化傳統美食都含有營養及美味的骨頭湯。骨頭湯以動物的骨頭，添加蔬菜、藥草及香料熬煮而成。長時間的熬煮（4至8小時）使大部分的礦物質、明膠及營養素被釋放，添加少許醋在烹煮的過程中可以幫助礦物質釋放。骨頭湯含有高量的胺基酸，例如脯胺酸（Proline）、精氨酸（arginine）、甘氨酸（glycine）及礦物質，如鈣、鎂、磷。動物骨頭可以在當地雜貨店買到，通常不貴。骨頭湯非常方便，只須花一些時間準備，可以一次準備大量，冷凍分次食用。大部分市售的骨頭湯與自製的完全不同，通常添加許多人工調味料和味精，礦物質、營養素及明膠幾乎不存在。

步驟 2：減少精製穀物的消耗

精製穀物，例如白麵粉刺激胰島素的程度遠大於許多物質。如果減少麵粉及精製穀物的攝取，對於減重會有顯著地改善。我們可以在飲食中先移除幾乎無營養成分的白麵粉，白麵粉的營養素在加工過程中完全被移除，之後才被加回來以維持健康的外表。全麥及全穀比白麵粉好一些，因為他們含有更多的維生素及纖維。

麥皮纖維可以防止胰島素急遽上升，然而全麥麵粉仍然是現代麵粉磨坊中的高度加工產物。現代麵粉磨坊技術為了確保麵粉可快

速被吸收會產生超級細的粉末，所以傳統的石磨較佳即使是全麥麵粉，也會增加胰島素濃度。我們應該要儘量避免麵粉及澱粉所製成的烘焙加工食品：麵包、貝果、英式馬芬、煎餅、烤餅麵包、晚餐捲、麵包棒、吐司麵包、脆片、茶餅、司康、玉米餅、捲餅、馬芬、餅乾、蛋糕、杯子蛋糕、甜甜圈。

　　所有種類的義大利麵和麵條，也含有大量的精製碳水化合物，我們應該要試著將這些減至最少。全麥義大利麵，可廣泛取得，雖然不是最理想，但是一個較佳的選擇。最佳的碳水化合物，應該是天然、全穀、無添加的。許多傳統社會的飲食以碳水化合物為主，但是不曾影響健康或是造成肥胖的問題。我們一定要記住：西方飲食的毒性在於加工過程，而非食物本身。西方飲食的碳水化合物，大部分為精製碳水化合物，因此具高度致胖性。茄子、羽衣甘藍、波菜、胡蘿蔔、綠花椰菜、碗豆、球芽甘藍、番茄、蘆筍、甜椒、櫛瓜、花椰菜、酪梨、萵苣、甜菜、小黃瓜、水田芥、包心菜等等，都是非常健康，並含有碳水化合物的食物。

　　藜麥基本上是一種種子，但是被視為穀類使用，也被稱為古代穀類。原本生長於南美印加帝國，被稱為所有穀類之母。有三種不同的種類，紅色、白色及黑色，富含纖維、蛋白質及維生素；此外，藜麥升糖指數低，含有許多抗氧化物，如槲皮素（quercetin）、山奈酚（kaempferol），被認為具有抗發炎效果。奇亞籽源自中美及南美，始自阿茲台克及瑪雅時代。

　　奇亞兩字，由古代馬雅文字「強壯」衍伸而來。奇亞籽富含纖維、維生素、礦物質、ω-3、蛋白質、及抗氧化物。通常浸泡在水中，可以吸收十倍的水，形成可食用的膠狀物質。豆類有許多種，在許多傳統飲食中，是富含纖維的碳水化合物。它們是良好的蛋白

質來源，特別是素食。毛豆在日本非常盛行，每份可提供9公克纖維及11克蛋白質。

步驟 3：攝取適量的蛋白質

　　與精製穀物相反，蛋白質不應該從飲食中被移除（更多蛋白質資訊見17章）。在飲食中，建議應攝取約20至30%適量蛋白質。我們不建議攝取過量的蛋白質但卻很難遵循，因為單獨攝取蛋白質是困難的。富含蛋白質的食物，例如肉類，通常含有一定成分的脂肪。植物蛋白，例如豆類，通常也含有澱粉的成分。

　　因此，單獨的高蛋白飲食是非常不可口的，只能從蛋白及瘦肉取得。不需要說，這種飲食一定很難遵循。有些節食者，傾向使用代餐奶昔、能量棒或蛋白粉，這些只是高度加工的假食物。Optifast, Slim-Fast, Ensure、Boost，都是其中的例子。它們充斥於市場的營養專櫃中。這些食品不會產生長期減重效果，只會讓你對加工混和品上癮。

步驟 4：增加天然脂肪的攝取

　　三個主要營養素中（碳水化合物、蛋白質、脂肪），膳食脂肪是最不會引起胰島素分泌的食物，因為膳食脂肪不具致胖性，具保護性。（更多脂肪的保護性見18章）。

　　我們在選擇脂肪時，應該儘量選擇天然脂肪，包含橄欖油、奶油、椰子油、牛油、豬油。高度加工的蔬菜油，含高量發炎性的ω-6，對健康上產生疑慮。

地中海飲食被廣泛認為是健康的，在橄欖油中含豐富多元不飽和脂肪酸及 ω-9 脂肪酸。橄欖原產於地中海區域，早在西元前4500年就已被製造。成熟的橄欖被擠壓成塊，經由壓榨的方式萃取出油脂。「Virgain」的意思為初榨，油脂從這些機械的方式被萃取出來，這也是最好的方式，其他等級的油品，經由化學方式萃取，應該被避免食用。精製油（Refined）使用化學及高熱萃取油，可以中和不好的味道，且使用僅次於橄欖。須注意的是純橄欖油（pure olives oil），通常指的是精製油（refined oil）。

特級初榨橄欖油（Extra-virgin olive oil）是一種非精製、含有橄欖色澤，並且擁有標準品質的油脂。橄欖油的健康益處，很久之前就被知道，含有大量的抗氧化物，包含多酚、多酚化合物（oleocanthal），[45]具有抗發炎的效果。橄欖油的好處，包含減少發炎、降低膽固醇、[46]減少血液凝集、[47]降低血壓，[48]集結這些好處，或許可以減少心臟血管疾病風險，包含心臟病和中風。[49]熱和光會引起氧化，因此需要儲存在陰涼並陰暗的地方。暗綠色的瓶子可以減少熱的暴露，幫助油品保存。

淡味橄欖油（light olive oils）使用精細過濾，可以移除風味、香氣及顏色，這一個過程使橄欖油在烹煮時更具穩定性，但也喪失香氣。堅果在地中海飲食中也是主要的食物，但因為含高量脂肪長期被避免使用，目前被認為有顯著健康益處。除了具有健康的脂肪，堅果還含有高量纖維及低碳水化合物的特性，其中核桃含有高量的 ω-3 脂肪酸。全脂飲食是美味並可以好好享受的，不用擔心發胖。

回顧先前的29篇隨機對照研究中，全脂飲食對於體重並無任何使之增加或降低的影響，但是卻可以降低62％第二型糖尿病風險。[51]

酪梨最近被認為是非常健康及美味的食物，雖然不甜，但因此可以加在所有的飲食中，它們源自酪梨果樹。酪梨在水果中非常獨特，含有豐富的維生素、鉀、低碳水化合物、高比例單元不飽和脂肪酸（油酸），此外還有高含量的可溶及不可溶纖維。

步驟 5：增加保護因子的攝取

碳水化合物中的纖維可以減少胰島素的刺激，對於肥胖具有保護效果，但是它在北美平均飲食中的建議攝取量過少。（更多關於纖維的內容，詳見16章）。許多研究及觀察皆證實膳食纖維的減重效果。天然全食物含有豐富纖維，但這些纖維通常在加工過程中就被移除。比如水果、莓果、蔬菜、全穀、亞麻仁籽、奇亞籽、豆類、爆米花、堅果、燕麥、南瓜籽，等富含纖維的食品。另外，葡萄糖甘露蜜（Glucomanan）是可溶性、可發酵、高度濃稠的膳食纖維，來自魔芋，也稱為蒟蒻，源自亞洲。葡萄糖甘露蜜可以吸收50倍的水分，成為最黏稠的膳食纖維。魔芋塊莖已被使用好幾世紀，可以做為草藥治療、也可以製作成傳統食物，如蒟蒻凍、豆腐及麵食。醋也具有保護效果，在許多傳統飲食中被使用，可以降低胰島素上升。義大利通常食用麵包沾油醋醬，是一個食用碳水化合物添加保護因子的例子。

醋也被加在壽司米中，可以減少升糖指數達20～40％。[53]魚和薯片，通常伴隨麥芽醋食用。蘋果酒醋可以稀釋在開水中飲用。

最後一塊拼圖

有五個基本的減重步驟：

步驟1：減少額外添加糖的攝取
步驟2：減少精製穀物的消耗
步驟3：攝取適量蛋白質
步驟4：增加天然脂肪的攝取
步驟5：增加保護因子的攝取（纖維、醋）

移除糖和精製穀物，食用更多的纖維、蔬菜、有機食物及自製食物攝取非加工食品，並儘量避免速食，也要避免加工色素及調味劑，避免加工或微波食品。不論你遵循低碳、低卡路里、南方沙灘、阿特金斯或地中海飲食，這些建議都非常類似。當然，每一種飲食存在著細微的差別，特別是關於膳食脂肪，他們同意的部分更多一些。因此，為何仍然造成這些爭議？因為少數的同意並不能成為書籍或雜誌。我們總是需要去發現最後及最棒的一種超級食物，例如巴西紫莓（Acai berries）及藜麥（Quinoa）；或者我們應該發現最好的香草、糖、小麥、脂肪、碳水化合物、卡路里。時尚雜誌並不會出現這樣的標題：你已經知道的飲食建議。所有的飲食方式在短時間內都有效果，但是我們都忽略胰島素阻抗的長期問題。最後一塊拼圖，是在好幾世紀前被發現的一種方法。地球上的每一個族群，都具有這一個營養學上的知識，但是這一項傳統已經快要絕跡了。我們將會在下一個章節描述。

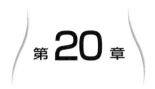

第**20**章

該何時吃

這並不是什麼新方法，只是被遺忘。

瑪麗·安東尼德（*Marie Antoinette*）

　　長期節食是徒勞無功的。在一開始的體重下降之後，接著會來到體重停滯期，最後的結果是增加更多的體重。身體對於體重減少的反應為試著恢復原本的體重，我們希望身體的體重設定可以隨著時間下降，但是體重減少並沒有實現，即使我們的飲食完全正確，胰島素濃度還是持續上升，因為我們只解決這一個問題的一部分。

　　長期的減重有兩個主要的步驟，來使胰島素維持在一個高的濃度。第一個是我們攝取的食物，當我們節食時，通常會改變。但是我們忘了去強調另一個因素，長期的胰島素阻抗問題，其中的關鍵在於進食時間。

　　胰島素阻抗使胰島素一直維持在一個很高的濃度，高胰島素濃度使體重設定值維持在高點。勢不可擋地，我們的體重設定必會削減減重效果。我們開始覺得餓，我們的新陳代謝不斷地下降，低於能量的攝取，造成我們的體重停滯，接著不斷上升回到原本的體重設定值，即使我們努力節食。

這項結果很清楚地告訴我們，若只改變我們的飲食內容，有時候是不夠的。為了成功減重，我們需要打破胰島素阻抗的惡性循環。該如何做？身體對於胰島素阻抗的反射動作是增加更多的胰島素，接著，造成更多的阻抗。為了打破阻抗的循環，我們需要反覆降低胰島素濃度的時間（胰島素阻抗與持續的高濃度有關）。但是我們該如何達到暫時性非常低的胰島素濃度呢？

我們知道，攝取正確的食物可以防止胰島素維持在高的濃度，但是卻無法降低。有些食物比較好，但是不論好還不好，所有的食物都會增加胰島素分泌。如果所有食物都會增加胰島素分泌，降低胰島素最好的方式就是完全不要攝取食物。這一個我們所尋找的答案是斷食（Fasting）。

當我們論及斷食所減少胰島素阻抗時，我們指的是間歇性斷食24～36小時。斷食完整的實施方式在附錄B。這一章節接下來的部分，會討論斷食對於健康的影響，研究結果顯示，斷食對健康有益。

古老的治療方法：斷食

與其尋找奇怪且之前不曾試過的飲食奇蹟，不如專注於經過實驗證實的傳統療法來幫助我們減少胰島素阻抗。他乃是人類歷史中最古老的療法之一，幾乎存在於所有的文化及宗教的文獻之中。當提到斷食，許多人會翻白眼，認為是飢餓的方式，答案並非如此。**斷食與飢餓完全不同。**飢餓是非蓄意且食物不足所導致，並非經由控制。飢餓的人們不知道下一餐會在何時、何地。但是**斷食是基於心靈、健康或其他因素，蓄意的遠離食物。**

斷食有很多種選擇，數小時到數個月。斷食實際上是生活的一部分，每一天的早餐就是在打破一天的斷食。斷食已有很長的歷史。希波拉底（Hippocrates of Kos, c. 460～c. 370 BC）被認為是現代醫學之父，在他處方的治療方式中，最推崇斷食及飲用蘋果酒醋。希波拉底寫道：「生病時吃東西，是餵養疾病。」

　　希臘作家及歷史學家普魯塔克（Plutarch, c. AD 46～c. AD 120）對此也有共鳴：「與其使用藥物，不如使用斷食。」柏拉圖（Plato）和學生亞里斯多德（Aristotle）也是斷食的忠實支持者。

　　古老的希臘相信，藉由觀察自然可以找到醫學的治療方法。人類如同其他動物，在生病時不需要進食。想一想上一次當你得流感生病時，最不想做的就是吃東西。斷食是人類對於許多疾病一致的反應，在人類的遺產中根深蒂固，與人類的歷史相當，斷食是一種本能。古老的希臘斷食可以改善認知功能。

　　回想上一次吃感恩節大餐，飽餐一頓後我們是充滿能量非常警覺？還是覺得自己有點遲鈍且昏昏欲睡？大部分是後者，原因是消化系統為了處理大量湧進的食物，使得腦部的血流相對較少。其他知識上的巨人也非常支持斷食。巴拉賽爾蘇斯（Paracelsus, 1493～1541），毒物學的創立者，是西方現代醫學之父三者的（希波拉底，蓋倫）其中之一，寫道：「醫生建議斷食是最好的療法。」

　　班傑明‧法蘭克林（Benjamin Franklin, 1706～90），以博學多聞著名的美國建國之父之一，曾經這般描述斷食：「最好的治療方法是休息和斷食。」基於心靈上的目的之斷食廣泛地被實行，像是許多宗教修行的方法中都有斷食。耶穌基督、佛陀、先知穆罕默德都相信斷食的力量。心靈上有一個名詞稱為潔淨或純化，在實施上都是指同一件事。許多宗教及文化都獨立衍伸出不同的斷食方式，

不只無害，還對人體的身心靈有很大的幫助。[1]

在佛教的文化中，通常是早上吃東西，接著一整天斷食，直到隔天早上；除此之外，會有數天或數週只飲用清水斷食。希臘正教徒，在一年之中會遵循180～200天的斷食。吉斯博士（Dr. Ancel Keys）總是考慮著要張貼出克里特島遊記的海報——兒童與地中海飲食。然而，其中有一個重點被忽略了，那就是在克里特島，大部分的人遵循希臘正教斷食的傳統。

在穆斯林的齋戒月，從太陽升起至太陽下山這段時間，需要斷食。先知穆罕默德也鼓勵每週三及週四斷食。齋戒月和其他斷食方式不太一樣，因為在斷食期間，連水都不可飲用，所以在這段期間會有輕微的脫水。在太陽升起之前，和太陽落下之後是可以進食的，最近的研究指出[2]，在這一段時間，攝取的熱量反而增加。在可進食期間，狼吞虎嚥許多精製碳水化合物抵銷了斷食的許多好處。

身體對於斷食的反應

葡萄糖及脂肪是身體主要的能量來源。當葡萄糖不可獲得時，身體會試著使用對身體無害的脂肪來替代。這一個代償反應是身體的自然現象。短暫性食物短缺一直是人類歷史上的一部分，我們身體已經演化出如何處理舊石器時代所發生的事。在進食與斷食之間的轉換，有許多不同的時期：

1. **進食**：用餐時，胰島素開始上升，讓組織如腦部、肌肉可以攝取葡萄糖，供直接能量使用。過多的葡萄糖以肝醣的形式，儲存於肝臟細胞。

2. **吸收後（斷食後6～24小時）**：胰島素開始下降，分解肝醣，釋放葡萄糖，產生能量。儲存的肝醣可提供約24小時能量使用。

3. **糖質新生（24小時～2天）**：肝臟由胺基酸和甘油，製造出新的葡萄糖。在非糖尿病患者身上，葡萄糖的濃度會下降，但仍在正常範圍。

4. **生酮（斷食後1～3天）**：儲存的脂肪、三酸甘油脂，被分解為甘油及三分子的脂肪酸。甘油被做為糖質新生的原料，脂肪酸被腦部以外的許多身體組織直接做為能量使用。脂肪酸產生的酮體，可以穿過血腦屏障，供腦部能量使用。**酮體可以供應腦部75%的能量**，[4] 兩種酮體主要的形式為 β-羥基丁酸（beta hydroxybutyrate）及丙酮酸（acetoacetate），他們的能量在斷食期間可以增加70倍。[5]

5. **蛋白質保留（斷食5天後）**：高濃度的生長素開始分泌，維持肌肉量，保持肌肉組織。基礎代謝所需要的能量，可以完全由游離脂肪酸及酮體提供。**正腎上腺素增加，防止代謝率下降。**

人體對於食物短缺具有很大的適應性。我們在這裡所描述的是，身體由燃燒葡萄糖，轉變為燃燒脂肪的過程。脂肪只是身體儲存能量的形式。食物缺乏的狀態下，脂肪很自然地被消耗，提供能量使用。

身體不會燃燒蛋白質，除非所有的脂肪都燃燒完。關鍵在於，這裡所提到的所有好處，在卡路里限制飲食中都不存在。

荷爾蒙如何適應斷食

胰島素

在數十年前我們就已發現，[6]斷食是降低胰島素，最有效及持續的方式，這項事實被廣泛的接受並認定。

所有的食物都會使胰島素上升，因此降低胰島素最好的方式，就是避免所有的食物。在身體轉換為脂肪燃燒時，血糖仍能維持正常。這一個期間發生在斷食後的24～36小時，更長時間的斷食對於減少胰島素的效果更好。最近，隔日斷食也被視為可減少胰島素的方式。固定時間斷食來降低胰島素，證實可明顯地改善胰島素敏感性。這項發現是我們遺失的最後一塊拼圖。

大部分的飲食方式都教導我們限制攝取會使胰島素分泌的食物，但是並沒有提到胰島素阻抗。一開始體重會下降，但是胰島素阻抗會使胰島素濃度持續飆高，體重設定仍在高點。藉由斷食，你可以有效率地減少身體的胰島素阻抗，因為胰島素阻抗是持續且高濃度胰島素所造成。

胰島素會引起鹽分及水分滯留於腎臟，降低胰島素，可以排除身體過多的水分及鹽分。斷食，一開始會造成體重快速地下降，前五天，體重平均每天下降0.9公斤，由於卡路里的限制及利尿的作用，超過這個數目也是有可能的。利尿作用會減少腫脹，血壓也會稍微下降。

生長激素

生長激素，由於它可增加脂肪的燃燒及使用而著名，也可幫助

保留肌肉組織及骨密度。[9]

生長激素的釋放很難精確測量，因為是間歇性釋放，會隨著年紀上升而遞減。刺激生長激素最有效的方法之一就是斷食。[10]超過5天的斷食，生長激素加倍分泌，在身體的淨化作用是在斷食期間維持肌肉及骨骼組織。

腎上腺素

在24小時之後，斷食會增加腎上腺的濃度。斷食48小時之後，新陳代謝率增加3.6倍，並非在卡路里限制飲食中的下降。

經過4天的斷食後，[16]基礎能量消耗增加14%，新陳代謝率沒有降低，反而更活躍。會產生這樣的原因，有可能是為了讓我們有力氣出去找尋更多的食物。

電解質

許多人擔心斷食會造成營養不良，但是卻放錯重點。身體所儲存的脂肪對於大部分的人而言，足夠使用好一陣子。即使長期斷食的研究中，也沒有發現營養不良會是因為缺乏微量營養素。鉀離子或許會稍微減少，但是即使在2個月的連續斷食且沒有任何額外補充，鉀離子也沒有降到正常值以下。[11]

即使如此長時間的斷食，也不需要醫師的監測。鎂、鈣、磷在斷食期間維持穩定，可能是因為大部分的礦物質儲存於骨頭。綜合維他命的補充，可以提供每日所需的微量營養素。在一項個案研究中，斷食長達382天，只補充綜合維生素，對於身體健康沒有任何危害。[13]不曾出現低血糖，血糖值都在正常範圍，唯一需要擔心的是尿酸的上升，這在斷食中研究中曾經被提出。[14]

關於斷食的迷思

有許多斷食的迷思被認為是真實，而一再被提出。讓我們來思考以下的情形：

- ▶ 斷食會使你因為燃燒蛋白質而流失肌肉。
- ▶ 腦部需要葡萄糖運作。
- ▶ 斷食會讓你處在飢餓模式，因此降低新陳代謝。
- ▶ 斷食會使你處於飢餓狀態。
- ▶ 斷食會讓你在復食階段過度進食。
- ▶ 斷食會耗盡身體的營養素。
- ▶ 斷食會造成低血糖。
- ▶ 斷食太瘋狂了。

如果以上這些迷思都是真的，那我們將無法存活到今天。想一想關於燃燒肌肉做為能量這件事，在長期的冬季，有許多時候是缺乏食物的。人體在經歷過一次食物缺乏後，可能會很嚴重的虛弱，經過多次食物缺乏，會虛弱到無法捕獵、採集食物。如果是這樣，人類將無法存活至今天。比較好的問題應該是為何人類能以脂肪的形式儲存能量，卻要燃燒蛋白質。答案是在缺乏食物期間，不會燃燒蛋白質做為能量。這只是一個迷思。

飢餓模式為人所知是一個神祕而可怕的惡鬼，總是引起我們的恐懼，讓我們不敢漏掉一餐這非常的荒謬。**肌肉分解只發生在體脂肪小於4%的情形下**，這是許多人不需要擔心的。這樣解釋的意思是，所有的脂肪都原封不動，但是肌肉組織被消耗做為能量。身體

已經演化為適應飢餓模式的狀態。脂肪是儲存的能量，肌肉是功能組織，所以脂肪會被優先燃燒。這一個解釋如同家裡囤積了一堆木材，但是卻決定把沙發拆掉做為柴火燃燒，這是非常愚笨的。

為何我們要將身體功能想像的如此愚笨？身體會保留肌肉，直到脂肪快耗盡，才會開始燃燒肌肉。

關於隔日斷食的研究，發現關於肌肉流失的擔憂根本不是問題[17]。經過 70 天的隔日斷食後，體重會減少 6％，但是體脂減少 11.4％，瘦肉組織並沒有減少。低密度膽固醇、總膽固醇及三酸甘油脂都有顯著的進步。生長激素增加，維持肌肉量。

研究發現，一日一餐，[18]與一日三餐相比，雖然攝取熱量的相同，但是卻能減少更多的體脂肪，且沒有顯著的肌肉流失。另一個一直存在的迷思是，腦部一定需要葡萄糖作為能量來源。人體的腦部與動物不同，在長期的飢餓下，可以使用酮體做為能量來源，使蛋白質得以保存。再次思考，如果人類一定需要葡萄糖才能生存，那麼人類將無法活到今天。在斷食 24 小時之後，葡萄糖耗盡，如果腦部沒有其他的替代能源，我們都會變成大笨蛋，因為腦部無法運作。我們的智能乃是唯一可以對抗野生動物的優勢，也將隨著腦部的停擺而完全消失。

脂肪是身體用來儲存長期能量的形式，短期能量的使用為葡萄糖及肝醣。當短期的能量消耗完畢，身體可以轉向使用長期的能量儲存。肝臟的糖質新生可以產生少量所需的葡萄糖。另一個關於飢餓模式的迷思在於身體會使新陳代謝下降到嚴重的地步，使身體無法運作。如果這是事實，也不利人類生存。如果間歇性飢餓會使新陳代謝下降，那麼我們將沒有足夠的能量去捕獵或採集食物。

若是沒有足夠的能量，我們更不可能獲得食物，因此一天接著

一天，我們愈來愈虛弱，愈來愈不可能獲得食物，形成一個惡性循環。這是愚蠢的。事實上，沒有一種動物，需要每天固定三餐包含人類，這一個迷思源自何處並不清楚。每天的卡路里限制卻會導致新陳代謝下降，因此大家假設，這一個效應在斷食後會更嚴重。減少食物的消耗不會和減少能量的消耗相符合。

如果今天食物攝取量為零，身體轉為使用儲存的能量（脂肪）。這一個策略可以增加食物的可獲取性，也與增加的能量消耗相符合。所以，在明尼蘇達州的飢餓實驗中究竟發生了什麼事？（詳見第3章）這些受試者並非斷食，而是採取了限制卡路里飲食。適應斷食而產生的荷爾蒙變化不會發生；腎上腺素也不會增加去維持總能量消耗；生長激素不會增加來維持肌肉量；不會產生酮體來提供大腦使用。

關於斷食的詳細的生理測量，總能量消耗是增加的。[19]經過22天隔日斷食，總能量消耗並無減少；沒有飢餓模式；沒有減少的新陳代謝；脂肪氧化增加58％；碳水化合物的氧化減少53％。身體開始轉換能量使用模式，由燃燒糖類轉變為燃燒脂肪，總能量消耗並沒有下降。經過4天的連續斷食，總能量消耗能增加12％。正腎上腺素增加至117％。為了維持能量；當身體轉換為燃燒脂肪時，脂肪酸增加超過370％；此時血糖會稍微下降，但仍在正常範圍。

斷食會引發代償的過度進食，這是一再被提出的隱憂。研究結果顯示，在斷食結束的下一餐，卡路里攝取會稍微上升。在經過一天的斷食，卡路里攝取會由2436大卡增加至2914大卡，但是這兩天的總卡路里還是維持赤字，少了1958卡路里。在斷食之後，所攝取多出的卡路里，並不會完全填補斷食日所缺乏的卡路里。[21]在我們診所的經驗是，斷食愈久，食慾也隨著減少。

斷食在極端的例子和性別上的差異

1960年，費城賓夕法尼亞州醫院的加菲‧鄧肯醫師（Dr. Garfield Duncan）曾描述關於間歇性斷食的實驗，治療107位肥胖病人。受試者嘗試卡路里限制卻仍然無法減重，他們已經失去希望，只好同意使用斷食的方式。有一位受試者（W.H.）一開始體重達147公斤，服用三顆降血壓藥後，在接下來的14天，他只能攝取水、茶、咖啡及綜合維他命。

他發現前2天非常困難，但是接下來，他成功了，飢餓感消失；在一開始的14天，他減少11公斤，他持續進行短時間斷食，經過6個月後，總共減少37公斤。或許最令人驚訝的是他在斷食期間的活力表現。[22]鄧肯醫師寫著：「斷食的感覺非常良好。」[23]雖然許多人認為斷食非常困難，在診所卻觀察到相反的情形。卓尼克醫師（Dr. E. Drenick）寫著：「這一個研究最驚人的地方在於，長期的斷食是容易的。」[24]其他人描述，斷食的感覺有一點輕微的興奮[25]，與明尼蘇達州飢餓實驗中低卡路里飲食者所描述的，持續飢餓、虛弱、寒冷的感覺完全不同。

這一個發現與我們診所在強化飲食治療門診的病人經驗類似。醫生早在1800年[26]就開始提倡斷食。在現代醫學中，關於斷食的文獻最早在1915年被發現，[27]但是接下來似乎就消失了。在1951年，亞特蘭大皮埃蒙特醫院的布倫醫師（Dr. W.L. Bloom），重新發現斷食可以治療嚴重肥胖[28]。

其他的追隨者，包含鄧肯、卓尼克醫師（Drs. Duncan, Drenick），曾在美國醫學協會期刊描述他們的成功經驗。

1973年有一個極端的例子，一位男性在醫師的監督下斷食了

382天。一開始的體重達205公斤，斷食結束時只剩81公斤。在治療過程中，無電解質不平衡，也無任何不適[29]。在男性與女性間，許多關於斷食的差異被發現，血中葡萄糖濃度降得較快[30]，酮體產生較快；然而，隨著體重增加，差異性消失[31]。最重要的是體重減少的速度在男性與女性間並無顯著差異。[32]

以我個人治療數百位男性及女性的經驗，斷食在兩者之並無顯著差異。

間歇性斷食與卡路里限制

斷食與其他飲食方法最大的差異性在於間歇性。飲食方式會失敗在於一致性。地球上生物的特性是恆定。任何持續的刺激會產生適應，抵抗改變。持續性的進行卡路里限制，會產生適應，身體最後會減少總能量消耗，產生減重停滯，最後體重恢復。在2011年的一個研究，比較份量控制與間歇性斷食[33]。

分量限制的組別，減少每日卡路里25％。例如，假設一個人每日攝取卡路里為2000大卡，會將每日熱量減少至1500大卡。經過一週的時間，總共攝取10,500卡路里，主要飲食為地中海飲食，被認為是有益健康。間歇性斷食的組別，連續5天攝取原本的卡路里，但是另外兩天只攝取25％卡路里。例如，5天每天攝取2000卡路里，但是另外2天只攝取500卡路里，類似麥克·莫斯利醫師（Dr. Michael Mosley）所提出的5：2斷食法。

經過一週，他們將會攝取11,000卡路里，比份量控制組稍微高一些。經過六個月，兩個組別，減重效果相似（6.5公斤）。但是我們知道，在短時間內，所有飲食法都有效。然而在間歇性斷食組別

早上我們發現，胰島素濃度及胰島素阻抗都下降。無可否認地，間歇性斷食產生了更多的好處，某段期間胰島素下降至低濃度，可幫助打破胰島素阻抗的惡性循環。此外，其他研究顯示[34, 35]，合併間歇性斷食與卡路里限制對於減重是有效的。高危險性的內臟脂肪，首先被移除。

重要的危險因子，如低密度膽固醇、低密度膽固醇的顆粒大小及三酸甘油脂都有改善。這一個改善是真的。增加用餐頻率或份量會導致肥胖嗎？最近一個隨機對照研究比較這兩件事，證實增加進餐頻率會增加肝臟脂肪。脂肪肝對於增加胰島素阻抗是一個推手。增加進餐時間，對於長期體重增加危害更大。我們一直沉迷在該吃什麼的議題，我們幾乎忽略用餐時間的重要性。

體重增加不是一個恆定的過程，在北美，平均每年體重增加約0.6公斤，但是這一個增加並不是持續的。在年底的假日，只有六週的時間[37]，體重會占每年體重增加的60％。在假期結束之後，體重會小幅度下降，但是不足以抵銷增加的體重。換句話說，在大吃大喝之後，需要緊接著斷食。當我們不進行斷食，只是一直大吃大喝，體重一定會一直增加。

這是古老的秘密，是生命的週期，斷食之後可以暫時享受大餐；享受大餐完之後，需要接著斷食。飲食是需要間歇性，而非持續。食物是一種慶祝方式。

世界上每一個文化都會以大餐慶祝，這是正常的，也非常的好。但是，宗教總是會告誡我們，需要平衡進食與斷食的時間，像是贖罪、悔改、潔淨。這些都是古老且值得經過時間考驗的智慧。在生日時可以吃很多食物嗎？當然可以。在婚禮可以享受美食嗎？當然可以。這些是慶祝及享受的時光。但是還是需要時間進行斷

食。我們不可以改變生命的週期循環；我們不可以一直大吃大喝；我們不可以一直斷食。這是沒有用的。

你可以做到嗎？

不曾嘗試斷食的人，可能會對此有所質疑。然而，與其他飲食法比較，斷食非常容易執行。世界上估計有160億虔誠的穆斯林，每年斷食一個月，且每週會斷食2天；估計有1400百萬摩門教徒會斷食一個月；世界上有3.5億佛教徒都會定期斷食；世界上約三分之一的人，在一生中會固定斷食。毫無疑問地，斷食是可以執行的。

此外，規律斷食並無持久的副作用；反而會為健康帶來很大的益處。斷食可以和任何飲食法做搭配；即使你不吃肉，不吃乳製品，不吃麩質，你仍然可以斷食。吃草飼、有機牛肉太貴，但是斷食不花你任何一毛錢，還可以幫你省錢。完全為自己準備餐點是非常健康的，但是在忙碌的生活中，可能會占用許多時間，斷食則可以節省時間，畢竟不需要花時間購物、準備、吃或是清理。

生活會變得更簡單，因為不需要煩惱下一餐如何解決。概念上，斷食非常的簡單。斷食重要的概念可以在2分鐘內解釋完畢。沒有任何的問題，例如我可以吃全穀嗎？那一片麵包多少卡路里？那一塊派含多少碳水化合物？酪梨健康嗎？斷食的關鍵在於，我們可以做什麼？我們該如何做？詳見附錄B，提供某些重要祕訣，在生活中實施斷食。回答兩個沒有提及的問題：斷食不健康嗎？答案是不會。科學研究證實斷食對健康具有顯著的益處。

新陳代謝增加、能量增加，血糖下降。另一個問題是：你可以實施嗎？這一個問題我聽過好多次。當然，毫無疑問的。事實上，

自從人類文化開始，斷食就已是我們生活的一部分。

跳過某一餐

問一個小孩如何減重，他可能會回答：「跳過某一餐。」這或許是最簡單、也最正確的答案。但我們卻捏造了下述這些複雜的規則：

- ▶ 每天吃 6 餐。
- ▶ 吃豐盛的早餐。
- ▶ 吃低脂飲食。
- ▶ 記錄飲食日誌。
- ▶ 計算卡路里。
- ▶ 閱讀食物標籤。
- ▶ 避免所有加工食品。
- ▶ 避免白的食物：白糖、白麵粉、白米。
- ▶ 攝取更多纖維。
- ▶ 攝取更多蔬菜水果。
- ▶ 注意體內的腸道菌。
- ▶ 攝取簡單食物。
- ▶ 攝取有機食物。
- ▶ 計算體重。
- ▶ 計算碳水化合物。
- ▶ 增加運動。

▶ 阻力訓練及心肺耐力。

▶ 測量基礎代謝率,吃的比基礎代謝率更少。

這些複雜的規則是無窮盡的,每天都會增加一些。更諷刺的是,即使我們遵循這些規則,我們還是變得更胖。

要減少體重,需要瞭解肥胖問題來自於荷爾蒙不平衡,其中最為關鍵的就是胰島素。而要平衡胰島素,存在兩個主要的問題:

1. 該吃什麼?

2. 該何時吃?

關於第一個問題,有一些簡單的準則可以遵循。**減少精製穀物、糖的攝取,攝取適量蛋白質,增加天然脂肪的攝取,強化保護因子(纖維及醋),選擇天然、無加工食物。**

關於第二個問題,需要平衡胰島素分泌與胰島素缺乏的時間,意即**平衡進食與斷食的時間**。關於何時吃,間歇性斷食是一個很好的方式。最後一個問題:如果不吃,體重會下降嗎?當然會。因此不需要懷疑斷食的效果。

除了斷食,仍然存在其他會影響胰島素和體重的因子,例如失眠與壓力(皮質醇效應)。如果這些才是主要問題,則並非處理飲食,而是要利用睡眠、藥物、禱告及按摩等方式。

不同的人,影響體重的主要因素也不一樣。有些人可能是因為糖分攝取過多;其他人可能是長期睡眠不足;另一些人可能是攝取過多高度精製穀物;還有一些人可能是用餐時間的問題。對於長期失眠的人,降低糖的攝取可能效果不大;相同地,對於攝取過多糖的人,改善睡眠效果也不大。

我們在這裡試著去發展一個完整的架構，幫助我們瞭解複雜的肥胖機制。**深入、徹底地瞭解肥胖的原因，可以找到合理及有效的治療。**新希望已經升起，我們可以預見全世界的第二型糖尿病將被根除，代謝症候群將被廢止。更窈窕、更健康的人生不再是遙不可及的夢想。那樣的世界與景色，就從今天開始。

附錄 A：一週斷食計畫

24 小時斷食計畫

以下都只是飲食建議，不需要完全遵守這一個模板。但要避免所有的零食。

	星期一	星期二	星期三	星期四	星期五	星期六	星期日
早餐	斷食 水、咖啡	西式蛋捲 青蘋果	斷食 水、咖啡	全穀麥佐 牛奶 綜合莓果	斷食 水、咖啡	2 顆雞蛋 香腸或 培根 草莓	斷食 水、咖啡
午餐	斷食 水、綠茶 1cup 蔬菜 高湯	芝麻菜沙 拉佐核桃 梨子 羊奶起司	斷食 水、綠茶 1cup 雞骨 高湯	薑汁雞生菜 捲 炒青菜	斷食 水、綠茶 1cup 牛骨 高湯	菠菜佐 扁豆沙拉	斷食 水、綠茶 1cup 蔬菜 高湯
晚餐	香草雞肉 四季豆	烤五花肉 炒青江菜	以奶油、 椰子油香 煎鱈魚	印度咖哩雞 花椰菜 綠葉沙拉	烘烤鯰魚 以蒜、橄 欖油炒綠 花椰菜	黑胡椒牛排 蘆筍	烤雞沙拉
點心	綜合莓果				當季水果		黑巧克力

1cup ≒ 250㎖

36 小時斷食計畫

以下都只是飲食建議，不需要完全遵守這一個模板。但要避免所有的零食。

	星期一	星期二	星期三	星期四	星期五	星期六	星期日
早餐	斷食 水、咖啡	1cup 希臘優格佐 ½cup 綜合藍莓與覆盆莓和 1t 亞麻仁籽	斷食 水、咖啡	2 顆雞蛋 培根 蘋果	斷食 水、咖啡	燕麥片佐綜合漿果 再加上 1t 亞麻仁籽	斷食 水、咖啡
午餐	斷食 水、綠茶 1cup 蔬菜高湯	凱薩沙拉佐烤雞	斷食 水、綠茶 1cup 雞骨高湯	薑汁雞生菜捲 炒青菜	斷食 水、綠茶 1cup 牛骨高湯	肋眼牛排 烤蔬菜	斷食 水、綠茶 1cup 蔬菜高湯
晚餐	斷食 水、綠茶	烤鮭魚佐芥末醬 橄欖油炒時蔬	斷食 水、綠茶	印度咖哩雞佐花椰菜 綠葉沙拉	斷食 水、綠茶	黑胡椒牛排 炒青江菜	斷食 水、綠茶
點心		芹菜佐花生醬		70%以上的黑巧克力一塊		2 片西瓜	

1t ≒ 5$m\ell$

附錄 B：斷食的實行準則

　　斷食是一個自發性、在特定的一段時間內不吃東西的行為。無卡路里飲品，例如水或茶，是被允許的。完全的斷食是指食物和飲品完全禁止。這或許會在宗教因素斷食中被執行，例如穆斯林的齋戒月，但是一般而言不建議，因為會造成脫水。斷食沒有固定標準的時間，可以從12小時至3個月，甚至更久。你可以一個星期、一個月或是一年斷食一次。間歇性斷食是規則、短時間的斷食方式。較短時間的斷食被執行頻率通常較高。有些人喜歡一天16小時斷食，這些人只在8小時進食窗口內攝取三餐。較長的斷食包含24～36小時，每週2～3次；更長的斷食可達1週到1個月。在24小時斷食，你可以從晚餐（或午餐、早餐）斷食，直到隔天晚餐。

　　意即跳過早餐、午餐及點心，只吃晚餐。基本上，你跳過2餐，斷食從晚上7點到隔天晚上7點。

　　在36小時斷食，從斷食日當天的晚餐，到2天後的早餐；意思為跳過一整天的早餐、午餐、晚餐及點心。斷食時間為斷食日晚上7點到2天後早上7點。（見附錄A的斷食計畫）較長的斷食時間對於第二型糖尿病患者，可以產生較低的胰島素、較好的減重效果及較佳的血糖控制。

　　在強化式飲食治療診所，我們通常使用24～36小時斷食計畫，每週執行2～3天。對於嚴重的糖尿病患者，病患可能會斷食長達1～2週，但是需要在醫師監控下操作。如果擔心微量營養素不足，可以攝取綜合維他命。

斷食期間可以吃什麼？

　　所有含卡路里的食物及飲料，在斷食期間都需要暫停。但是，在斷食期間需要保持充足的水分，水、骨頭湯、氣泡式礦泉水都是好的選擇。目標是一天攝取2公升的水。最好的方式是在每天的一開始攝取8盎司（約248毫升）的水，可加幾滴檸檬汁增添風味，或者是在水壺中加入柳橙片、小黃瓜來作為一天水分的攝取。可以將蘋果酒醋稀釋在開水中飲用，對於血糖控制會有幫助。但是人工調味料或是人工甜味劑是被禁止的。酷愛牌粉末是沖泡飲料、水晶燈無糖低卡沖泡飲料、果珍沖泡飲品，是不可以加入開水中飲用的。**所有的茶都是很好的飲品，包含綠茶、紅茶、烏龍茶及花草茶。茶可以混和的方式調出不同口味，可以冷飲或熱飲。可以使用香料，例如肉桂、荳蔻來增添茶的風味。**

　　加入少量的奶油或牛奶是可以的；糖、人工調味料或甜味劑是不被允許的。綠茶是一個特別好的選擇，所含的兒茶素對於食慾有抑制的效果。咖啡，含咖啡因或去咖啡因，都是可以飲用的，加入少量的奶油或牛奶是可以的。香料，例如肉桂是可以添加的，但是糖、人工調味料或甜味劑是不被允許的。在大熱天，一杯冰咖啡是一個很好的選擇，在之前我們有提到，咖啡具有許多健康上的益處。自製的牛、豬、雞、魚骨頭湯，在斷食期間是一個好的選擇。

　　雖然骨頭湯含有較多營養，但蔬菜湯也是一個合適的替代方式。加一小撮鹽到骨頭湯中，可以幫助你保持水分。其他的飲品，例如咖啡、茶、水，沒有含鹽分，在長時間的斷食可能會導致鹽分缺乏。

　　雖然許多人害怕添加鹽，但是如果缺乏鹽會更可怕。短時間斷食或者24至36小時斷食之間的，差別可能不大。所有的蔬菜、藥草

或香料，都可以添加到骨頭湯中，但是不要添加高湯塊，因為含有人工調味料及味精。要小心罐裝肉湯，它和自製的骨頭湯很不一樣。

恢復飲食的過程需要溫和，如果過度飲食會導致胃部不舒服，雖然不嚴重，但是會相當不舒服。恢復飲食時，不妨以一把堅果或一碗沙拉開始。

斷食期間感到飢餓，該怎麼辦？

這或許是每一個人對於斷食的擔憂。大部分的人假設自己會非常餓，無法控制。事實上，飢餓不會持續存在，而是一陣一陣的。

飢餓感是會過去的。斷食期間保持忙碌通常能幫助你降低吃東西的慾望。當身體適應斷食，開始燃燒儲存的脂肪，飢餓感就會被抑制。許多人注意到，斷食不會促進食慾，反而會降低食慾。長期的斷食中，許多人發現飢餓感會在第二或第三天消失。

有許多天然食品可以幫助抑制飢餓感。以下是我所推薦的五個天然食品：

1. **水**：起床後喝一杯冷開水，可以保持水分和預防飢餓（在餐前喝一杯水也可以預防飢餓）。氣泡式礦泉水可以緩解胃絞痛和咕嚕聲。

2. **綠茶**：富含抗氧化物、多酚，非常適合節食者。抗氧化劑或許可以刺激新陳代謝，並使體重下降。

3. **肉桂**：可以減緩胃排空並抑制食慾[1]。還可以降低血糖，幫助減重。肉桂可以加在所有的茶及咖啡中增添風味。

4. **咖啡**：許多人認為咖啡可以抑制食慾，同時研究也表示這與抗氧化劑有關。不含咖啡因的咖啡和一般咖啡都比添加咖啡

因的水擁有更強的抑制食慾之效果[2]。基於健康的益處（見第19章），已經沒有理由去限制咖啡的飲用。咖啡因還可以提升新陳代謝，促進燃脂效果。

5. **奇亞籽**：奇亞籽富含可溶性纖維和 ω-3脂肪酸。將種子浸泡在水中30分鐘，使其吸收水分並形成膠狀物質，能夠協助抑制食慾。

斷食期間可以運動嗎？

當然可以，沒有理由停止運動。所有種類的運動，包含阻力運動、心肺運動都是被鼓勵的。有一個常見的迷思為攝取食物是供給運動所需的能量；這不是事實。肝臟藉由糖質新生提供能量。在長時間斷食，肌肉可以直接使用脂肪酸作為能量來源。

斷食期間腎上腺濃度上升，是一個好的運動時間。斷食期間生長素分泌，也可以促進肌肉生長。這些好處，使許多健身界的人，故意在運動期間斷食。服用藥物的糖尿病患者須特別注意，在斷食與運動期間，可能會導致血糖過低。（關於糖尿病患者的建議？請見266頁）

斷食會讓我覺得疲累嗎？

我們在強化飲食治療診所發現情況相反。或許是因為腎上腺素增加，許多人發現他們在斷食期間更有能量。基礎代謝率在斷食期間不會減少，反而會增加。你會發現你可以在斷食期間進行所有的日常活動，若感到持續性的疲憊反而是不正常的；如果你覺得非常疲憊，應該要立即停止斷食並尋求醫師的協助。

斷食會讓我混亂或健忘嗎？

斷食期間，不應該有記憶力減少或注意力下降的情形。相反地，古希臘認為，斷食會改善認知功能，幫助思緒更清晰、明確。

斷食期間覺得頭暈，我該怎麼做？

大部分的原因是因為缺水。為了預防這一個情形，鹽和水分都是需要的。要確保攝取足夠的水分。此外，在斷食期間，鹽分的攝取不足也會引起頭暈。加額外的鹽在骨頭湯或是礦泉水中，可以緩解頭暈的症狀。

另一個可能的原因是血壓太低，尤其是有服用降血壓藥物的患者。建議與醫師討論，並可考慮調整藥物。

如果肌肉抽筋，我該怎麼做？

低鎂可能是原因，尤其是對糖尿病患者而言，或許會引起腳抽筋，可以服用鎂補充劑。也可以浸泡在愛生鹽（Epsom Salt）中，其中含有鎂鹽，加一瓢在浴缸中，泡約半小時，鎂鹽會透過皮膚吸收。

斷食期間覺得頭痛，我該怎麼做？

如同上述，試著增加鹽的攝取。頭痛在一開始斷食的期間是很常發生的。可能的原因為，斷食期間由高鹽分飲食轉變為低鹽分飲食所造成。頭痛通常是暫時的，一旦你適應斷食之後，這一個問題會自己解決。同時在骨頭湯或礦泉水中，添加額外的鹽。

斷食期間胃總是隆隆響，我該怎麼做？

試著飲用一些礦泉水。

自從我開始斷食後就有便秘的情形，我該怎麼做？

在非斷食期間，增加蔬菜、水果及纖維的攝取，對於便秘會有幫助。也可以攝取洋車前子以增加纖維及糞便體積。如果問題持續存在，可以請醫生開軟便藥。

斷食期間覺得胸口有灼熱感，我該怎麼做？

避免食用大餐。或許會發現在斷食之後會過度進食，試著正常飲食。

我們都需要緩慢的時間恢復飲食。避免吃完飯後馬上躺著，至少在飯後半小時保持直立的姿勢。在頭部放一塊木頭枕，或許對於晚上的症狀會有改善。如果這些方法都沒有用，試著和你的醫生討論看看。

我所食用的藥物需隨餐服用，斷食期間我該怎麼辦？

某些特定的藥物若在空腹服用會產生一些問題。例如阿斯匹靈，會引起胃部不適，甚至是潰瘍。鐵劑或許會引起噁心、嘔吐。而糖尿病藥物中的二甲雙胍類（Metformin），或許會引起噁心或拉肚子。

此時，請與醫生討論，這些藥物是否需要繼續服用。或許，你可以試著在服用藥物時，攝取小份量綠葉蔬菜。血壓在斷食的期間有時會變低，如果有服用降血壓藥物，或許會發現血壓太低，造成頭重腳輕的情形，請和醫生討論，是否需要調整藥物。

如果我有糖尿病呢？

如果有糖尿病或者使用糖尿病的藥物，需要額外的注意。（某些糖尿病藥物，例如二甲雙胍類（Metformin），會使用於多囊性卵巢患者。）

密切地監測血糖並適時調整藥物。密切的追蹤是必要的，如果無法密切的追蹤，切勿進行斷食。斷食會引起血糖下降。如果本身有在服用降血糖藥物，特別是胰島素，你的血糖可能會太低，甚至因此導致生命危險。這時候需要攝取一些糖或果汁，讓血糖恢復正常，即使這可能意味著需要終止當日的斷食。但是嚴格監測血糖是必要的。

斷食期間中，低血糖是可以預測的，因此糖尿病的藥物或胰島素需要減少。如果持續發生低血糖的情況，表示藥物劑量過多，需要減少劑量。在強化飲食治療計畫，我們通常在實施斷食前就先減少藥物的劑量，因為預期血糖會降低。血糖的變化不可預測，所以醫師的嚴格監測是需要的。

監測

密切監測對於所有患者是需要的，特別是糖尿病患者。此外，也應該固定每週監測血壓。

與醫師討論定期抽血，包含電解質的檢測。如果覺得不舒服，不管什麼原因，請立刻停止斷食，立刻尋求醫療協助。此外，糖尿病患者須每天至少監測2次血糖，並且同時記錄下來。在**間歇性或持續斷食期間，尤其是以下症狀，如持續噁心、嘔吐、頭暈、疲憊、血糖太高或太低、無力，都是不正常的。**飢餓與便秘是正常的，可以使用一些方式處理。

間歇性斷食技巧

1. **喝水**：每天早上飲用8盎司（約248毫升）的開水。

2. **保持忙碌**：忙錄將能使你不去想食物。通常選擇工作日斷食，對你會有幫助。

3. **喝咖啡**：咖啡有輕微食慾抑制效果。綠茶、紅茶、骨頭湯都有幫助。

4. **避開飢餓浪潮**：飢餓通常都是一陣子的，並且不會持續。當肚子餓時，可以試著喝一杯開水或熱咖啡，通常喝完後飢餓感也消失了。

5. **不要告訴任何人你在斷食**：大部分的人會試著阻止你，因為他們不瞭解斷食的好處。一個親密的支持團體能有的幫助，只是告訴你斷食不是一個好方法。

6. **給你自己一個月的時間**：身體適應斷食需要一段時間。一開始的幾次會覺得很困難，你要做好準備。不要氣餒，一陣子後會愈來愈上手。

7. **在非斷食期間，要攝取充足的營養**：間歇性斷食不是一個可以隨意吃任何東西的藉口。在非斷食期間，攝取低糖、低精製碳水化合物的營養飲食。

8. **不要大吃大喝**：在斷食之後，假裝沒發生。要吃的很正常，就如同沒有斷食一般。

最後和最重要的一個秘訣是，**讓斷食與生活結合**。不要因為斷食而限制自己的社交生活，安排斷食的行程，讓斷食可以融入你的生活。一定有某一些時間無法斷食，例如假期、假日或婚禮，不要試著在這些節慶強迫斷食，這些時間本來就應該放鬆、享受。在節

慶之後，可以增加斷食的時間去代償，或者恢復原本的斷食計畫。調整斷食的計畫，讓生活變得更有意義。

預期的結果

斷食能造成體重減少的總量因人而異。肥胖的時間愈久，減重愈困難。某些藥物或許會讓減重更困難，這時需要持續及耐心。我們或許會達到體重停滯的階段，改變斷食計畫或飲食內容都會有幫助。有些人增加斷食期間，由24小時，變為36小時，或者嘗試48小時斷食。有些人嘗試每天只吃一餐，有些人嘗試連續斷食一整週。

改變斷食計畫，對於體重停滯通常是需要的。斷食和生活中其他技巧沒有什麼不同，練習與支持會讓你表現得更好。雖然斷食是人類文化的一部分，但是北美的許多人一生中不曾斷食。因此，許多人對於斷食會害怕，在主流營養學中被排斥，被認為是困難、危險的。事實上，與想像中非常不同。

骨頭湯食譜

蔬菜
雞、豬或牛骨頭
1t 醋
海鹽，適量
胡椒，適量
薑，適量

1. 用水將食材覆蓋
2. 燉煮2～3小時
3. 過濾、去油

附錄 C：降低皮質醇的方法

在第8章中，我們曾經詳細地討論皮質醇會造成胰島素上升，是體重增加的一個主要因素。因此減少皮質醇的濃度，是所有減重計畫中的一部分。減壓、練習冥想、好的睡眠品質……對於減少皮質醇的濃度都是有幫助的。一些實用技巧如下：

減少壓力

若過多的壓力和皮質醇濃度是引起肥胖的關鍵，治療方式為減壓，但說的容易，卻不易做到。將自己從壓力環境中移除是非常重要的，但是通常不太可能。工作和家庭的壓力不會自己消失。幸運地，有一些經過時間考驗的減壓方式可以幫助我們。這是一個普遍的迷思，認為坐在電視機前，什麼都不要做，可以舒緩壓力。事實上，不太可能不做任何事卻可以紓解壓力。壓力釋放是一個主動的過程，比如冥想、太極、瑜伽、宗教儀式、按摩，都是好的方式。

規律的運動是舒緩壓力和降低皮質醇最好的方式。原本身體對於逃跑或戰鬥的生理機制，是幫助我們身體的移動及體能使用。運動可以釋放腦內啡，同時改善心情，這一個好處遠超過卡路里的消耗。社交也是一個好的紓壓方式。每一個人都記得，在高中時很難獨自一人，在其他年紀也是相同。屬於團體或社群的一部分，是人類的文化傳承。對於某些人，宗教或教堂可以提供這一層親密關係。人與人之間接觸的力量，是不容小覷的。按摩也會有些幫助。

正念冥想

透過正念冥想，我們可以更察覺到自我的想法。冥想的目的是暫時跳脫自我，以觀察者的身分，更察覺到自己的意識。從這一個方法，我們可以對於自身的經驗，以精確、不批判的觀點去關注。正念冥想藉由幫助我們活在當下，去釋放壓力，也包含提醒我們過去的愉快經驗，去克服困難，達到個人成功。

冥想有很多種類，但是都具有共同的目標。（太極、瑜伽是一種移動的冥想）

我們不想移除我們的思想，只是意識到它們的存在。我們不需要改變自己，只是藉由主觀、當下觀察自己的思想時，更意識到自己。冥想可以幫助我們透過思想運作，使我們更有效率地處理壓力。正念冥想，特別是對於飢餓與食物的慾望，特別有幫助。冥想通常需要花20～30分鐘，可以在任何時間進行。可以在早上培養這一個習慣，喝一杯冷開水後開始冥想，接著開始一天的生活。

三個基本的面相包含於**正念冥想中：身體、呼吸、思考。**

身體

首先，需要與你的身體溝通。找一個安靜的地方，在接下來的20分鐘內不受干擾。坐在地板、墊子或椅子上，如果坐在地板或墊子上可以盤腿。如果坐在椅子上，確保你的腳是舒服地放在地板，或腳下墊一顆枕頭。採取舒服、放鬆的姿勢非常重要。

把你的手放在大腿上，掌心朝下，看著6尺遠的地板，專注在鼻尖，輕輕地閉上雙眼，感受你的胸部張開，背部變強壯。在這一個姿勢下開始冥想。數分鐘後，專注於身體和環境的感受。如果專注力飄移，再把它們輕輕地帶回。每次冥想、心神游移不定時，就

重複做這個練習。

呼吸

當你身體開始放鬆後，專注在呼吸上。鼻子吸氣數到6，嘴巴緩慢吐氣數到6。專注於呼吸時，空氣如何進入和排出身體。

思考

當你開始坐下時，會有許多想法湧上。專注於這些想法。如果這些想法使你感到任何負面的情緒，試著回想過去類似的經驗及如何克服這些挑戰。透過這些思想運作，直到你的身體感覺輕一些。

如果你發現自己被這些思考纏住，忘記自己在何處時，輕輕地把自己拉回呼吸。

睡眠

維持好的睡眠衛生有許多關鍵，其中沒有一項是關於藥物的使用。（藥物會干擾正常的睡眠週期，快速動眼期和非快速動眼期）。簡單但是有效的方式改善睡眠，包含以下建議：

▶ 睡在完全黑的環境。

▶ 睡覺穿著寬鬆衣物。

▶ 保持規律的睡眠時間。

▶ 試著每天有7～9小時睡眠。

▶ 早上起床先看到陽光。

▶ 保持臥房有一點冷。

▶ 在臥房中不要有電視。

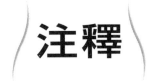

注釋

自序

1. CbC News [Internet]. 2014 Mar 3. Canada's obesity rates triple in less than 30 years. Available from: http://www.cbc.ca/news/health/canada-s-obesity-rates-triple-in- less-than-30-years-1.2558365. Accessed 2015 Jul 27.

第 1 章：肥胖如何成為流行病

1. Begley S. America's hatred of fat hurts obesity fight. Reuters [Internet]. 2012 May 11.

   Available from: http://www.reuters.com/article/2012/05/11/us-obesity-stigma-idusbre84a0Pa20120511. Accessed 2015 Apr 13.

2. Centers for Disease Control and Prevention [Internet]. Healthy weight: it's a diet, not a lifestyle! (Updated 2014 Jan 24.) Available from: http://www.cdc.gov/healthyweight/calories/index.html. Accessed 2015 Apr 8.

3. National Heart, Lung, and Blood Institute [Internet]. Maintaining a healthy weight on the go. 2010 Apr. Available from: http://www.nhlbi.nih.gov/health/public/heart/obesity/aim_hwt.pdf. Accessed 2015 Apr 8.

4. Brillat-Savarin Ja. The physiology of taste. Trans. Anne Drayton. Penguin Books; 1970. pp. 208–9.

5. William Banting. Letter on corpulence, addressed to the public. Available from: http://www.proteinpower.com/banting/index.php?page=1. Accessed 2015 Apr 12.

6. Data source for Figure 1.1: Jones Ds, Podolsky sh, Greene Ja. The burden of disease and the changing task of medicine. N Engl J Med. 2012 Jun 2; 366(25):2333–8.

7. Arias E. Centers for Disease Control and Prevention [Internet]. National Vital Sta- tistics Reports. United States life tables 2009. 2014 Jan 6. Available from: http://www.cdc.gov/nchs/data/nvsr/nvsr62/nvsr62_07.pdf. Accessed 2015 Apr 12.

8. Heart attack. New York Times [Internet]. (Reviewed 2014 Jun 30.) Available from: http://www.

nytimes.com/health/guides/disease/heart-attack/risk-factors.html. Accessed 2015 Apr 8.

9. Yudkin J. Diet and coronary thrombosis hypothesis and fact. Lancet. 1957 Jul 27; 273(6987):155–62.

10. Yudkin J. The causes and cure of obesity. Lancet. 19 Dec 1959; 274(7112):1135–8.

11. usDa Factbook. Chapter 2: Profiling food consumption in America. Available from: www. usda.gov/factbook/chapter2.pdf. Accessed 2015 Apr 26.

12. Data source for Figure 1.2: Centers for Disease Control [Internet], nChs Health E-Stat. Prevalence of overweight, obesity, and extreme obesity among adults: United States, trends 1960–1962 through 2007–2008. Updated 2011 Jun 6. Available from: http://www. cdc.gov/nchs/data/hestat/obesity_adult_07_08/obe- sity_adult_07_08.htm. Accessed 2015 Apr 26.

第 2 章：遺傳性肥胖

1. Bouchard C. Obesity in adulthood: the importance of childhood and parental obe- sity. N Engl J Med. 1997 Sep 25; 337(13):926–7.

2. Guo ss, Roche aF, Chumlea WC, Gardner JD, Siervogel rM. The predictive value of childhood body mass index values for overweight at age 35 y. Am J Clin Nutr. 1994 Apr; 59(4):810–9.

3. Stunkard aJ et al. An adoption study of human obesity. N Engl J Med. 1986 Jan 23; 314(4):193–8.

4. Stunkard aJ et al. The body-mass index of twins who have been reared apart. N Engl J Med. 1990 May 24; 322(21):1483–7.

第 3 章：卡路里減少的錯誤

1. Wright JD, Kennedy-Stephenson J, Wang Cy, McDowell Ma, Johnson Cl. Trends in intake of energy and macronutrients: United States, 1971—2000. CDC MMWr Weekly. 2004 Feb 6; 53(4):80–2.

2. Ladabaum U et al. Obesity, abdominal obesity, physical activity, and caloric intake in us adults: 1988 to 2010. Am J Med. 2014 Aug; 127(8):717–27.

3. Griffith R, Lluberas R, Luhrmann M. Gluttony in England? Long-term change in diet. The Institute for Fiscal Studies. 2013. Available from: http://www.ifs.org.uk/ bns/bn142.pdf.

Accessed 2015 Apr 26.

4. Kolata G. In dieting, magic isn't a substitute for science. New York Times [Internet]. 2012 Jul 9. Available from: http://www.nytimes.com/2012/07/10/health/nutrition/q-and-a-are-high-protein-low-carb-diets-effective.html?_r=0. Accessed 2015 Apr 8.

5. Benedict F. Human vitality and efficiency under prolonged restricted diet. Carn- egie Institute of Washington; 1919. Available from: https://archive.org/details/humanvitalityeff00beneuoft. Accessed 2015 Apr 26.

6. Keys A, Brožek J, Henschel A, Mickelsen O, Taylor hl. The biology of human starva- tion (2 volumes). Minne ed. St. Paul, Mn: University of Minnesota Press; 1950.

7. Guetzkow hg, Bowman Ph. Men and hunger: a psychological manual for relief workers 1946. Elgin, il: Brethren Publishing House; 1946.

8. Kalm lM, Semba rD. They starved so that others be better fed: remembering Ancel Keys and the Minnesota Experiment. J Nutr. 2005 Jun 1; 135(6):1347–52.

9. Ancestry Weight Loss Registry [Internet]. Blog. They starved, we forgot. 2012 Nov 4. Available from: http://www.awlr.org/blog/they-starved-we-forgot. Accessed 2015 Apr 8.

10. Pieri J. Men starve in Minnesota. Life. 1945 Jul 30; 19(5):43–6.

11. Rosenbaum et al. Long-term persistence of adaptive thermogenesis in sub- jects who have maintained a reduced body weight. Am J Clin Nutr. 2008 Oct; 88(4):906–12.

12. Howard bV et al. Low fat dietary pattern and weight change over 7 years: the Wom- en's Health Initiative Dietary Modification Trial. JaMa. 2006 Jan 4; 295(1):39–49.

13. Kennedy eT, Bowman sa, Spence JT, Freedman M, King J. Popular diets: correlation to health, nutrition, and obesity. J Am Diet Assoc. 2001 Apr; 101(4):411–20.

14. Suminthran P. Long-term persistence of hormonal adaptations to weight loss. N Engl J Med. 2011 Oct 27; 365(17):1597–604.

15. Rosenbaum M, Sy M, Pavlovich K, Leibel R, Hirsch J. Leptin reverses weight loss– induced changes in regional neural activity responses to visual food stimuli. J Clin Invest. 2008 Jul 1; 118(7):2583–91.

16. O'Meara S, Riemsma R, Shirran L, Mather L, Ter Riet G. A systematic review of the clinical effectiveness of orlistat used for the management of obesity. Obes Rev. 2004 Feb; 5(1):51–68.

17. Torgerson et al. Xenical in the Prevention of Diabetes in Obese Subjects (xenDos) Study. Diabetes Care. 2004 Jan; 27(1):155–61.

18. Peale C. Canadian ban adds to woes for P&G's olestra. Cincinnati Enquirer [Inter- net]. 2000 June 23. Available from: http://enquirer.com/editions/2000/06/23/fin_canadian_ban_adds_to.html. Accessed 2015 Apr 6.

19. Chris Gentilvisio. The 50 Worst Inventions. Time Magazine [Inter- net]. Available at: http://content.time.com/time/specials/packages/article/0,28804,1991915_1991909_1991785,00.html. Accessed 2015 Apr 15.

第 4 章：運動迷思

1. British Heart Foundation. Physical activity statistics 2012. Health Promotion Research Group Department of public health, University of Oxford. 2012 Jul. Available from: https://www.bhf.org.uk/~/media/files/research/heart-statistics/ m130-bhf_physical-activity-supplement_2012.pdf. Accessed 2015 Apr 8.

2. Public Health England [Internet]. Source data: oeDC. Trends in obesity prevalence. Available from: http://www.noo.org.uk/noo_about_obesity/trends. Accessed 2015 Apr 8.

3. Countries that exercise the most include United States, Spain, and France. Huff- ington Post [Internet]. 31 Dec 2013. Available from: http://www.huffingtonpost. ca/2013/12/31/country-exercise-most-_n_4523537.html. Accessed 2015 Apr 6.

4. Dwyer-Lindgren L, Freedman G, Engell re, Fleming TD, Lim ss, Murray CJ, Mokdad ah. Prevalence of physical activity and obesity in us counties, 2001–2011: a road map for action. Population Health Metrics. 2013 Jul 10; 11:7. Available from http:// www.biomedcentral.com/content/pdf/1478-7954-11-7.pdf. Accessed 2015 Apr 8.

5. Byun W, Liu J, Pate rr. Association between objectively measured sedentary behavior and body mass index in preschool children. Int J Obes (Lond). 2013 Jul; 37(7):961–5.

6. Pontzer H. Debunking the hunter-gatherer workout. New York Times [Internet]. 2012 Aug 24. Available from: http://www.nytimes.com/2012/08/26/opinion/sun-day/debunking-the-hunter-gatherer-workout.html?_r=0. Accessed 2015 Apr 8.

7. Westerterp kr, Speakman Jr. Physical activity energy expenditure has not declined since the 1980s and matches energy expenditure of wild mammals. Int J Obes (Lond). 2008 Aug; 32(8):1256–63.

8. Ross R, Janssen I. Physical activity, total and regional obesity: dose-response con- siderations. Med Sci Sports Exerc. 2001 Jun; 33(6 Suppl):s521–527.

9. Church Ts, Martin Ck, Thompson aM, Earnest CP, Mikus Cr et al. Changes in weight, waist circumference and compensatory responses with different doses of exercise among

sedentary, overweight postmenopausal women. PloS one. 2009; 4(2):e4515. doi:10.1371/
journal.pone.0004515. Accessed 2015 Apr 6.

10. Donnelly Je, Honas JJ, Smith bk, Mayo Ms, Gibson Ca, Sullivan Dk, Lee J, Herr- mann sD,
Lambourne K, Washburn ra. Aerobic exercise alone results in clinically significant weight
loss: Midwest Exercise trial 2. Obesity (Silver Spring). PubMed. 2013 Mar; 21(3):e219–28.
doi: 10.1002/oby.20145. Accessed 2015 Apr 6.

11. Church Ts et al. Changes in weight, waist circumference and compensa- tory responses
with different doses of exercise among sedentary, overweight postmenopausal women.
PloS one. 2009; 4(2):e4515. doi:10.1371/journal. pone.0004515. Accessed 2015 Apr 6.

12. McTiernan A et al. Exercise effect on weight and body fat in men and women. Obe- sity.
2007 Jun; 15(6):1496–512.

13. Janssen gM, Graef CJ, Saris Wh. Food intake and body composition in novice ath- letes
during a training period to run a marathon. Intr J Sports Med. 1989 May; 10(1
suppl.):s17–21.

14. Buring et al. Physical activity and weight gain prevention, Women's Health Study. JaMa.
2010 Mar 24; 303(12):1173–9.

15. Sonneville kr, Gortmaker sl. Total energy intake, adolescent discretionary behav- iors and
the energy gap. Int J Obes (Lond). 2008 Dec; 32 Suppl 6:s19–27.

16. Child obesity will noT be solved by Pe classes in schools, say researchers. Daily Mail uk
[Internet]. 2009 May 7; Health. Available from: http://www.dailymail. co.uk/health/
article-1178232/Child-obesity-noT-solved-Pe-classes-schools-say-researchers.html.
Accessed 2015 Apr 8.

17. Williams PT, Thompson PD. Increased cardiovascular disease mortality associ- ated with
excessive exercise in heart attack survivors. Mayo Clinic Proceedings [Internet]. 2014 Aug.
Available from: http://www.mayoclinicproceedings.org/article/s0025-6196〔2814〕2900437-6/
fulltext. Doi: http://dx.doi.org/10.1016/j. mayocp.2014.05.006. Accessed 2015 Apr 8.

第 5 章：過度進食的矛盾

1. Sims ea. Experimental obesity in man. J Clin Invest. 1971 May; 50(5):1005–11.

2. Sims ea et al. Endocrine and metabolic effects of experimental obesity in man. Recent
Prog Horm Res. 1973; 29:457–96.

3. Ruppel Shell E. The hungry gene: the inside story of the obesity industry. New York: Grove

Press; 2003.

4. Kolata G. Rethinking thin: the new science of weight loss—and the myths and realities of dieting. New York: Farrar, Straus and Giroux; 2008.

5. Levine Ja, Eberhardt nl, Jensen MD. Role of nonexercise activity thermogenesis in resistance to fat gain in humans. Science. 1999 Jan 8; 283(5399): 212–4.

6. Diaz eo. Metabolic response to experimental overfeeding in lean and overweight healthy volunteers. Am J Clin Nutr. 1992 Oct; 56(4):641–55.

7. Kechagias S, Ernersson A, Dahlqvist O, Lundberg P, Lindström T, Nystrom Fh. Fast- food-based hyper-alimentation can induce rapid and profound elevation of serum alanine aminotransferase in healthy subjects. Gut. 2008 May; 57(5):649–54.

8. DeLany JP, Kelley De, Hames kC, Jakicic JM, Goodpaster bh. High energy expenditure masks low physical activity in obesity. Int J Obes (Lond). 2013 Jul; 37(7):1006–11.

9. Keesey R, Corbett S. Metabolic defense of the body weight set-point. Res Publ Assoc Res Nerv Ment Dis. 1984; 62:87-96.

10. Leibel rl et al. Changes in energy expenditure resulting from altered body weight. N Engl J Med. 1995 Mar 9; 332(10);621–8.

11. Lustig R. Hypothalamic obesity: causes, consequences, treatment. Pediatr Endocri- nol Rev. 2008 Dec; 6(2):220–7.

12. Hervey gr. The effects of lesions in the hypothalamus in parabiotic rat. J Physiol. 1959 Mar 3; 145(2):336–52.3.

13. Heymsfield sb et al. Leptin for weight loss in obese and lean adults: a randomized, controlled, dose-escalation trial. JaMa. 1999 Oct 27; 282(16):1568–75.

第 6 章：新希望

1. Tentolouris N, Pavlatos S, Kokkinos A, Perrea D, Pagoni S, Katsilambros N. Diet- induced thermogenesis and substrate oxidation are not different between lean and obese women after two different isocaloric meals, one rich in protein and one rich in fat. Metabolism. 2008 Mar; 57(3):313–20.

2. Data source for Figure 6.1: Ibid.

第 7 章：胰島素

1. Polonski K, Given B, Van Cauter E. Twenty-four hour profiles and pulsatile pat- terns of insulin secretion in normal and obese subjects. J Clin Invest. 1988 Feb; 81(2):442–8.

2. Ferrannini E, Natali A, Bell P, et al. Insulin resistance and hypersecretion in obesity. J Clin Invest. 1997 Sep 1; 100(5):1166–73.

3. Han Ts, Williams K, Sattar N, Hunt kJ, Lean Me, Haffner sM. Analysis of obesity and hyperinsulinemia in the development of metabolic syndrome: San Antonio Heart Study. Obes Res. 2002 Sep; 10(9):923–31.

4. Russell-Jones D, Khan R. Insulin-associated weight gain in diabetes: causes, effects and coping strategies. Diabetes, Obesity and Metabolism. 2007 Nov; 9(6):799–812.

5. White nh et al. Influence of intensive diabetes treatment on body weight and composition of adults with type 1 diabetes in the Diabetes Control and Complica- tions Trial. Diabetes Care. 2001; 24(10):1711–21.

6. Intensive blood-glucose control with sulphonylureas or insulin compared with conventional treatment and risk of complications in patients with type 2 diabetes (ukPDs33). Lancet. 1998 Sep 12; 352(9131):837–53.

7. Holman rr et al. Addition of biphasic, prandial, or basal insulin to oral therapy in type 2 diabetes. N Engl J Med. 2007 Oct 25; 357(17):1716–30.

8. Henry rr, Gumbiner B, Ditzler T, Wallace P, Lyon R, Glauber hs. Intensive conven- tional insulin therapy for type ii diabetes. Diabetes Care. 1993 Jan; 16(1):23–31.

9. Doherty gM, Doppman Jl, Shawker Th, Miller Dl, Eastman rC, Gorden P, Norton Ja. Results of a prospective strategy to diagnose, localize, and resect insulinomas. Sur- gery. 1991 Dec; 110(6):989–96.

10. Ravnik-Oblak M, Janez A, Kocijanicic A. Insulinoma induced hypoglycemia in a type 2 diabetic patient. Wien KlinWochenschr. 2001 Apr 30; 113(9):339–41.

11. Sapountzi P et al. Case study: diagnosis of insulinoma using continuous glucose monitoring system in a patient with diabetes. Clin Diab. 2005 Jul; 23(3):140–3.

12. Smith CJ, Fisher M, McKay ga. Drugs for diabetes: part 2 sulphonylureas. Br J Car- diol. 2010 Nov; 17(6):279–82.

13. Viollet B, Guigas B, Sanz Garcia N, Leclerc J, Foretz M, Andreelli F. Cellular and molecular mechanisms of metformin: an overview. Clin Sci (Lond). 2012 Mar; 122(6):253–70.

14. Klip A, Leiter la. Cellular mechanism of action of metformin. Diabetes Care. 1990 Jun; 13(6):696–704.

15. King P, Peacock I, Donnelly R. The uk Prospective Diabetes Study (ukPDs): clinical and therapeutic implications for type 2 diabetes. Br J Clin Pharmacol. 1999 Nov; 48(5):643–8.

16. uk Prospective Diabetes Study (ukPDs) Group. Effect of intensive blood-glucose control with metformin on complications in overweight patients with type 2 dia- betes (ukPDs34). Lancet. 1998 Sep 12; 352(9131):854–65.

17. DeFronzo ra, Ratner re, Han J, Kim DD, Fineman Ms, Baron aD. Effects of exenatide (exendin-4) on glycemic control and weight over 30 weeks in met- formin-treated patients with type 2 diabetes. Diabetes Care. 2004 Nov; 27(11):2628–35.

18. Nauck Ma, Meininger G, Sheng D, Terranella L, Stein PP. Efficacy and safety of the dipeptidyl peptidase-4 inhibitor, sitagliptin, compared with the sulfonylurea, glipizide, in patients with type 2 diabetes inadequately controlled on metformin alone: a randomized, double-blind, non-inferiority trial. Diabetes Obes Metab. 2007 Mar; 9(2): 194–205.

19. Meneilly gs et al. Effect of acarbose on insulin sensitivity in elderly patients with diabetes. Diabetes Care. 2000 Aug; 23(8):1162–7.

20. Wolever TM, Chiasson Jl, Josse rg, Hunt Ja, Palmason C, Rodger nW, Ross sa, Ryan ea, Tan Mh. Small weight loss on long-term acarbose therapy with no change in dietary pattern or nutrient intake of individuals with non-insulin- dependent diabetes. Int J Obes Relat Metab Disord. 1997 Sep; 21(9):756–63.

21. Polidori D et al. Canagliflozin lowers postprandial glucose and insulin by delaying intestinal glucose absorption in addition to increasing urinary glucose excre- tion: results of a randomized, placebo-controlled study. Diabetes Care. 2013 Aug; 36(8):2154–6.

22. Bolinder J et al. Effects of dapagliflozin on body weight, total fat mass, and regional adipose tissue distribution in patients with type 2 diabetes mellitus with inadequate glycemic control on metformin. J Clin Endocrinol Metab. 2012 Mar; 97(3):1020–31.

23. Nuack Ma et al. Dapagliflozin versus glipizide as add-on therapy in patients with type 2 diabetes who have inadequate glycemic control with metformin. Diabetes Care. 2011 Sep; 34(9):2015–22.

24. Domecq JP et al. Drugs commonly associated with weight change: a systematic review and meta-analysis. J Clin Endocrinol Metab. 2015 Feb; 100(2):363–70.

25. Ebenbichler CF et al. Olanzapine induces insulin resistance: results from a pro- spective study. J Clin Psychiatry. 2003 Dec; 64(12):1436–9.

26. Scholl Jh, van Eekeren, van Puijenbroek eP. Six cases of (severe) hypoglycaemia associated with gabapentin use in both diabetic and non-diabetic patients. Br J Clin

Pharmacol. 2014 Nov 11. doi: 10.1111/bcp.12548. [Epub ahead of print.] Accessed 2015 Apr 6.

27. Penumalee S, Kissner P, Migdal S. Gabapentin induced hypoglycemia in a long- term peritoneal dialysis patient. Am J Kidney Dis. 2003 Dec; 42(6):e3–5.

28. Suzuki Y et al. Quetiapine-induced insulin resistance after switching from blonanserin despite a loss in both bodyweight and waist circumference. Psychiatry Clin Neurosci. 2012 Oct; 66(6):534–5.

29. Kong IC et al. Insulin resistance and inflammation predict kinetic body weight changes in response to dietary weight loss and maintenance in overweight and obese subjects by using a Bayesian network approach. Am J Clin Nutr. 2013 Dec; 98(6):1385–94.

30. Lustig rh et al. Obesity, leptin resistance, and the effects of insulin suppression. Int J Obesity. 2004 Aug 17; 28:1344–8.

31. Martin ss, Qasim A, Reilly MP. Leptin resistance: a possible interface of inflamma- tion and metabolism in obesity-related cardiovascular disease. J Am Coll Cardiol. 2008 Oct 7; 52(15):1201–10.

32. Benoit sC, Clegg DJ, Seeley rJ, Woods sC. Insulin and leptin as adiposity signals. Recent Prog Horm Res. 2004; 59:267–85.

第 8 章：皮質醇

1. Owen oe, Cahill gF Jr. Metabolic effects of exogenous glucocorticoids in fasted man. J Clin Invest. 1973 Oct; 52(10):2596–600.

2. Rosmond R et al. Stress-related cortisol secretion in men: relationships with abdominal obesity and endocrine, metabolic and hemodynamic abnormalities. J Clin Endocrinol Metab. 1998 Jun; 83(6):1853–9.

3. Whitworth Ja et al. Hyperinsulinemia is not a cause of cortisol-induced hyper- tension. Am J Hypertens. 1994 Jun; 7(6):562–5.

4. Pagano G et al. An in vivo and in vitro study of the mechanism of prednisone- induced insulin resistance in healthy subjects. J Clin Invest. 1983 Nov; 72(5):1814–20.

5. Rizza ra, Mandarino lJ, Gerich Je. Cortisol-induced insulin resistance in man: impaired suppression of glucose production and stimulation of glucose utiliza- tion due to a postreceptor detect of insulin action. J Clin Endocrinol Metab. 1982 Jan; 54(1):131–8.

6. Ferris ha, Kahn Cr. New mechanisms of glucocorticoid-induced insulin resis- tance: make

no bones about it. J Clin Invest. 2012 Nov; 122(11):3854–7.

7. Stolk rP et al. Gender differences in the associations between cortisol and insulin in healthy subjects. J Endocrinol. 1996 May; 149(2):313–8.

8. Jindal rM et al. Posttransplant diabetes mellitus: a review. Transplantation. 1994 Dec 27; 58(12):1289–98.

9. Pagano G et al. An in vivo and in vitro study of the mechanism of predni- sone-induced insulin resistance in healthy subjects. J Clin Invest. 1983 Nov; 72(5):1814–20.

10. Rizza ra, Mandarino IJ, Gerich Je. Cortisol-induced insulin resistance in man: impaired suppression of glucose production and stimulation of glucose utilization due to a postreceptor defect of insulin action. J Clin Endocrinol Metab. 1982 Jan; 54(1):131–8.

11. Dinneen S, Alzaid A, Miles J, Rizza R. Metabolic effects of the nocturnal rise in cortisol on carbohydrate metabolism in normal humans. J Clin Invest. 1993 Nov; 92(5):2283–90.

12. Lemieux I et al. Effects of prednisone withdrawal on the new metabolic triad in cyclosporine-treated kidney transplant patients. Kidney International. 2002 Nov; 62(5):1839–47.

13. Fauci A et al., editors. Harrison's principles of internal medicine. 17th ed. McGraw- Hill Professional; 2008. p. 2255.

14. Tauchmanova L et al. Patients with subclinical Cushing's syndrome due to adrenal adenoma have increased cardiovascular risk. J Clin Endocrinol Metab. 2002 Nov; 87(11):4872–8.

15. Fraser R et al. Cortisol effects on body mass, blood pressure, and cholesterol in the general population. Hypertension. 1999 Jun; 33(6):1364–8.

16. Marin P et al. Cortisol secretion in relation to body fat distribution in obese pre- menopausal women. Metabolism. 1992 Aug; 41(8):882–6.

17. Wallerius S et al. Rise in morning saliva cortisol is associated with abdominal obe- sity in men: a preliminary report. J Endocrinol Invest. 2003 Jul; 26(7):616–9.

18. Wester VI et al. Long-term cortisol levels measured in scalp hair of obese patients. Obesity (Silver Spring). 2014 Sep; 22(9):1956–8. Doi: 10.1002/oby.20795. Accessed 2015 Apr 6.

19. Fauci A et al., editors. Harrison's principles of internal medicine. 17th ed. McGraw- Hill Professional; 2008. p. 2263.

20. Daubenmier J et al. Mindfulness intervention for stress eating to reduce cortisol and abdominal fat among overweight and obese women. Journal of Obesity. 2011; article iD

651936. Accessed 2015 Apr 6.

21. Knutson kl, Spiegel K, Penev P, van Cauter E. The metabolic consequences of sleep deprivation. Sleep Med Rev. 2007 Jun; 11(3):163–78.

22. Webb Wb, Agnew hW. Are we chronically sleep deprived? Bull Psychon Soc. 1975; 6(1):47–8.

23. Bliwise Dl. Historical change in the report of daytime fatigue. Sleep. 1996 Jul; 19(6):462–4.

24. Watanabe M et al. Association of short sleep duration with weight gain and obesity at 1-year follow-up: a large-scale prospective study. Sleep. 2010 Feb; 33(2):161–7.

25. Hasler G, Buysse D, Klaghofer R, Gamma A, Ajdacic V, et al. The association between short sleep duration and obesity in young adults: A 13-year prospective study. Sleep. 2004 Jun 15; 27(4):661–6.

26. Cappuccio FP et al. Meta-analysis of short sleep duration and obesity in children and adults. Sleep. 2008 May; 31(5):619–26.

27. Joo ey et al. Adverse effects of 24 hours of sleep deprivation on cognition and stress hormones. J Clin Neurol. 2012 Jun; 8(2):146–50.

28. Leproult R et al. Sleep loss results in an elevation of cortisol levels the next evening. Sleep. 1997 Oct; 20(10):865–70.

29. Spiegel K, Knutson K, Leproult R, Tasali E, Cauter eV. Sleep loss: a novel risk factor for insulin resistance and Type 2 diabetes. J Appl Physiol. 2005 Nov; 99(5):2008–19.

30. VanHelder T, Symons JD, Radomski MW. Effects of sleep deprivation and exercise on glucose tolerance. Aviat Space Environ Med. 1993 Jun; 64(6):487–92.

31. Sub-chronic sleep restriction causes tissue specific insulin resistance. J Clin Endo- crinol Metab. 2015 Feb 6; jc20143911. [Epub ahead of print] Accessed 2015 Apr 6.

32. Kawakami N, Takatsuka N, Shimizu H. Sleep disturbance and onset of type 2 diabe- tes. Diabetes Care. 2004 Jan; 27(1):282–3.

33. Taheri S, Lin L, Austin D, Young T, Mignot E. Short sleep duration is associated with reduced leptin, elevated ghrelin, and increased body mass index. PloS Medicine. 2004 Dec; 1(3):e62.

34. Nedeltcheva aV et al. Insufficient sleep undermines dietary efforts to reduce adi- posity. Ann Int Med. 2010 Oct 5; 153(7):435–41.

35. Pejovic S et al. Leptin and hunger levels in young healthy adults after one night of sleep loss. J. Sleep Res. 2010 Dec; 19(4):552–8.

第 9 章：對於阿特金斯減重法的抨擊

1. Pennington aW. A reorientation on obesity. N Engl J Med. 1953 Jun 4; 248(23):959–64.

2. Bloom WI, Azar G, Clark J, MacKay Jh. Comparison of metabolic changes in fasting obese and lean patients. Ann ny Acad Sci. 1965 Oct 8; 131(1):623–31.

3. Stillman I. The doctor's quick weight loss diet. Ishi Press; 2011.

4. Kolata G. Rethinking thin: the new science of weight loss—and the myths and realities of dieting. Picador; 2008.

5. Samaha FF et al. A low-carbohydrate as compared with a low-fat diet in severe obesity. N Engl J Med. 2003 May 22; 348(21):2074–81.

6. Gardner CD et al. Comparison of the Atkins, Zone, Ornish, and learn diets for change in weight and related risk factors among overweight premenopausal women. JaMa. 2007 Mar 7; 297(9):969–77.

7. Shai I et al. Weight loss with a low-carbohydrate, Mediterranean, or low-fat die. N Engl J Med. 2008 Jul 17; 359(3):229–41.

8. Larsen TM et al. Diets with high or low protein content and glycemic index for weight-loss maintenance. N Engl J Med. 2010 Nov 25; 363(22):2102–13.

9. Ebbeling C et al. Effects of dietary composition on energy expenditure during weight-loss maintenance. JaMa. 2012 Jun 27; 307(24):2627–34.

10. Boden G et al. Effect of a low-carbohydrate diet on appetite, blood glucose levels, and insulin resistance in obese patients with type 2 diabetes. Ann Intern Med. 2005 Mar 15; 142(6):403–11.

11. Foster G et al. Weight and metabolic outcomes after 2 years on a low-carbohydrate versus low-fat diet. Ann Int Med. 2010 Aug 3; 153(3):147–57.

12. Shai I et al. Four-year follow-up after two-year dietary interventions. N Engl J Med. 2012 Oct 4; 367(14):1373–4.

13. Hession M et al. Systematic review of randomized controlled trials of low- carbohydrate vs. low-fat/low calorie diets in the management of obesity and its comorbidities. Obes Rev. 2009 Jan; 10(1):36–50.

14. Zhou bg et al. Nutrient intakes of middle-aged men and women in China, Japan, United Kingdom, and United States in the late 1990s: The inTerMaP Study. J Hum Hypertens. 2003 Sep; 17(9):623–30.

15. Data source for Figure 9.1: Ibid.

16. Lindeberg S et al. Low serum insulin in traditional Pacific Islanders: the Kitava Study. Metabolism. 1999 Oct; 48(10):1216–9.

第10章：胰島素阻抗：主要的主導者

1. Tirosh A et al. Adolescent bMi trajectory and risk of diabetes versus coronary dis- ease. N Engl J Med. 2011 Apr 7; 364(14):1315–25.

2. Alexander Fleming. Penicillin. Nobel Lecture Dec 1945. Available from: http:// www. nobelprize.org/nobel_prizes/medicine/laureates/1945/fleming-lecture.pdf. Accessed 2015 Apr 15.

3. Pontiroli ae, Alberetto M, Pozza G. Patients with insulinoma show insulin resis- tance in the absence of arterial hypertension. Diabetologia. 1992 Mar; 35(3):294–5.

4. Pontiroli ae, Alberetto M, Capra F, Pozza G. The glucose clamp technique for the study of patients with hypoglycemia: insulin resistance as a feature of insulinoma. J Endocrinol Invest. 1990 Mar; 13(3):241–5.

5. Ghosh S et al. Clearance of acanthosis nigricans associated with insulinoma fol- lowing surgical resection. qJM. 2008 Nov; 101(11):899–900. doi: 10.1093/qjmed/hcn098. Epub 2008 Jul 31. Accessed 2015 Apr 8.

6. Rizza ra et al. Production of insulin resistance by hyperinsulinemia in man. Dia- betologia. 1985 Feb; 28(2):70–5.

7. Del Prato S et al. Effect of sustained physiologic hyperinsulinemia and hyper- glycemia on insulin secretion and insulin sensitivity in man. Diabetologia. 1994 Oct; 37(10):1025–35.

8. Henry rr et al. Intensive conventional insulin therapy for type ii diabetes. Diabe- tes Care. 1993 Jan; 16(1):23–31.

9. Le Stunff C, Bougneres P. Early changes in postprandial insulin secretion, not in insulin sensitivity characterize juvenile obesity. Diabetes. 1994 May; 43(5):696–702.

10. Popkin bM, Duffey kJ. Does hunger and satiety drive eating anymore? Am J Clin Nutr. 2010 May; 91(5):1342–7.

11. Duffey kJ, Popkin bM. Energy density, portion size, and eating occasions: contribu- tions to increased energy intake in the United States, 1977–2006. PloS Med. 2011 Jun; 8(6): e1001050. doi:10.1371/journal.pmed.1001050. Accessed 2015 Apr 8.

12. Bellisle F, McDevitt R, Prentice aM. Meal frequency and energy balance. Br J Nutr. 1997 Apr; 77 Suppl 1:s57–70.

13. Cameron JD, Cyr MJ, Doucet E. Increased meal frequency does not promote greater weight loss in subjects who were prescribed an 8-week equi-energetic energy- restricted diet. Br J Nutr. 2010 Apr; 103(8):1098–101.

14. Leidy Jh et al. The influence of higher protein intake and greater eating frequency on appetite control in overweight and obese men. Obesity (Silver Spring). 2010 Sep; 18(9):1725–32.

15. Stewart Wk, Fleming IW. Features of a successful therapeutic fast of 382 days' duration. Postgrad Med J. 1973 Mar; 49(569):203–09.

第11章：更多大份量的食物，以及關於肥胖型糖尿病的最新科學

1. Center for Science in the Public Interest [Internet]. Non-profit organizations receiving corporate funding. Available from: http://www.cspinet.org/integrity/ nonprofits/american_ heart_association.html. Accessed 2015 Apr 8.

2. Freedhoff, Y. Weighty Matters blog [Internet]. Heart and Stroke Foundation Health Check on 10 teaspoons of sugar in a glass. 2012 Apr 9. Available from: http://www. weightymatters.ca/2012/04/heart-and-stroke-foundation-health.html. Accessed 2015 Apr 8.

3. Lesser li, Ebbeling Cb, Goozner M, Wypij D, Ludwig D. Relationship between fund- ing source and conclusion among nutrition-related scientific articles. PloS Med. 2007 Jan 9; 4(1): e5. doi:10.1371/journal.pmed.0040005. Accessed 2015 Apr 8.

4. Nestle M. Food company sponsorship of nutrition research and professional activ- ities: A conflict of interest? Public Health Nutr. 2001 Oct; 4(5):1015–22.

5. Stubbs rJ, Mazlan N, Whybrow S. Carbohydrates, appetite and feeding behavior in humans. J Nutr. 2001 Oct 1; 131(10):2775–81s.

6. Cameron JD, Cyr MJ, Doucet E. Increased meal frequency does not promote greater weight loss in subjects who were prescribed an 8-week equi-energetic energy- restricted diet. Br J Nutr. 2010 Apr; 103(8):1098–101.

7. Wyatt hr et al. Long-term weight loss and breakfast in subjects in the National Weight Control Registry. Obes Res. 2002 Feb; 10(2):78–82.

8. Wing rr, Phelan S. Long term weight loss maintenance. Am J Clin Nutr. 2005 Jul; 82(1 Suppl):222s–5s.

9. Brown aW et al. Belief beyond the evidence: using the proposed effect of breakfast on obesity to show 2 practices that distort scientific evidence. Am J Clin Nutr. 2013 Nov;

98(5):1298–308.

10. Schusdziarra V et al. Impact of breakfast on daily energy intake. Nutr J. 2011 Jan 17; 10:5. doi: 10.1186/1475-2891-10-5. Accessed 2015 Apr 8.

11. Reeves S et al. Experimental manipulation of breakfast in normal and overweight/ obese participants is associated with changes to nutrient and energy intake consumption patterns. Physiol Behav. 2014 Jun 22; 133:130–5. doi: 10.1016/j.phys-beh.2014.05.015. Accessed 2015 Apr 8.

12. Dhurandhar E et al. The effectiveness of breakfast recommendations on weight loss: a randomized controlled trial. Am J Clin Nutr. 2014 Jun 4. doi: 10.3945/ajcn.114.089573. Accessed 2015 Apr 8.

13. Betts Ja et al. The causal role of breakfast in energy balance and health: a random- ized controlled trial in lean adults. Am J Clin Nutr. 2014 Aug; 100(2): 539–47.

14. Diet, nutrition and the prevention of chronic disease: report of a joint Who/Fao expert consultation. Geneva: World Health Organization; 2003. p. 68. Available at: http:// whqlibdoc.who.int/trs/who_trs_916.pdf. Accessed 2015 Apr 9.

15. Kaiser ka et al. Increased fruit and vegetable intake has no discernible effect on weight loss: a systematic review and meta-analysis. Am J Clin Nutr. 2014 Aug; 100(2):567–76.

16. Muraki I et al. Fruit consumption and the risk of type 2 Diabetes. bMJ. 2013 Aug 28; 347:f5001. doi: 10.1136/bmj.f5001. Accessed 2015 Apr 8.

第12章：貧窮及肥胖的相關性

1. Centers for Disease Control and Prevention. Obesity trends among U.S. adults between 1985 and 2010. Available from: www.cdc.gov/obesity/downloads/obe-sity_trends_2010.ppt. Accessed 2015 Apr 26.

2. United States Census Bureau [Internet]. State and country quick facts. Updated 2015 Mar 24. Available from: http://quickfacts.census.gov/qfd/states/28000.html. Accessed 2015 Apr 8.

3. Levy J. Mississippians most obese, Montanans least obese. Gallup [Internet]. Available from: http://www.gallup.com/poll/167642/mississippians-obese-mon-tanans-least-obese.aspx. Accessed 2015 Apr 8.

4. Michael Moss. Salt Sugar Fat: How the Food Giants Hooked Us. Toronto; Signal Publishing; 2014.

5. David Kessler. The End of Overeating: Taking Control of the Insatiable North American Appetite. Toronto: McClelland & Stewart Publishing; 2010.

6. Data source for Figure 12.2: Environmental Working Group (eWg). eWg farm sub- sidies. Available from: http://farm.ewg.org/. Accessed 2015 Apr 26.

7. Russo M. Apples to twinkies: comparing federal subsidies of fresh produce and junk food. us Pirg Education Fund: 2011 Sep. Available at: http://www.foodsafe- tynews.com/files/2011/09/Apples-to-Twinkies-usPirg.pdf. Accessed 2015 Apr 26.

8. Data source for Figure 12.3: Ibid.

9. Mills Ca: Diabetes mellitus: is climate a responsible factor in the etiology? Arch Inten Med. 1930 Oct; 46(4):569–81.

10. Marchand Ih. The Pima Indians: Obesity and diabetes. National Diabetes Informa- tion Clearinghouse (nDiCh) [Internet]. Available from: https://web.archive.org/web/20150610193111. Accessed 2015 Apr 8.

11. U.S. Pirg [Internet].Report: 21st century transportation. 2013 May 14. Available from: http://uspirg.org/reports/usp/new-direction. Accessed 2015 Apr 8.

12. Davies A. The age of the car in America is over. Business Insider [Internet]. 2013 May 20. http://www.businessinsider.com/the-us-driving-boom-is-over-2013-5.

第13章：兒童時期肥胖

1. Foster gD et al. The healThy Study Group. A school-based intervention for diabe- tes risk reduction. N Engl J Med. 2010 Jul 29; 363(5):443–53.

2. Must A, Jacques PF, Dallal ge, Bajema CJ, Dietz Wh. Long-term morbidity and mor- tality of overweight adolescents: a follow-up of the Harvard Growth Study of 1922 to 1935. N Engl J Med. 1992 Nov; 327(19):1350–5.

3. Deshmukh-Taskar P, Nicklas Ta, Morales M, Yang sJ, Zakeri I, Berenson gs. Track- ing of overweight status from childhood to young adulthood: the Bogalusa Heart Study. Eur J Clin Nutr. 2006 Jan; 60(1):48–57.

4. Baker Jl, Olsen IW, Sørensen Ti. Childhood body-mass index and the risk of coro- nary heart disease in adulthood. N Engl J Med. 2007 Dec; 357(23):2329–37.

5. Juonala M et al. Childhood adiposity, adult adiposity, and cardiovascular risk fac- tors. N Engl J Med. 2011 Nov 17; 365(20):1876–85.

6. Kim J et al. Trends in overweight from 1980 through 2001 among preschool-aged children

enrolled in a health maintenance organization. Obesity (Silver Spring). 2006 Jul; 14(7):1107–12.

7. Bergmann rl et al. Secular trends in neonatal macrosomia in Berlin: influences of potential determinants. Paediatr Perinat Epidemiol. 2003 Jul; 17(3):244–9.

8. Holtcamp W. Obesogens: an environmental link to obesity. Environ Health Per- spect. 2012 Feb; 120(2):a62–a68.

9. Ludwig Ds, Currie J. The association between pregnancy weight gain and birth weight. Lancet. 2010 Sep 18; 376(9745):984–90.

10. Whitaker rC et al. Predicting obesity in young adulthood from childhood and parental obesity. N Engl J Med. 1997 Sep 25; 337(13):869–73.

11. Caballero B et al. Pathways: A school-based randomized controlled trial for the prevention of obesity in American Indian schoolchildren. Am J Clin Nutr. 2003 Nov; 78(5):1030–8.

12. Nader Pr et al. Three-year maintenance of improved diet and physical activity: the CaTCh cohort. Arch Pediatr Adoles Med. 1999 Jul; 153(7):695-705.

13. Klesges rC et al. The Memphis Girls Health Enrichment Multi-site Studies (geMs): Arch Pediatr Adolesc Med. 2010 Nov; 164(11):1007–14.

14. de Silva-Sanigorski aM et al. Reducing obesity in early childhood: results from Romp & Chomp, an Australian community-wide intervention program. Am J Clin Nutr. 2010 Apr; 91(4):831–40.

15. James J et al. Preventing childhood obesity by reducing consumption of carbonated drinks: cluster randomised controlled trial. bMJ. 2004 May 22; 328(7450):1237.

16. Ogden Cl et al. Prevalence of childhood and adult obesity in the United States, 2011–2012. JaMa.2014 Feb 26; 311(8):806–14.

17. Spock B. Doctor Spock's baby and child care. Pocket Books; 1987. p. 536.

第14章：果糖的致命性

1. Suddath C, Stanford D. Coke confronts its big fat problem. Bloomberg Business- week [Internet]. 2014 July 31. Available from: http://www.bloomberg.com/bw/articles/2014-07-31/coca-cola-sales-decline-health-concerns-spur-relaunch Accessed 2015 Apr 8.

2. Ibid.

3. S&D (Group sucres et denrées) [Internet]. World sugar consumption. Available from: http://

www.sucden.com/statistics/4_world-sugar-consumption. Accessed 2015 Apr 9.

4. Xu Y et al. Prevalence and control of diabetes in Chinese adults. JaMa. 2013 Sep 4; 310(9):948–59.

5. Loo D. China "catastrophe" hits 114 million as diabetes spreads. Bloomberg News [Internet]. 2013 Sep 3. Available from: http://www.bloomberg.com/news/ articles/2013-09-03/china-catastrophe-hits-114-million-as-diabetes-spreads. Accessed 2015 Apr 8.

6. Huang Y. China's looming diabetes epidemic. The Atlantic [Internet]. 2013 Sept 13. Available from: http://www.theatlantic.com/china/archive/2013/09/chi-nas-looming-diabetes-epidemic/279670/. Accessed 2015 Apr 8.

7. Schulze Mb et al. Sugar-sweetened beverages, weight gain and incidence of type 2 diabetes in young and middle aged women. JaMa. 2004 Aug 25; 292(8):927–34.

8. Basu S, Yoffe P, Hills N, Lustig rh. The relationship of sugar to population-level diabetes prevalence: an econometric analysis of repeated cross-sectional data. Plos One [Internet]. 2013; 8(2):e57873 doi: 10.1371/journal.pone.0057873. Accessed 2015 Apr 8.

9. Lyons rD. Study insists diabetics can have some sugar. New York Times [Internet]. 1983 Jul 7. Available from: http://www.nytimes.com/1983/07/07/us/study-in-sists-diabetics-can-have-some-sugar.html. Accessed 2015 Apr 8.

10. Glinsmann Wh et al. Evaluation of health aspects of sugars contained in carbo- hydrate sweeteners. J Nutr. 1986 Nov; ll6(llS):Sl–s216.

11. National Research Council (us) Committee on Diet and Health. Diet and health: implications for reducing chronic disease risk. Washington (DC): National Acade- mies Press (us); 1989. p. 7.

12. American Diabetes Association [Internet]. Sugar and desserts. Edited 2015 Jan 27. Available from: http://www.diabetes.org/food-and-fitness/food/what-can-i-eat/understanding-carbohydrates/sugar-and-desserts.html. Accessed 2015 Apr 8.

13. Zhou bF et al. Nutrient intakes of middle-aged men and women in China, Japan, United Kingdom, and United States in the late 1990s. J Hum Hypertens. 2003 Sep; 17(9):623–30.

14. Duffey kJ, Popkin bM. High-Fructose Corn syrup: Is this what's for dinner? Am J Clin Nutr. 2008; 88(suppl):1722s–32s.

15. Bray ga, Nielsen sJ, Popkin bM. Consumption of high-fructose corn syrup in bev- erages may play a role in the epidemic of obesity. Am J Clin Nutr. 2004 April; 79(4) 537–43.

16. Beck-Nielsen H et al. Impaired cellular insulin binding and insulin sensitivity induced by

high-fructose feeding in normal subjects. Am J Clin Nutr. 1980 Feb; 33(2):273–8.

17. Stanhope kl et al. Consuming fructose-sweetened, not glucose-sweetened, bev- erages increases visceral adiposity and lipids and decreases insulin sensitivity in overweight/obese humans. JCi. 2009 May 1; 119(5):1322–34.

18. Sievenpiper Jl et al. Effect of fructose on body weight in controlled feeding trials: a systematic review and meta-analysis. Ann Intern Med. 2012 Feb 21; 156(4):291–304.

19. Ogden Cl et al. Prevalence of childhood and adult obesity in the United States, 2011–2012. JaMa. 2014 Feb 26; 311(8):806–14.

20. Geiss ls et al. Prevalence and incidence trends for diagnosed diabetes among adults aged 20 to 79 years, United States, 1980–2012. JaMa. 2014 Sep 24; 312(12):1218–26.

第15章：減重飲料帶給你的錯覺

1. Yang Q. Gain weight by "going diet?" Artificial sweeteners and the neurobiology of sugar cravings. Yale J Biol Med. 2010 Jun; 83(2):101–8.

2. Mattes rD, Popkin bM. Nonnutritive sweetener consumption in humans: effects on appetite and food intake and their putative mechanisms. Am J Clin Nutr. 2009 Jan; 89(1):1–14. (This article is also the data source for Figure 15.1.)

3. Gardner C et al. Nonnutritive sweeteners: current use and health perspectives: a scientific statement from the American Heart Association and the American Dia- betes Association. Circulation. 2012 Jul 24; 126(4):509–19.

4. Oz, M. Agave: why we were wrong. The Oz Blog. 2014 Feb 27. Available from: http://blog.doctoroz.com/dr-oz-blog/agave-why-we-were-wrong. Accessed 2015 Apr 9.

5. Gardner C et al. Nonnutritive sweeteners: current use and health perspectives: a scientific statement from the American Heart Association and the American Dia- betes Association. Circulation. 2012 Jul 24; 126(4):509–19.

6. American Diabetes Association [Internet]. Low calorie sweeteners. Edited 2014 Dec 16. Available from: http://www.diabetes.org/food-and-fitness/food/ what-can-i-eat/understanding-carbohydrates/artificial-sweeteners.   Accessed 2015 Apr 12.

7. Stellman sD, Garfinkel L. Artificial sweetener use and one-year weight change among women. Prev Med. 1986 Mar; 15(2);195–202.

8. Fowler sP et al. Fueling the obesity epidemic? Artificially sweetened beverage use and long-term weight gain. Obesity. 2008 Aug; 16(8):1894–900.

9. Gardener H et al. Diet soft drink consumption is associated with an increased risk of vascular events in the Northern Manhattan Study. J Gen Intern Med. 2012 Sep; 27(9):1120–6.

10. Lutsey Pl, Steffen IM, Stevens J. Dietary intake and the development of the meta- bolic syndrome: the Atherosclerosis Risk in Communities Study. Circulation. 2008 Feb 12; 117(6):754–61.

11. Dhingra R, Sullivan L, Jacques PF, Wang TJ, Fox Cs, Meigs Jb, D'Agostino rb, Gaziano JM, Vasan rs. Soft drink consumption and risk of developing cardiomet- abolic risk factors and the metabolic syndrome in middle-aged adults in the community. Circulation. 2007 Jul 31; 116(5):480–8.

12. American College of Cardiology. Too many diet drinks may spell heart trouble for older women, study suggests. ScienceDaily [Internet]. 29 March 2014. Avail-able from: http://www.sciencedaily.com/releases/2014/03/140329175110.htm. Accessed 2015 Apr 9.

13. Pepino My et al. Sucralose affects glycemic and hormonal responses to an oral glu- cose load. Diabetes Care. 2013 Sep; 36(9):2530–5.

14. Anton sD et al. Effects of stevia, aspartame, and sucrose on food intake, satiety, and postprandial glucose and insulin levels. Appetite. 2010 Aug; 55(1):37–43.

15. Yang Q. Gain weight by "going diet?" Artificial sweeteners and the neurobiology of sugar cravings. Yale J Biol Med. 2010 Jun; 83(2):101–8.

16. Smeets, Pa et al. Functional magnetic resonance imaging of human hypothalamic responses to sweet taste ad calories. Am J Clin Nutr. 2005 Nov; 82(5):1011–6.

17. Bellisle F, Drewnowski A. Intense sweeteners, energy intake and the control of body weight. Eur J Clin Nutr. 2007 Jun; 61(6):691–700.

18. Ebbeling Cb et al. A randomized trial of sugar-sweetened beverages and adoles- cent body weight. N Engl J Med. 2012 Oct 11; 367(15):1407–16.

19. Blackburn gl et al. The effect of aspartame as part of a multidisciplinary weight-control program on short- and long-term control of body weight. Am J Clin Nutr. 1997 Feb; 65(2):409–18.

20. De Ruyter JC et al. A trial of sugar-free or sugar sweetened beverages and body weight in children. neJM. 2012 Oct 11; 367(15):1397–406.

21. Bes-Rastrollo M et al. Financial conflicts of interest and reporting bias regarding the association between sugar-sweetened beverages and weight gain: a systematic review of systematic reviews. PloS Med. Dec 2013; 10(12) e1001578 doi: 10.1371/ journal.

pmed.1001578. Accessed 2015 Apr 8.

第16章：碳水化合物及具有保護功能的膳食纖維

1. Data source for Figure 16.1: Cordain L, Eades Mr, Eades MD. Hyperinsulinemic dis- eases of civilization: more than just Syndrome X. Comparative Biochemistry and Physiology: Part A. 2003; 136:95–112. Available from: http://www.direct-ms.org/ sites/default/files/ Hyperinsulinemia.pdf. Accessed 2015 Apr 15.

2. Fan Ms et al. Evidence of decreasing mineral density in wheat grain over the last 160 years. J Trace Elem Med Biol. 2008; 22(4):315–24. Doi: 10.1016/j. jtemb.2008.07.002. Accessed 2015 Apr 8.

3. Rubio-Tapia A et al. Increased prevalence and mortality in undiagnosed celiac dis- ease. Gastroenterology. 2009 Jul; 137(1):88–93.

4. Thornburn A, Muir J, Proietto J. Carbohydrate fermentation decreases hepatic glu- cose output in healthy subjects. Metabolism. 1993 Jun; 42(6):780–5.

5. Trout DI, Behall kM, Osilesi O. Prediction of glycemic index for starchy foods. Am J Clin Nutr. 1993 Dec; 58(6):873–8.

6. Jeraci Jl. Interaction between human gut bacteria and fibrous substrates. In: Spiller ga, ed. CrC handbook of dietary fiber in human nutrition. Boca Raton, Fl: CrC Press, 1993. p. 648.

7. Wisker E, Maltz A, Feldheim W. Metabolizable energy of diets low or high in dietary fiber from cereals when eaten by humans. J Nutr. 1988 Aug; 118(8):945–52.

8. Eaton sb, Eaton sb 3rd, Konner MJ, Shostak M. An evolutionary perspective enhances understanding of human nutritional requirements. J Nutr. 1996 Jun; 126(6): 1732–40.

9. Trowell H. Obesity in the Western world. Plant foods for man. 1975; 1:157–68.

10. U.S. Department of Agriculture ars. CsFii/Dhks data set and documentation: the 1994 Continuing Survey of Food Intakes by Individuals and the 1994–96 Diet and Health Knowledge Survey. Springfield, Va: National Technical Information Service; 1998.

11. Krauss rM et al. Dietary guidelines for healthy American adults. Circulation. 1996 Oct 1; 94(7):1795–1899.

12. Fuchs Cs et al. Dietary fiber and the risk of colorectal cancer and adenoma in women. N Engl J Med. 1999 Jan 21; 340(3):169–76.

13. Alberts Ds et al. Lack of effect of a high-fiber cereal supplement on the recurrence of colorectal adenomas. N Engl J Med; 2000 Apr 20; 342(16):1156–62.

14. Burr MI et al. Effects of changes in fat, fish and fibre intakes on death and myo- cardial reinfarction: diet and reinfarction trial (DarT). Lancet. 1989 Sep 30; 2(8666):757–61.

15. Estruch R. Primary prevention of cardiovascular disease with a Mediterranean diet. N Engl J Med. 2013 Apr 4; 368(14):1279-90.

16. Miller WC et al. Dietary fat, sugar, and fiber predict body fat content. J Am Diet Assoc. 1994 Jun; 94(6):612–5.

17. Nelson lh, Tucker la. Diet composition related to body fat in a multivariate study of 203 men. J Am Diet Assoc. 1996 Aug; 96(8):771–7.

18. Gittelsohn J et al. Specific patterns of food consumption and preparation are asso- ciated with diabetes and obesity in a native Canadian community. J Nutr. 1998 Mar; 128(3):541–7.

19. Ludwig Ds et al. Dietary fiber, weight gain, and cardiovascular disease risk factors in young adults. JaMa. 1999 Oct 27; 282(16):1539–46.

20. Pereira Ma, Ludwig Ds. Dietary fiber and body-weight regulation. Pediatric Clin North America. 2001 Aug; 48(4):969–80.

21. Chandalia M et al. Beneficial effects of high fibre intake in patients with type 2 diabetes mellitus. neJM. 2000 May 11; 342(19):1392–8.

22. Liese aD et al. Dietary glycemic index and glycemic load, carbohydrate and fiber intake, and measure of insulin sensitivity, secretion and adiposity in the Insulin Resistance Atherosclerosis Study. Diab. Care. 2005 Dec; 28(12):2832–8.

23. Schulze Mb et al. Glycemic index, glycemic load, and dietary fiber intake and inci- dence of type 2 diabetes in younger and middle-aged women. Am J Clin Nutr. 2004 Aug; 80(2):348–56.

24. Salmerón J et al. JaMa. Dietary fiber, glycemic load, and risk of non-insulin- dependent diabetes mellitus in women. 1997 Feb 12; 277(6):472–7.

25. Salmerón J et al. Dietary fiber, glycemic load, and risk of niDDM in men. Diabetes Care. 1997 Apr; 20(4):545–50.

26. Kolata G. Rethinking thin: the new science of weight loss—and the myths and realities of dieting. New York: Picador; 2007.

27. Johnston Cs, Kim CM, Buller aJ. Vinegar improves insulin sensitivity to a high-carbohydrate meal in subjects with insulin resistance or type 2 diabetes. Diabetes Care. 2004 Jan; 27(1):281–2.

28. Johnston Cs et al. Examination of the antiglycemic properties of vinegar in healthy adults.

Ann Nutr Metab. 2010; 56(1):74–9. doi 10.1159/0002722133. Accessed 2015 Apr 8.

29. Sugiyama M et al. Glycemic index of single and mixed meal foods among common Japanese foods with white rice as a reference food. European Journal of Clinical Nutrition. 2003 Jun; 57(6):743–752.

30. Ostman eM et al. Inconsistency between glycemic and insulinemic responses to regular and fermented milk products. Am J Clin Nutr. 2001 Jul; 74(1):96–100.

31. Leeman M et al. Vinegar dressing and cold storage of potatoes lowers post- prandial glycaemic and insulinaemic responses in healthy subjects. Eur J Clin Nutr. 2005 Nov; 59(11):1266–71.

32. White aM, Johnston Cs. Vinegar ingestion at bedtime moderates waking glucose concentrations in adults with well-controlled type 2 diabetes. Diabetes Care. 2007 Nov; 30(11):2814–5.

33. Johnston Cs, Buller aJ. Vinegar and peanut products as complementary foods to reduce postprandial glycemia. J Am Diet Assoc. 2005 Dec; 105(12):1939–42.

34. Brighenti F et al. Effect of neutralized and native vinegar on blood glucose and acetate responses to a mixed meal in healthy subjects. Eur J Clin Nutr. 1995 Apr; 49(4):242–7.

35. Hu Fb et al. Dietary intake of a-linolenic acid and risk of fatal ischemic heart dis- ease among women. Am J Clin Nutr. 1999 May; 69(5):890–7.

第17章：蛋白質

1. Friedman et al. Comparative effects of low-carbohydrate high-protein versus low- fat diets on the kidney. Clin J Am Soc Nephrol. 2012 Jul; 7(7):1103–11.

2. Holt sh et al. An insulin index of foods: the insulin demand generated by 1000-kJ portions of common foods. Am J Clin Nutr. 1997 Nov; 66(5):1264–76.

3. Floyd JC Jr. Insulin secretion in response to protein ingestion. J Clin Invest. 1966 Sep; 45(9):1479-1486

4. Nuttall Fq, Gannon MC. Plasma glucose and insulin response to macronutrients in non diabetic and niDDM subjects. Diabetes Care. 1991 Sep; 14(9):824–38.

5. Nauck M et al. Reduced incretin effect in type 2 (non-insulin-dependent) diabetes. Diabetologia. 1986 Jan; 29(1):46–52.

6. Pepino My et al. Sucralose affects glycemic and hormonal responses to an oral glu- cose load. Diabetes Care. 2013 Sep; 36(9):2530–5.

7. Just T et al. Cephalic phase insulin release in healthy humans after taste stimula- tion? Appetite. 2008 Nov; 51(3):622–7.

8. Nilsson M et al. Glycemia and insulinemia in healthy subjects after lactose equivalent meals of milk and other food proteins. Am J Clin Nutr. 2004 Nov; 80(5):1246–53.

9. Liljeberg eh, Bjorck I. Milk as a supplement to mixed meals may elevate postpran- dial insulinaemia. Eur J Clin Nutr. 2001 Nov; 55(11):994–9.

10. Nilsson M et al. Glycemia and insulinemia in healthy subjects after lactose-equiv- alent meals of milk and other food proteins: the role of plasma amino acids and incretins. Am J Clin Nutr. 2004 Nov; 80(5):1246–53.

11. Jakubowicz D, Froy O, Ahrén B, Boaz M, Landau Z, Bar-Dayan Y, Ganz T, Barnea M, Wainstein J. Incretin, insulinotropic and glucose-lowering effects of whey protein pre-load in type 2 diabetes: a randomized clinical trial. Diabetologia. Sept 2014; 57(9):1807–11.

12. Pal S, Ellis V. The acute effects of four protein meals on insulin, glucose, appetite and energy intake in lean men. Br J Nutr. 2010 Oct; 104(8):1241–48.

13. Data source for Figure 17.1: Ibid.

14. Bes-Rastrollo M, Sanchez-Villegas A, Gomez-Gracia E, Martinez Ja, Pajares rM, Martinez-Gonzalez Ma. Predictors of weight gain in a Mediterranean cohort: the Seguimiento Universidad de Navarra Study 1. Am J Clin Nutr. 2006 Feb; 83(2):362–70.

15. Vergnaud aC et al. Meat consumption and prospective weight change in partici- pants of the ePiC-PanaCea study. Am J Clin Nutr. 2010 Aug; 92(2):398–407.

16. Rosell M et al. Weight gain over 5 years in 21,966 meat-eating, fish-eating, vege- tarian, and vegan men and women in ePiC-Oxford. Int J Obes (Lond). 2006 Sep; 30(9):1389–96.

17. Mozaffarian D et al. Changes in diet and lifestyle and long-term weight gain in women and men. N Engl J Med. 2011 Jun 23; 364(25):2392–404.

18. Cordain L et al. Fatty acid analysis of wild ruminant tissues: evolutionary impli- cations for reducing diet-related chronic disease. Eur J Clin Nutr. 2002 Mar; 56(3):181–91.

19. Rosell M et al. Association between dairy food consumption and weight change over 9 y in 19,352 perimenopausal women. Am J Clin Nutr. 2006 Dec; 84(6):1481–8.

20. Pereira Ma et al. Dairy consumption, obesity, and the insulin resistance syndrome in young adults: the CarDia Study. JaMa. 2002 Apr 24; 287(16):2081–9.

21. Choi hk et al. Dairy consumption and risk of type 2 diabetes mellitus in men: a prospective study. Arch Intern Med. 2005 May 9; 165(9):997–1003.

22. Azadbakht L et al. Dairy consumption is inversely associated with the preva- lence of the metabolic syndrome in Tehranian adults. Am J Clin Nutr. 2005 Sep; 82(3):523–30.

23. Mozaffarian D et al. Changes in diet and lifestyle and long-term weight gain in women and men. N Engl J Med. 2011 Jun 23; 364(25):2392–404.

24. Burke le et al. A randomized clinical trial testing treatment preference and two dietary options in behavioral weight management: preliminary results of the impact of diet at 6 months—PreFer study. Obesity (Silver Spring). 2006 Nov; 14(11):2007–17.

第18章：脂肪恐懼

1. Keys A. Mediterranean diet and public health: personal reflections. Am J Clin Nutr. 1995 Jun; 61(6 Suppl):1321s–3s.

2. Nestle M. Mediterranean diets: historical and research overview. Am J Clin Nutr. 1995 June; 61(6 suppl):1313s –20s.

3. Keys A, Keys M. Eat well and stay well. New York: Doubleday & Company; 1959. p. 40.

4. U.S. Department of Agriculture, U.S. Department of Health and Human Services. Nutrition and your health: dietary guidelines for Americans. 3rd ed. Washington, DC: us Government Printing Office; 1990.

5. The Seven Countries Study. Available from www.sevencountriesstudy.com. Accessed 2015 Apr 12.

6. Howard bV et al. Low fat dietary pattern and risk of cardiovascular disease: the Womens' Health Initiative Randomized Controlled Dietary Modification Trial. JaMa. 2006 Feb 8; 295(6):655–66.

7. Yerushalmy J, Hilleboe he. Fat in the diet and mortality from heart disease: a methodologic note. N Y State J Med. 1957 Jul 15; 57(14):2343–54.

8. Pollan, Michael. Unhappy meals. New York Times [Internet]. 2007 Jan 28. Available from: http://www.nytimes.com/2007/01/28/magazine/28nutritionism.t.html?-pagewanted=all. Accessed 2015 Sep 6.

9. Simopoulos aP. Omega-3 fatty acids in health and disease and in growth and development. Am J Clin Nutr. 1991 Sep; 54(3):438–63.

10. Eades M. Framingham follies. The Blog of Michael R. Eades, M.D. [Internet]. 2006 Sep 28. Available from: http://www.proteinpower.com/drmike/cardiovascu-lar-disease/framingham-follies/. Accessed 2015 Apr 12.

11. Nichols ab et al. Daily nutritional intake and serum lipid levels. The Tecumseh study. Am J Clin Nutr. 1976 Dec; 29(12):1384–92.

12. Garcia-Pamieri et al. Relationship of dietary intake to subsequent coronary heart disease incidence: The Puerto Rico Heart Health Program. Am J Clin Nutr. 1980 Aug; 33(8):1818–27.

13. Shekelle rb et al. Diet, serum cholesterol, and death from coronary disease: the Western Electric Study. N Engl J Med. 1981 Jan 8; 304(2):65–70.

14. Aro A et al. Transfatty acids in dairy and meat products from 14 European coun- tries: the TransFair Study. Journal of Food Composition and Analysis. 1998 Jun; 11(2):150–160. doi: 10.1006/jfca.1998.0570. Accessed 2015 Apr 12.

15. Mensink rP, Katan Mb. Effect of dietary trans fatty acids on high-density and low-density lipoprotein cholesterol levels in healthy subjects. N Engl J Med. 1990 Aug 16; 323(7):439–45.

16. Mozaffarian D et al. Trans fatty acids and cardiovascular disease. N Engl J Med. 2006 Apr 13; 354(15):1601–13.

17. Mente A et al. A systematic review of the evidence supporting a causal link between dietary factors and coronary heart disease. Arch Intern Med. 2009 Apr 13; 169(7):659–69.

18. Hu Fb et al. Dietary fat intake and the risk of coronary heart disease in women. N Engl J Med. 1997 Nov 20; 337(21):1491–9.

19. Leosdottir M et al. Dietary fat intake and early mortality patterns: data from the Malmo Diet and Cancer Study. J Intern Med. 2005 Aug; 258(2):153–65.

20. Chowdhury R et al. Association of dietary, circulating, and supplement fatty acids with coronary risk: a systematic review and meta-analysis. Ann Intern Med. 2014 Mar 18; 160(6):398–406.

21. Siri-Tarino PW et al. Meta-analysis of prospective cohort studies evaluating the association of saturated fat with cardiovascular disease. Am J Clin Nutr. 2010 Mar; 91(3):535–46.

22. Yamagishi K et al. Dietary intake of saturated fatty acids and mortality from cardio- vascular disease in Japanese. Am J Clin Nutr. First published 2010 August 4. doi: 10.3945/ajcn.2009.29146. Accessed 2015 Apr 12.

23. Wakai K et al. Dietary intakes of fat and total mortality among Japanese popu- lations with a low fat intake: the Japan Collaborative Cohort (JaCC) Study. Nutr Metab (Lond). 2014 Mar 6; 11(1):12.

24. Ascherio A et al. Dietary fat and risk of coronary heart disease in men: cohort follow up

study in the United States. bMJ. 1996 Jul 13; 313(7049):84–90.

25. Gillman MW et al. Margarine intake and subsequent heart disease in men. Epide- miology. 1997 Mar; 8(2):144–9.

26. Mozaffarian D et al. Dietary fats, carbohydrate, and progression of coronary ath- erosclerosis in postmenopausal women. Am J Clin Nutr. 2004 Nov; 80(5):1175–84.

27. Kagan A et al. Dietary and other risk factors for stroke in Hawaiian Japanese men. Stroke. 1985 May–Jun; 16(3):390–6.

28. Gillman MW et al. Inverse association of dietary fat with development of ischemic stroke in men. JaMa. 1997 Dec 24–31; 278(24):2145–50.

29. National Cholesterol Education Program Expert Panel on Detection, Evaluation, and Treatment of High Blood Cholesterol in Adults (Adult Treatment Panel iii). National Institutes of Health; National Heart, Lung, and Blood Institute. 2002 Sep. Available from: http://www.nhlbi.nih.gov/files/docs/resources/heart/atp3full.pdf. Accessed 2015 Apr 12.

30. Kratz M et al. The relationship between high-fat dairy consumption and obesity, cardiovascular, and metabolic disease. Eur J Nutr. 2013 Feb; 52(1):1–24.

31. Rosell M et al. Association between dairy food consumption and weight change over 9 y in 19,352 perimenopausal women. Am J Clin Nutr. 2006 Dec; 84(6):1481–8.

32. Collier G, O'Dea K. The effect of co-ingestion of fat on the glucose, insulin and gas- tric inhibitory polypeptide responses to carbohydrate and protein. Am J Clin Nutr. 1983 Jun; 37(6):941–4.

33. Willett WC. Dietary fat plays a major role in obesity: no. Obes Rev. 2002 May; 3(2):59–68.

34. Howard bV et al. Low fat dietary pattern and risk of cardiovascular disease. JaMa. 2006 Feb 8; 295(6):655–66.

第19章：該吃什麼

1. Knowler WC et al. 10-year follow-up of diabetes incidence and weight loss in the Diabetes Prevention Program Outcomes Study. Lancet. 2009 Nov 14; 374(9702):1677–86.

2. Leibel rl, Hirsch J. Diminished energy requirements in reduced-obese patients. Metabolism. 1984 Feb; 33(2):164–70.

3. Sacks FM et al. Comparison of weight-loss diets with different compositions of fat, protein, and carbohydrates. N Engl J Med. 2009 Feb 26; 360(9):859–73.

4. Johnston bC et al. Comparison of weight loss among named diet programs in overweight and obese adults: a meta-analysis. JaMa. 2014 Sep 3; 312(9):923–33.

5. Grassi D, Necozione S, Lippi C, Croce G, Valeri L, Pasqualetti P, Desideri G, Blum- berg Jb, Ferri C. Cocoa reduces blood pressure and insulin resistance and improves endothelium-dependent vasodilation in hypertensives. Hypertension. 2005 Aug; 46(2):398–405.

6. Grassi D et al. Blood pressure is reduced and insulin sensitivity increased in glucose-intolerant, hypertensive subjects after 15 days of consuming high- polyphenol dark chocolate. J. Nutr. 2008 Sep; 138(9):1671–6.

7. Djousse L et al. Chocolate consumption is inversely associated with prevalent cor- onary heart disease: the National Heart, Lung, and Blood Institute Family Heart Study. Clin Nutr. 2011 Apr; 30(2):182–7. doi: 10.1016/j.clnu.2010.08.005. Epub 2010 Sep 19. Accessed 2015 Apr 6.

8. Sabate J, Wien M. Nuts, blood lipids and cardiovascular disease. Asia Pac J Clin Nutr. 2010; 19(1):131–6.

9. Jenkins DJ et al. Possible benefit of nuts in type 2 diabetes. J. Nutr. 2008 Sep; 138(9):1752s–1756s.

10. Hernandez-Alonso P et al. Beneficial effect of pistachio consumption on glucose metabolism, insulin resistance, inflammation, and related metabolic risk markers: a randomized clinical trial. 2014 Aug 14. doi: 10.2337/dc14-1431. [Epub ahead of print] Accessed 2015 Apr 6.

11. Walton ag. All sugared up: the best and worst breakfast cereals for kids. Forbes [Internet]. 2014 May 15. Available at: http://www.forbes.com/sites/alicegwal-ton/2014/05/15/all-sugared-up-the-best-and-worst-breakfast-cereals-for-kids/. Accessed 2015 Apr 12.

12. Fernandez Ml. Dietary cholesterol provided by eggs and plasma lipoproteins in healthy populations. Curr Opin Clin Nutr Metab Care. 2006 Jan; 9(1):8–12.

13. Mutungi G et al. Eggs distinctly modulate plasma carotenoid and lipoprotein subclasses in adult men following a carbohydrate-restricted diet. J Nutr Biochem. 2010 Apr; 21(4):261–7. doi: 10.1016/j.jnutbio.2008.12.011. Epub 2009 Apr 14.

14. Shin Jy, Xun P, Nakamura Y, He K. Egg consumption in relation to risk of cardio- vascular disease and diabetes: a systematic review and meta-analysis. Am J Clin Nutr. 2013 Jul; 98(1):146–59.

15. Rong Y et al. Egg consumption and risk of coronary heart disease and stroke: dose-

response meta-analysis of prospective cohort studies. bMJ. 2013; 346:e8539. doi: 10.1136/bmj.e8539. Accessed 2015 Apr 6.

16. Cordain L et al. Influence of moderate chronic wine consumption on insulin sensitivity and other correlates of syndrome X in moderately obese women. Metabolism. 2000 Nov; 49(11):1473–8.

17. Cordain L et al. Influence of moderate daily wine consumption on body weight regulation and metabolism in healthy free-living males. J Am Coll Nutr. 1997 Apr; 16(2):134–9.

18. Napoli R et al. Red wine consumption improves insulin resistance but not endo- thelial function in type 2 diabetic patients. Metabolism. 2005 Mar; 54(3):306–13.

19. Huxley R et al. Coffee, decaffeinated coffee, and tea consumption in relation to incident type 2 diabetes mellitus: a systematic review with meta-analysis. Arch Intern Med. 2009 Dec 14; 169(22):2053–63.

20. Gómez-Ruiz Ja, Leake Ds, Ames JM. In vitro antioxidant activity of coffee com- pounds and their metabolites. J Agric Food Chem. 2007 Aug 22; 55(17):6962–9.

21. Milder ie, Arts I, Cvan de Putte B, Venema DP, Hollman PC. Lignan contents of Dutch plant foods: a database including lariciresinol, pinoresinol, secoisolaricires- inol and metairesinol. Br J Nutr. 2005 Mar; 93(3):393–402.

22. Clifford Mn. Chlorogenic acids and other cinnamates: nature, occurrence and dietary burden. J Sci Food Agric. 1999; 79(5):362–72.

23. Huxley R et al. Coffee, decaffeinated coffee, and tea consumption in relation to incident type 2 diabetes mellitus: a systematic review with meta-analysis. Arch Intern Med. 2009 Dec 14; 169(22):2053–63.

24. Van Dieren S et al. Coffee and tea consumption and risk of type 2 diabetes. Diabe- tologia. 2009 Dec; 52(12):2561–9.

25. Odegaard ao et al. Coffee, tea, and incident type 2 diabetes: the Singapore Chinese Health Study. Am J Clin Nutr. 2008 Oct; 88(4):979–85.

26. Freedman nD, Park Y, Abnet CC, Hollenbeck ar, Sinha R. Association of coffee drinking with total and cause-specific mortality. N Engl J Med. 2012 May 17; 366(20):1891–904.

27. Lopez-Garcia E, van Dam rM, Li Ty, Rodriguez-Artalejo F, Hu Fb. The rela- tionship of coffee consumption with mortality. Ann Intern Med. 2008 Jun 17; 148(2):904–14.

28. Eskelinen Mh, Kivipelto M. Caffeine as a protective factor in dementia and Alzhei- mer's disease. J Alzheimers Dis. 2010; 20 Suppl 1:167–74.

29. Santos C et al. Caffeine intake and dementia: systematic review and meta-analy- sis. J Alzheimers Dis. 2010; 20 Suppl 1:s187–204. doi: 10.3233/JaD-2010-091387. Accessed 2015 Apr 6.

30. Hernan Ma et al. A meta-analysis of coffee drinking, cigarette smoking, and the risk of Parkinson's disease. Ann Neurol. 2002 Sep; 52(3):276–84.

31. Ross gW et al. Association of coffee and caffeine intake with the risk of Parkinson disease. JaMa. 2000 May; 283(20):2674–9.

32. Klatsky al et al. Coffee, cirrhosis, and transaminase enzymes. Arch Intern Med. 2006 Jun 12; 166(11):1190–5.

33. Larrson sC, Wolk A. Coffee consumption and risk of liver cancer: a meta-analysis. Gastroenterology. 2007 May; 132 (5):1740–5.

34. Kobayashi Y, Suzuki M, Satsu H et al. Green tea polyphenols inhibit the sodium- dependent glucose transporter of intestinal epithelial cells by a competitive mechanism. J Agric Food Chem. 2000 Nov; 48(11):5618–23.

35. Crespy V, Williamson ga. A review of the health effects of green tea catechins in in vivo animal models. J Nutr. 2004 Dec; 134(12 suppl):3431s–3440s.

36. Cabrera C et al. Beneficial effects of green tea: a review. J Am Coll Nutr. 2006 Apr; 25(2):79–99.

37. Hursel, R, Westerterp-Plantenga Ms. Catechin- and caffeine-rich teas for control of body weight in humans. Am J Clin Nutr. 2013 Dec; 98(6):1682s–93s.

38. Dulloo ag et al. Green tea and thermogenesis: interactions between catechin- polyphenols, caffeine and sympathetic activity. Inter J Obesity. 2000 Feb; 24(2):252–8.

39. Venables MC et al. Green tea extract ingestion, fat oxidation, and glucose tolerance in healthy humans. Am J Clin Nutr. 2008 Mar; 87(3):778–84.

40. Dulloo ag et al. Efficacy of a green tea extract rich in catechin polyphenols and caffeine in increasing 24-h energy expenditure and fat oxidation in humans. Am J Clin Nutr. 1999 Dec; 70(6):1040–5.

41. Koo MWl, Cho Ch. Pharmacological effects of green tea on the gastrointestinal system. Eur J Pharmacol. 2004 Oct 1; 500(1-3):177–85.

42. Hursel R Viechtbauer W, Westerterp-Plantenga, Ms. The effects of green tea on weight loss and weight maintenance: a meta-analysis. Int J Obes (Lond). 2009 Sep; 33(9):956–61. doi: 10.1038/ijo.2009.135. Epub 2009 Jul 14. Accessed 6 Apr 2015.

43. Van Dieren S et al. Coffee and tea consumption and risk of type 2 diabetes. Diabe- tologia. 2009 Dec; 52(12):2561–9.

44. Odegaard, ao et al. Coffee, tea, and incident type 2 diabetes: the Singapore Chinese Health Study. Am J Clin Nutr. 2008 Oct; 88(4):979–85.

45. Patrick L, Uzick M. Cardiovascular disease: C-reactive protein and the inflamma- tory disease paradigm: hMg-CoA reductase inhibitors, alpha-tocopherol, red yeast rice, and olive oil polyphenols. A review of the literature. Alternative Medicine Review. 2001 Jun; 6(3):248–71.

46. Aviram M, Eias K. Dietary olive oil reduces low-density lipoprotein uptake by macrophages and decreases the susceptibility of the lipoprotein to undergo lipid peroxidation. Ann Nutr Metab. 1993; 37(2):75–84.

47. Smith rD et al. Long-term monounsaturated fatty acid diets reduce platelet aggre- gation in healthy young subjects. Br J Nutr. 2003 Sep; 90(3):597–606.

48. Ferrara la et al. Olive oil and reduced need for antihypertensive medications. Arch Intern Med. 2000 Mar 27; 160(6):837–42.

49. Martínez-González Ma et al. Olive oil consumption and risk of ChD and/or stroke: a meta-analysis of case-control, cohort and intervention studies. Br J Ntru. 2014 Jul; 112(2):248–59.

50. Chen M, Pan A, Malik Vs, Hu Fb. Effects of dairy intake on body weight and fat: a meta-analysis of randomized controlled trials. Am J Clin Nutr. 2012 Oct; 96(4):735–47.

51. Mozaffarian, D et al. Trans-palmitoleic acid, metabolic risk factors, and new-onset diabetes in U.S. adults: a cohort study. Ann Intern Med. 2010 Dec 21; 153(12):790–9.

52. Hyman M. The super fiber that controls your appetite and blood sugar. Huffington Post [Internet]. 2010 May 29 (updated 2013 Nov 11). Available from: http://www.huffingtonpost.com/dr-mark-hyman/fiber-health-the-super-fi_b_594153.html. Accessed 2015 Apr 6.

53. Sugiyama M et al. Glycemic index of single and mixed meal foods among com- mon Japanese foods with white rice as a reference food. Euro J Clin Nutr. 2003 Jun; 57(6):743–52. doi:10.1038/sj.ejcn.1601606. Accessed 2015 Apr 6.

第20章：該何時吃

1. Arbesmann R. Fasting and prophecy in pagan and Christian antiquity. Traditio. 1951; 7:1–71.

2. Lamine F et al. Food intake and high density lipoprotein cholesterol levels changes during Ramadan fasting in healthy young subjects. Tunis Med. 2006 Oct; 84(10):647–650.

3. Felig P. Starvation. In: DeGroot IJ, Cahill gF Jr et al., editors. Endocrinology: Vol 3. New York: Grune & Stratton; 1979. pp. 1927–40.

4. Coffee CJ, Quick look: metabolism. Hayes Barton Press; 2004. p. 169.

5. Owen oe, Felig P. Liver and kidney metabolism during prolonged starvation. J Clin Invest. 1969 Mar; 48:574–83.

6. Merrimee TJ, Tyson Je. Stabilization of plasma glucose during fasting: normal variation in two separate studies. N Engl J Med. 1974 Dec 12; 291(24):1275–8.

7. Heilbronn lk. Alternate-day fasting in nonobese subjects: effects on body weight, body composition, and energy metabolism. Am J Clin Nutr. 2005; 81:69–73.

8. Halberg N. Effect of intermittent fasting and refeeding on insulin action in healthy men. J Appl Physiol. 1985 Dec; 99(6):2128–36.

9. Rudman D et al. Effects of human growth hormone in men over 60 years old. N Engl J Med. 1990 Jul 5; 323(1):1–6.

10. Ho ky et al. Fasting enhances growth hormone secretion and amplifies the complex rhythms of growth hormone secretion in man. J Clin Invest. 1988 Apr; 81(4):968–75.

11. Drenick eJ. The effects of acute and prolonged fasting and refeeding on water, electrolyte, and acid-base metabolism. In: Maxwell Mh, Kleeman Cr, editors. Clin- ical disorders of fluid and electrolyte metabolism. 3rd ed. New York: McGraw-Hill; 1979.

12. Kerndt Pr et al. Fasting: the history, pathophysiology and complications. West J Med. 1982 Nov; 137(5):379–99.

13. Stewart Wk, Fleming IW. Features of a successful therapeutic fast of 382 days' duration. Postgrad Med J. 1973 Mar; 49(569):203–9.

14. Lennox Wg. Increase of uric acid in the blood during prolonged starvation. JaMa. 1924 Feb 23; 82(8):602–4.

15. Drenick eJ et al. Prolonged starvation as treatment for severe obesity. JaMa. 1964 Jan 11; 187:100–5.

16. Felig P. Starvation. In: DeGroot IJ, Cahill gF Jr et al., editors. Endocrinology: Vol 3. New York: Grune & Stratton; 1979. pp. 1927–40.

17. Bhutani S et al. Improvements in coronary heart disease risk indicators by alternate-day fasting involve adipose tissue modulations. Obesity. 2010 Nov; 18(11):2152–9.

18. Stote ks et al. A controlled trial of reduced meal frequency without caloric restric- tion in healthy, normal-weight, middle-aged adults. Am J Clin Nutr. 2007 Apr; 85(4):981–8.

19. Heilbronn lk. Alternate-day fasting in nonobese subjects: effects on body weight, body composition, and energy metabolism. Am J Clin Nutr. 2005; 81:69–73.

20. Zauner C. Resting energy expenditure in short-term starvation is increased as a result of an increase in serum norepinephrine. Am J Clin Nutr. 2000 Jun; 71(6):1511–5.

21. Stubbs rJ et al. Effect of an acute fast on energy compensation and feeding behaviour in lean men and women. Int J Obesity. 2002 Dec; 26(12):1623–8.

22. Duncan gg. Intermittent fasts in the correction and control of intractable obesity. Trans Am Clin Climatol Assoc 1963; 74:121–9.

23. Duncan Dg et al. Correction and control of intractable obesity. Practical applica- tion of Intermittent Periods of Total Fasting. JaMa. 1962; 181(4):309–12.

24. Drenick E. Prolonged starvation as treatment for severe obesity. JaMa. 1964 Jan 11; 187:100–5.

25. Thomson TJ et al. Treatment of obesity by total fasting for up to 249 days. Lancet. 1966 Nov 5; 2(7471):992–6.

26. Kerndt Pr et al. Fasting: the history, pathophysiology and complications. West J Med. 1982 Nov; 137(5):379–99.

27. Folin O, Denis W. On starvation and obesity, with special reference to acidosis. J Biol Chem. 1915; 21:183–92.

28. Bloom Wl. Fasting as an introduction to the treatment of obesity. Metabolism. 1959 May; 8(3):214–20.

29. Stewart Wk, Fleming IW. Features of a successful therapeutic fast of 382 days' duration. Postgrad Med J. 1973 Mar; 49(569):203–9.

30. Merimee TJ, Tyson Je. Stabilization of plasma glucose during fasting: Normal vari- ation in two separate studies. N Engl J Med. 1974 Dec 12; 291(24):1275–8.

31. Bloom Wl. Fasting ketosis in obese men and women. J Lab Clin Med. 1962 Apr; 59:605–12.

32. Forbes gb. Weight loss during fasting: implications for the obese. Am J Clin Nutr.1970 Sep; 23:1212–19.

33. Harvie Mn et al. The effects of intermittent or continuous energy restriction on weight loss and metabolic disease risk markers. Int J Obes (Lond). 2011 May; 35(5):714–27.

34. Klempel MC et al. Intermittent fasting combined with calorie restriction is effec- tive for

weight loss and cardio-protection in obese women. Nutr J. 2012; 11:98.

doi: 10.1186/1475-2891-11-98. Accessed 2015 Apr 8.

35. Williams kV et al. The effect of short periods of caloric restriction on weight loss and glycemic control in type 2 diabetes. Diabetes Care. 1998 Jan; 21(1):2–8.

36. Koopman ke et al. Hypercaloric diets with increased meal frequency, but not meal size, increase intrahepatic triglycerides: A randomized controlled trial. Hepatology. 2014 Aug; 60(2); 545–55.

37. Yanovski Ja, Yanovski sz, Sovik kn, Nguyen TT, O'Neil PM, Sebring ng. A prospec- tive study of holiday weight gain. N Engl J Med. 2000 Mar 23; 342(12):861–7.

附錄 B：斷食：實行準則

1. Hiebowicz J et al. Effect of cinnamon on post prandial blood glucose, gastric emp- tying and satiety in healthy subjects. Am J Clin Nutr. 2007 Jun; 85(6):1552–6.

2. Greenberg Ja, Geliebter A. Coffee, hunger, and peptide yy. J Am Coll Nutr. 2012 Jun; 31(3):160–6.

國家圖書館出版品預行編目資料

肥胖大解密：破除傳統減肥的迷思，「胰島素」才是減重關
鍵！/ 傑森・方(Jason Fung)作；周曉慧譯. -- 初版. -- 臺中市：
晨星，2018.04
　　面；　公分. --（健康與飲食；120）

譯自：The obesity code : unlocking the secrets of weight loss

　　ISBN 978-986-443-401-5（平裝）

　　1.減重　　2.健康飲食

411.94　　　　　　　　　　　　　　　　　　106025235

歡迎掃描 QR CODE
填線上回函

健康與飲食

120

肥胖大解密：
破除傳統減肥的迷思，「胰島素」才是減重關鍵！

作者	傑森・方 醫師 Dr. Jason Fung
譯者	周曉慧
主編	莊雅琦
執行編輯	劉容瑄
網路編輯	吳孟青
實習編輯	鄭舜鴻
文字校對	盧宛俞
封面設計	賴維明
美術編輯	張蘊方

創辦人	陳銘民
發行所	晨星出版有限公司 台中市407工業區30路1號 TEL：04-23595820　FAX：04-23550581 E-mail：service@morningstar.com.tw 行政院新聞局局版台業字第2500號
法律顧問	陳思成律師
初版	西元2018年4月6日
再版	西元2023年2月22日（八刷）

讀者服務專線	TEL：02-23672044 / 04-23595819#212
讀者傳真專線	FAX：02-23635741 / 04-23595493
讀者專用信箱	E-mail：service@morningstar.com.tw
網路書店	http://www.morningstar.com.tw
郵政劃撥	15060393（知己圖書股份有限公司）
印刷	上好印刷股份有限公司

定價420元
ISBN 978-986-443-401-5

The Obesity Code © Jason Fung, 2016
First Published by Greystone Books Ltd.
343 Railway Street, Suite 201, Vancouver, B.C. V6A 1A4, Canada
Rights arranged through Peony Literary Agency